临床中药药理及配伍应用研究

温福玲等　主编

汕頭大學出版社

图书在版编目(CIP)数据

临床中药药理及配伍应用研究 / 温福玲等主编. --
汕头：汕头大学出版社，2019.1
ISBN 978-7-5658-3802-6

Ⅰ. ①临… Ⅱ. ①温… Ⅲ. ①中药学-药理学-研究
②中药配伍-研究 Ⅳ. ①R285②R289.1

中国版本图书馆 CIP 数据核字(2019)第 029527 号

临床中药药理及配伍应用研究
LINCHUANG ZHONGYAO YAOLI JI PEIWU YINGYONG YANJIU

主　　编: 温福玲 等
责任编辑: 宋倩倩
责任技编: 黄东生
封面设计: 中图时代
出版发行: 汕头大学出版社
广东省汕头市大学路 243 号汕头大学校园内　邮政编码: 515063
电　　话: 0754-82904613
印　　刷: 北京市天河印刷厂
开　　本: 710 mm×1000 mm　1/16
印　　张: 12.75
字　　数: 193 千字
版　　次: 2019 年 1 月第 1 版
印　　次: 2019 年 1 月第 1 次印刷
定　　价: 68.00 元
ISBN 978-7-5658-3802-6

前　言

中药药理研究是中医学、中西医结合医学、中药学领域运用最广泛的研究手段之一，目前中药药理的基本研究模式是应用现代生物学技术，选择与某病有关的药效学指标，说明某方药治疗某病的药理机制。由于中药在其作用方面表现为多靶点、多环节、多层次的调节方式，治疗疾病重点在于调整机体功能状态，发挥机体的抗病能力，是个动态的作用过程。因此中药疗效产生的原因既可能来自已知的病理、生理和防治机制，也可能来自未知的病理、生理和防治机制，故仅采用传统药理学指标很难全面科学地阐释中药的药理作用。进行研究手段和方法的创新，提高中药药理基础研究水平，冲破目前只用现代生物医学知识去阐释中药药理的观念束缚，对促进中医学、中西医结合医学、中药学的发展具有重大的现实意义。

中药有效部位或有效成分进入人体，发挥作用，必然会引起从遗传信息到整体功能实现中的分子、细胞、器官、整体多个层面的结构与功能状态的改变，以疗效为核心，从中药分子与生命分子的相互作用找切入点，以分子群体的变化来揭示中药分子调节规律，大力开展中药分子药理学研究，是中药药理研究的新思路。本书在编写过程中，参考和借鉴了近几年国内外研究的最新成果、有关专著和研究论文，在此一并感谢。限于我们的学术水平，书中难免有不足之处，敬请广大读者提出宝贵意见，以便再版时修订提高。

编　者

2018 年 5 月

前言

目　录

第一章　绪　论

第一节　中药药理学的研究内容

中药药理学(Pharmacology of Chinese Materia Medica)是以中医药基本理论为指导,运用现代科学方法,研究中药和机体相互作用及作用规律的一门学科。中药药理学的研究内容分两部分,即中药药效学和中药药动学。中药药效学是用现代科学的理论和方法,研究和揭示中药药理作用产生的机理和物质基础。中药药动学是研究中药及其化学成分在体内的吸收、分布、代谢和排泄过程及其特点。

中药药理学的学科任务现已明确:首先是要阐明中药防治疾病的作用和作用机理。要借助生物技术的发展,从新的高度认识中药药效的作用机制,以推动中药现代化的进程。其二,指导临床合理用药,提高疗效,降低不良反应。中药药理学研究要与中药临床应用研究密切结合,为提高中药疗效,促进中医药应用科学的发展做贡献。其三,促进中医药理论的进步。几十年中药药理学研究成果的积累,对现代中医药理论的进步起到了推动作用。目前对中药药性理论、归经理论,以及中药清热解毒、攻里通下、活血化瘀、扶正固本等作用,已初步建立了与之相关的现代科学概念。第四,参与中药新药的开发。中药新药的开发是以中药制剂的有效性、安全性和质量可控性为基本条件,中药药理学承担药效学和毒理学研究任务,这不仅为临床提供了许多高效低毒的中药新药制剂,也推动了中药药理学自身的发展。第五,促进中西医结合。中药药理学是中西医结合的产物,中药药理学学科的发展,与中西医结合学科的发展共进。中药药理学的发展也将促进中医药的现代化和国际化。

第二节　中药药理学的发展简史

中药药理学的发展史与诸多中药学其他学科类似,是逐步发展的过程。初期可以认为就是人类寻找药物治疗疾患的行为,如便秘时寻找大黄根来泻下,可以说是初步实践。以后则是把古代本草、方书中对中药功效和不良反应的记载作为中药临床药理学的理论依据。虽然当时受科技水平的限制，药物的作用机制无法说清，但根据药物的自然特征进行推理，是一种十分积极的思维。现代中药药理学(即利用动物试验，科学的分析观察药物的作用和作用机制，以及作用的物质基础)开始于20世纪20—40年代，我国学者陈克恢等对中药麻黄进行了化学成分和药理作用的研究，发现麻黄的主要化学成分是生物碱，如麻黄碱。麻黄碱具有拟肾上腺素作用。研究成果一经发表就引起学术界极大关注。相继被研究的还有草乌、延胡索、五倍子、防己、莽草、闹羊花等几十味中药，出现了中药药理作用研究的一段高潮。这一时期的研究不仅起到开创性的作用，而且形成了一条延续至今的中药药理研究思路，即从天然药材中提取其化学成分，通过筛选研究确定其药效。但当时的不足是研究脱离了中医药理论的指导，与植物药的研究模式极为相似。

第二个高峰时期大约在20世纪50—80年代。中华人民共和国成立以后，在国家和行业部门的指导和支持下，中药药理作用的研究有了更为广泛和深入的发展。中药对呼吸系统、心血管系统、中枢神经系统作用，以及抗感染和抗肿瘤作用研究取得显著成就。标志性成果有丹参、川芎、冠心Ⅱ号方活血化瘀作用研究，延胡索镇痛镇静作用研究，桔梗及满山红祛痰镇咳作用研究，清热解毒药抗菌抗病毒作用研究等。在初步揭示了这些中药药理作用的同时，还发现和确定了许多中药的有效成分。如小檗碱、苦参碱、川芎嗪、丹参酮、青蒿素、葛根黄酮、麝香酮等。该时期中药药理研究发现，许多中药除具有与功效主治相关的药理作用之外，还具有一些新发现的药理作用。如发现枳实、青皮等含有对羟福林成分，静脉注射具有心血管活性，但口服易在肠道内破坏，因而传统的中药煎剂口服显现不出此等作用。又如黄连、苦参的抗心律失常作用，雷公藤的免疫抑制作用等皆具代表性。

近十多年来中药药理学的发展更为迅速，重视了中药复方的整体研究，明确中药复方药理作用多层次、多靶点的概念，强调中药复方作用的多效性，并通过整体复方的分离提取寻找有效部位或单体。另外，中药作用机理研究在方法和手段上有长足的进步，中药血清药理学是近十余年来才兴起的一门实验方法学，它是指将中药或中药复方经口给动物灌服一定时间后采集动物血液，分离血液，用此含有药物成分的血清进行体外实验的一种实验方法。中药血清药理学是近年来中药药理中的热门话题，也是中药复方研究中采用的重要方法之一。从方法学上解决了中药复方直接应用于离体实验的困难，使中医学研究能在体内实验中直接与分子生物技术相结合，便于应用细胞学和分子生物学手段，从基因、基因产物、药物受体和酶活性等诸方面阐述药理机制，从而推动中医学现代化的进程。但是作为一门实验方法学,中药血清药理学尚处于探索阶段,其理论体系还有待完善,尤其是实验操作如给药方案、给药禁食、采血时间、含药血清的处置、添加方式等问题仍有待解决。2000年,国内学者梅建勋、张伯礼与陆融创新提出脑脊液药理学方法,用含药脑脊液代替含药血清进行体外中药神经药理学研究,它将可能成为继血清药理学之后,又一种中药药理学的体外研究方法。

分子生物学技术上取得的巨大进步,为中药的发展开辟了许多新的中药研究领域,如基因技术、基因组学与蛋白质组学技术可从分子水平上去阐明中药及其复方的分子作用机理。目前研究最成熟、应用最广泛的是基因芯片,基因芯片是利用核酸杂交原理来检测未知分子,它是将待分析样品通过与芯片中已知碱基序列的DNA片段互补杂交,从而确定样品中的核酸序列和性质,对基因表达的量及其特性进行分析。基因芯片技术应用于中药研究,可将中药作用的所有靶基因全部显示出来,通过基因表达谱和表达产物的差比性分析,可能揭示中药复方的作用靶点、作用环节和作用过程。

随着现代色谱、光谱及计算机生物信息学的发展,将中药化学、化学分析及中药药理研究相结合,共同组成新的学科群体,有利于提示中药药理作用的多环节、多靶点的物质基础,研究中常采用高效液相色谱-质谱法、高效液相色谱-电子喷雾离子化质谱法,高效液相色谱-核磁共振法、高效毛细血管电泳-质谱法及分子生物色谱技术,可提高中药复方活性物质的筛选率。

中药药理学是中药专业的一门专业课,也是中医专业的一门基础课。中药药理学的教学以及教材的不断建设,将会极大地促进中药药理学的发展。现代医学的发展对传统医药学的发展是一种挑战和鞭策,中药药理学的发展必须采用多学科合作,相互渗透,协同攻关,争取新的突破和进展。

第三节 中药药理学发展

一、提高中药药理基础研究水平

中药药理研究是中医学、中西医结合医学、中药学领域运用最广泛的研究手段之一,目前中药药理的基本研究模式是应用现代生物学技术,选择与某病有关的药效学指标,说明某方药治疗某病的药理机制。由于中药在其作用方面表现为多靶点、多环节、多层次的调节方式,治疗疾病重点在于调整机体功能状态,发挥机体的抗病能力,是个动态的作用过程。因此中药疗效产生的原因既可能来自已知的病理、生理和防治机制，也可能来自未知的病理、生理和防治机制，故仅采用传统药理学指标很难全面科学地阐释中药的药理作用。进行研究手段和方法的创新，提高中药药理基础研究水平，冲破目前只用现代生物医学知识去阐释中药药理的观念束缚，对促进中医学、中西医结合医学、中药学的发展具有重大的现实意义。

中药有效部位或有效成分进入人体，发挥作用，必然会引起从遗传信息到整体功能实现中的分子、细胞、器官、整体多个层面的结构与功能状态的改变，以疗效为核心，从中药分子与生命分子的相互作用找切入点，以分子群体的变化来揭示中药分子调节规律，大力开展中药分子药理学研究，是中药药理研究的新思路。

中药基因组学通过现代科学技术手段结合传统中药理论和现代科学理论，将中药的药性、功能及主治与其对特定疾病相关基因表达和调控的影响关联起来，在分子水平上用现代基因组学，特别是功能基因组学的理论来诠释传统中药理论及作用机制。即在基因水平探讨中药作用的机制和原理。如以自发性狼疮小鼠为模型，利用小鼠 8192 点基因芯片分析以清热活血法配伍的中药复方对 MRL/lpr 自发性狼疮小鼠的狼疮性肾炎的疗效，芯片结果显示两组间差异表达(2 倍以上)的基因共 279 条，其中下调基因为 226 条，主要包括免疫炎症反应相关基因和细胞外基质代谢系统相关基因等，这对以炎症反应和增殖为主的狼疮性肾炎具有重要意义。

然而，疾病的发生及药物的分子机制仅以基因表达谱的变化并不能完全推测蛋白的变化，蛋白质翻译后的修饰、细胞定位和转移只能在蛋白水平上检测，只有直接研究蛋白质在特定条件下的表达情况，才能更深入地了解蛋白质的表达、分布、加工、修饰及相互作用等信息，中药蛋白质组学通过现代科学技术手段结合传统中药理论和现代科学理论，将中药的药性、功能及主治与其对特定疾病相关蛋白的表达和调控的影响关联起来，在分子水平上用蛋白质组学来诠释传统中药理论及作用机制，它特有的整体性和系统性特点与中医学本质特征很相似，能更好阐释中药复方在调节机体功能状态过程中涉及的细胞、器官、整体多个层面的系统关联性。如研究四物汤促进血虚证小鼠骨髓造血、减轻辐射引起损伤的机制，发现四物汤可使血虚证小鼠血清中下降的 DNA 依赖蛋白激酶、肌细胞增强蛋白、马达蛋白、肌动蛋白结合蛋白有所恢复，表明四物汤可通过对血虚证小鼠血清中的蛋白影响而促进骨髓造血，减轻辐射引起的损伤。随着蛋白质组学技术本身的不断发展和成熟，及与其他生物学技术的不断融合，将能解码更多中药复方药效学的分子机制。

二、加强与中药功效相关的系统药理作用研究

综合运用整体动物疾病模型、病证结合模型以及利用多种生物学等方法建立

的细胞模型进行中药功效相关的系统药理作用研究，对全面揭示中药作用的实质具有重要的意义。如温里药具有“温经、通脉、止痛”功效，治疗寒湿痹痛有效，已有的研究多在抗炎、镇痛方面，而对“温经”功效的实质和在寒湿痹痛治疗中的作用研究不足。又如祛痰药只重视对呼吸道的祛痰作用研究，而对呼吸道外由“痰浊”引起的证的作用研究很少。此外，目前对按传统中药分类的解表药、清热药、泻下药、利水药、活血化瘀药以及补益药等的药理作用已基本清楚，但对每类中药按照药性及功效进行不同分类药物的对比研究不够。如解表药中的辛凉解表药和辛温解表药、清热药中的清热解毒药和清热泻火药、止血药中的凉血止血药与温经止血药、祛风药中的平肝息风药与平肝潜阳药等药理作用的异同没有进行系统研究，尚需模拟临床证候建立不同证的动物模型进行研究和归纳。

三、加强中药药效物质基础研究

由于中药化学成分的复杂性，传统的提取分离手段步骤多、选择性差，加之中药在炮制、煎煮过程中存在着动态化学变化和新成分的生成，导致阐明中药药效物质基础的难度很大，利用现代高效色谱手段及其联用技术进行中药全成分范畴的系统分离和分析，同时建立起多个生物活性或药理活性指标同时跟踪筛选，采用模式识别和人工神经元网络等方法，进行化学物质量变、质变与药效变化的相关性研究，是中药药理作用物质基础研究的新思路。如用气相色谱-质谱联用(GC-MS)的方法，通过分析透过大鼠血脑屏障的石菖蒲成分，研究石菖蒲治疗脑病的物质基础。结果表明石菖蒲中的榄香素、β-细辛醚、α-细辛醚等能透过大鼠血脑屏障发挥直接作用，由此推断石菖蒲对脑病治疗作用是榄香素、β-细辛醚、α-细辛醚等成分综合作用的结果。

中药中多种药用部位或一种有效部位中的多种药用成分，同样可以利用各种现代筛选模型和筛选技术，以一种药理作用为主要因素，研究部位间、成分间或部位与成分之间的相互促进、相互抑制的协同关系，初步阐明现代中药不同于西药而发挥综合治疗作用的机制。如以饥饿性气虚模型小鼠 T 淋巴细胞百分数为指标，探讨当归补血汤发挥益气功效的有效部位；以急性失血性血虚模型小鼠血红蛋白为指标，探讨当归补血汤发挥补血功效的有效部位。结果证明全方益气的药效物质基础主要存在于正丁醇与水层的极性区间，可能主要是黄芪的多糖、苷类及当归水溶性物质；补血药效物质基础主要存在正丁醇与醋酸乙酯的极性区间，可能主要是黄芪的苷类、苷元及当归的酚性物质等。

中药复方含有复杂的化学成分，其药理作用是其所含的多种药效成分作用于机体病理生理过程而产生的综合效应。与中药复方组合化学结合开展复方药理学研究是复方研究的新思路。中药复方组合化学研究不同于直接测定成分法，它以中药复方为天然组合化学库，在中医药理论的指导下确定能反映该方剂主治病证的药理学指标，通过组分或单体成分的组合筛选，找出其活性最强的组分构件，确定方剂“有用分子的构成”。目前在中药复方化学研究中采用了最新实验研究的手段，如超导二维核磁共振谱、软电离质谱、基质辅助激光解析飞行时间质谱、串联质谱、电子喷雾液质联用色谱等分离分析技术联合运用，为中药复方的化学成分和体内成分分析研究提供了简便、快速高效的技术手段，使中药复方的药理学研究能结合活性部位和成分而进行，促进中药复方的药理作用和作用机理的研究不断深入。如在研究银翘散的有效物质基础过程中，以抗流感病毒为药效评价指标，从银翘散整个复方中筛选，分离出高效低毒的有效部位（抗病毒、解热、镇痛、抗炎）和化学成分，建立其高效液相指纹图谱，对有效成分进行确定和结构鉴定，探讨其有效成分及其量的变化与配伍、药效学之间的内在联系，这样既省去了许多药效学试验，同时又能客观评价复方化学多组分间相互作用所产生的药效增强效应和多靶点作用的优势。

四、加强中药安全性研究

安全有效是中药生存发展的立足之本，中药毒性现代研究是中药研究的薄弱环节，随着中药的广泛应用，中药不良反应和毒性问题越来越受到重视。目前，中药安全性研究除了进行中药本身固有毒性成分的研究，中药产品中的混杂物如重金属含量超标以及中药不当配伍产生的毒性研究外，中药遗传毒理学研究以及中药抗诱变性的研究也已开始开展。

由于中药为多种成分联合作用于多个靶器官，因此在中药毒理学研究中，还涉及联合用药（拆方分析、减毒/增毒）的实验工作，和化学药品相比，其安全性评价具有特殊性和较大难度。中医临床治疗上的重要特点之一是辨证施治，中药毒理学的研究应有中医“证”的内容，在进行药物安全性评价时，不仅要观察药物对血液系统、脏器功能这些指标的影响，还要注意中药所引起的“不良征候”，如长期服用寒凉药会损伤脾阳。

由于中药化学成分的多样性和复杂性，中药毒代动力学的研究尚处于探索阶段。中药毒代动力学是运用药物动力学的原理和方法定量地研究毒性剂量下中药在动物体内的吸收、分布、代谢、排泄过程的特点，进而探讨中药的致毒机制和毒性发生、发展的规律性。通过多学科的共同努力，以期实现中药毒代动力学研究方法学上的突破，建立合理的毒代动力学分析方法，进行中药中有毒成分质量控制，才能指导临床用药安全，适应国际化要求。

五、与临床研究相结合，进行中药复方整体药效的评价

中药复方是在中医药理论指导下，在临床应用的反复实践中总结出来的。因此从整体功效入手，与临床研究相结合，探讨中药复方多途径、多靶点的作用环节对中药复方的研究是十分必要和重要的，也是中医药从整体出发治疗疾病的理论基础。如补益药是中药所独有的药物类别，补益中药复方则是中医临床防治疾病的重要手段，金匮肾气丸作为汉代张仲景所创名方之一，受到历代医家的推崇，原方主治肾阳不足所致的腰膝酸痛，少腹拘急，身半以下常有冷感，小便不利或尿频，以及痰饮、脚气、消渴等证。近年来又发现许多新的治疗作用，十多年来有关金匮肾气丸临床应用研究报道逾百篇，其治疗范围涉及神经、内分泌、免疫、消化、循环、呼吸、泌尿、生殖等多个系统，涵盖内、外、妇、儿、口腔、眼、耳、鼻、喉、皮肤、老年病等多个学科的众多疾病，充分体现了中医独具特色的异病同治法则。在临床研究基础上，对金匮肾气丸的药理作用进行了全面的评价，动物实验结果表明金匮肾气丸具有提高机体免疫功能、抗衰老、抗突变、抗辐射损伤、调节神经体液、改善心血管功能和血糖、血脂代谢等多方面的作用，这些研究不仅为金匮肾气丸的临床新用提供了科学的实验证明，也为客观、全面评价金匮肾气丸的药效打下基础。因此，将药理学研究结果扩大到临床研究中去，并在临床研究中丰富和发展，是揭示中药复方药理作用机理不可缺少的重要环节。

第二章　中药药性的现代药理研究

中药药性理论是对中药作用性质和特征的概括，是以人体为观察对象，依据用药后的机体反应归纳出来的，是几千年来临床用药经验的总结。中药药性理论是中药理论的核心，是中医药理论体系的重要组成部分，主要包括四气（四性）、五味、归经、升降浮沉及有毒和无毒等。

第一节　中药四气的现代药理研究

中药四气，是指中药寒、热、温、凉四种药性，又称为四性。它主要反映药物影响人体阴阳盛衰、寒热病理变化的作用性质，是中药的主要性能之一。四气中温热与寒凉属于两类不同的性质。温次于热，凉次于寒，即在共同性质中又有程度上的差异。四气以外，还有一些平性药，其寒热偏性不明显；实际上其药性也有偏温或偏凉的不同，其性平是相对而言的，仍未超出四性的范围。因此，中药四气实质上可以看作是寒（凉）、热（温）二性。药性寒热温凉是从药物作用于机体所发生的反应概括出来的，是与所治疾病的寒热性质相对应的。一般而言，能减轻或消除热证的药物，即具有清热、凉血、泻火、清虚热、滋阴等功能的药物，其药性属于寒性或凉性。反之，能减轻或消除寒证的药物，即具有祛寒、温里、助阳等功能的药物，其药性属于温性或热性。正如《内经》所云："寒者热之，热者寒之。"

现代研究针对中医临床寒热病证的表现与机体各系统功能活动变化的关系，结合不同寒热药性药物的治疗效果，发现病证的寒热和中药四气涉及机体活动的多个方面，主要体现在对中枢神经系统、自主神经系统、内分泌系统、基础代谢功能的影响等方面。

一、对中枢神经系统功能的影响

临床上，热证患者常见一些中枢兴奋症状，如精神振奋、语声高亢、小儿高热时易致的惊厥，甲状腺功能亢进症患者（辨证为阴虚证）常有的情绪激动等症状。相反，寒证患者通常表现为中枢抑制状态，如精神倦怠、安静、语声低微等症状。寒证患者经温热药物治疗或热证患者经寒凉药物治疗后，中枢神经系统症状可获得明显改善，提示药物的寒热之性与中枢神经系统功能有关。

实验研究发现，实验动物给予寒凉药（灌胃龙胆草、黄连、黄柏、金银花、连翘、生石膏等）或温热药（灌胃附子、干姜、肉桂等）造成“寒证”或“热证”，可出现类似于寒证或热证患者的中枢神经系统功能的异常变化，同时脑内兴奋性或抑制性神经递质含量也发生相应变化。对寒证动物给予电刺激后，观察到寒证大鼠痛阈值和惊厥阈值升高，提示动物中枢处于抑制功能增强状态；而对热证动物给予电刺激后，热证大鼠痛阈值和惊厥阈值降低，提示动物中枢处于兴奋功能增强状态。寒证（虚寒证）模型大鼠（知母、石膏灌服 3 周），脑内兴奋性神经递质去甲肾上腺素（NA）和多巴胺（DA）含量降低，而抑制性神经递质 5-羟色胺（5-HT）含量升高，但经热性温阳药（附子、干姜）或温性补气药（党参、黄芪）灌服治疗 3 日，则使脑内 NA 和 DA 含量升高、5-HT 含量降低，给药治疗 7 日作用更显著。进一步研究显示，寒性药（知母、石膏）或热性药（附子、干姜）给大鼠连续灌服 3 周，热性药组大鼠的脑神经元酪氨酸羟化酶活性显著增高，同时脑内 NA 含量增加、5-HT 含量显著降低，表现出中枢兴奋状态。寒性药则抑制酪氨酸羟化酶，减少动物脑内 NA、DA 的合成，明显增高 5-HT 含量，表现出中枢抑制状态。

此外，实验研究发现，许多寒凉药具有抗惊厥、解热、镇痛等中枢抑制作用，如钩藤、羚羊角等具有抗惊厥作用，黄芩、栀子、苦参等具有镇静作用，金银花、板蓝根、连翘、穿心莲、知母、栀子、柴胡、葛根等具有解热作用。温热药，如五味子、麻黄、麝香等则具有中枢兴奋作用。然而，有关中药四气影响中枢神经系统功能的物质基础研究则相对较少。

综上所述，多数寒凉药具有中枢抑制作用，而多数温热药具有中枢兴奋作用。

二、对自主神经系统功能的影响

临床观察发现，寒证或热证患者常有自主神经功能紊乱的症状。寒证患者主要表现为形寒肢冷，口不渴，小便清长，大便稀溏，咯痰稀薄等。热证患者主要表现为面红目赤，口渴喜饮，小便短赤，大便秘结等。根据寒证和热证患者的唾液分泌量、心率、体温、呼吸频率、收缩压和舒张压六项定量指标制定自主神经平衡指数。观察到寒证患者的自主神经平衡指数偏低，即交感神经-肾上腺系统功能偏低，表现为唾液分泌量多、心率减慢、基础体温偏低、血压偏低、呼吸频率减慢。而热证患者自主神经平衡指数偏高，即交感神经-肾上腺系统功能偏高，出现相反的变化。依据“寒者热之，热者寒之”的治疗原则，对寒证、热证患者分别应用温热药和寒凉药为主的方剂治疗后，随着临床症状的好转，其自主神经平衡指数也逐渐转向正常化。

实验研究发现，用寒凉药或温热药给动物长期服用后，也观察到类似的自主神经功能紊乱的症状。如以寒凉药（知母、生石膏、黄连、黄芩、龙胆草）饲喂大鼠2~3周，可使大鼠心率减慢，尿中儿茶酚胺排出量减少，血浆中和肾上腺内多巴胺β-羟化酶活性降低，并可使尿中17-羟皮质类固醇（17-OHCS）排出量减少，耗氧量降低。将家兔甲状腺全部切除造成“甲低”阳虚证模型，模型动物的体温降低、心率减慢，同时，体温和心率出现峰值时间的昼夜节律发生异常变化。用温热性的温肾助阳方药（熟附子、肉苁蓉、菟丝子、淫羊藿、巴戟天、黄芪、山药、熟地黄、何首乌、当归）治疗后能纠正“甲低”阳虚证模型大鼠的低体温、慢心率和昼夜节律异常变化。

受体水平研究表明，中药四气对自主神经的递质、受体以及环核苷酸水平有一定影响。临床发现，寒证、阳虚证患者副交感神经-M受体-cGMP系统的功能亢进，寒证患者尿中cGMP的排出量明显高于正常人，阳虚患者血中cGMP也占优势。寒证、阳虚证患者分别服用温热药和助阳药后，细胞内cAMP水平升高，使失常的cAMP/cGMP比值恢复正常。相反，热证、阴虚证患者的交感神经-β受体-cAMP系统的功能偏高，热证患者尿中cAMP含量明显高于正常人，阴虚患者血中cAMP也占优势。热证、阴虚证患者分别服用寒凉药和滋阴药后能提高细胞内cGMP水平，使失常的cAMP/cGMP比值恢复正常。研究发现温热药能通过提高正常大鼠脑组织腺苷酸环化酶（AC）mRNA表达，使AC活性增强而引起cAMP的合成增加，显示出药物的温热之性；寒凉药则相反，它能降低AC mRNA表达，使AC活性抑制而引起cAMP的合成减少，显示出药物的寒凉之性。大鼠注射T3或醋酸氢化可的松可造成甲状腺功能亢进及肾上腺皮质功能亢进的阴虚证模型，这两种阴虚证模型大鼠脑、肾β受体的最大结合点位数值均显著升高，M受体的变化与β受体变化相反。滋阴药知母、生地、龟甲均可使阴虚证模型动物升高的β受体的最大结合点位数值降低，而使降低的M受体最大结合点位数值升高，呈现双向调节作用。小鼠饮服含有甲硫氧嘧啶的水形成甲状腺功能减退的“甲减”阳虚证模型，其副交感神经-M受体-cGMP系统功能亢进，温热药附子、肉桂能减少“甲减”阳虚证模型小鼠脑内M受体数，降低cGMP系统的反应性并使之趋于正常。

综上所述，多数寒凉药能降低交感神经活性、抑制肾上腺皮质功能、升高细胞内cGMP水平，而多数温热药能提高交感神经活性、增强肾上腺皮质功能、升高细胞内cAMP水平。

三、对内分泌系统功能的影响

中药四气可明显影响机体的内分泌系统功能。动物长期给予温热药对其甲状腺、肾上腺皮质、卵巢等内分泌功能有兴奋作用，而寒凉药则使这些内分泌功能受抑制。大鼠注射 T_3 造成"甲亢"阴虚证模型，出现阴虚症状和血清中 T_3、T_4 含量增高。用寒凉滋阴药龟甲能纠正"甲亢"阴虚证大鼠的症状，并使血清 T_3、T_4 值明显下降。寒证动物肾上腺皮质对促肾上腺皮质激素（ACTH）反应迟缓，注射 ACTH 后其尿液 17-OHCS 含量达峰值的时间与对照组比较出现延迟反应。寒证动物注射促黄体生成素释放激素（LRH）后，血液孕酮含量达峰的时间也出现延迟。用温热药治疗后，尿中 17-OHCS 含量及血液孕酮含量的达峰时间提前。而热证大鼠注射 ACTH 和 LRH 后，尿中 17-OHCS 及血液孕酮含量的变化接近对照组。用温热药复方（附子、干姜、肉桂方；或党参、黄芪方；或附子、干姜、肉桂、党参、黄芪、白术方）饲喂寒证（虚寒证）大鼠，可使动物血清促甲状腺激素（TSH）含量升高、基础体温提高，促进肾上腺皮质激素合成和释放，缩短动情周期，促黄体生成素释放增多。

在用地塞米松造成的大鼠下丘脑-垂体-肾上腺皮质轴抑制模型中，大鼠血浆皮质酮及子宫细胞质中雌激素受体的含量均降低，但用温阳药（附子、肉桂、肉苁蓉、补骨脂、淫羊藿、鹿角片）治疗后，血浆皮质酮和血浆雌二醇含量明显升高，子宫细胞质中雌激素受体的含量增加，接近正常水平，雌二醇与雌激素受体的亲和力提高。说明温热药附子、肉桂对下丘脑-垂体-肾上腺皮质轴受抑大鼠的肾上腺皮质、性激素（雌激素）水平、子宫雌激素受体及雌二醇与受体的亲和力等异常改变具有保护和治疗作用。

综上所述，大多数温热药对内分泌系统功能具有一定的促进作用。如鹿茸、肉苁蓉、人参、刺五加、黄芪、白术、熟地黄、当归、何首乌可兴奋下丘脑-垂体-肾上腺轴功能；附子、肉桂、紫河车、人参、黄芪、何首乌能兴奋下丘脑-垂体-甲状腺轴功能；附子、肉桂、鹿茸、紫河车、补骨脂、冬虫夏草、淫羊藿、蛇床子、仙茅、巴戟天、肉苁蓉、海马、蛤蚧、人参、刺五加、五味子对下丘脑-垂体-性腺轴功能具有兴奋作用。

四、对基础代谢功能的影响

临床研究表明，寒证或阳虚证患者基础代谢偏低，热证或阴虚证患者基础代谢偏高。实验研究发现，热性药附子、肉桂、干姜等组成的复方，麻黄附子细辛汤以及麻黄、桂枝、干姜、肉桂等均能提高实验大鼠、小鼠的耗氧量；而寒凉药生石膏、龙胆草、知母、黄柏等组成的复方则明显降低大鼠耗氧量。温热药鹿茸能提高大鼠脑、肝、肾组织耗氧量，促进糖原分解。寒性方药黄连解毒汤使大鼠肛温降低，寒冷环境中仍使其体温下降，而温热药能延迟寒冷环境中大鼠的死亡时间和延缓体温下降。以上表明中药四气对机体能量代谢有一定影响。

寒凉药或温热药可通过影响垂体-甲状腺轴功能和细胞膜钠泵（Na^+-K^+-ATP酶）活性，而纠正热证（阴虚证）或寒证（阳虚证）异常的能量代谢。

阴虚证患者和阳虚证患者血清 T_3 和 T_4 的含量均显著低于正常人，而阳虚证患者又显著低于阴虚证患者。阳虚证患者血清 T_3 和 T_4 的含量分别比正常人降低50%、32%，分别比阴虚证患者降低33%、21%。将家兔甲状腺全部切除造成"甲低"阳虚证模型，模型动物体温降低，产热减少，温肾助阳复方可纠正其低体温变化。给大鼠皮下注射 T_3 造成"甲亢"阴虚证模型，动物产热增加，水分蒸发丢失多，出现饮水量增加、尿量减少、血浆黏度增高，能量消耗增加使体重减轻。用寒凉性的滋阴药龟甲能纠正"甲亢"阴虚证大鼠的上述症状，并使血清中升高的 T_3 和 T_4 值明显下降。温热药附子、肉桂等则具有兴奋下丘脑-垂体-甲状腺轴功能的作用。

细胞膜钠泵活性与热证（阴虚证）或寒证（阳虚证）异常的能量代谢有密切关系。经测定，肾阳虚证患者的红细胞膜钠泵活性显著低于正常人（比正常人降低32.39%），其ATP分解产热减少，表现出一系列虚寒症状。肾阳虚证患者经用温阳方药（附片、淫羊藿、菟丝子、补骨脂、肉苁蓉等）治疗半年至1年后，其红细胞膜钠泵活性均有明显增高，接近正常人水平。慢性支气管炎肾虚型患者红细胞中ATP含量明显降低，经温热药菟丝子和淫羊藿治疗1~2年后，其红细胞中ATP含量接近正常人水平。表明温热药淫羊藿等可通过兴奋红细胞膜钠泵活性、调整细胞糖代谢提高细胞贮能和供能物质ATP含量，纠正寒证（阳虚证）患者的能量不足。对大鼠持续使用地塞米松可出现明显的"耗竭"现象，类似于临床阳虚证表现，其红细胞膜钠泵的活性明显低于正常对照组，温热药淫羊藿具有促进其钠泵恢复活性的作用。此外，补益药中温热性的仙茅、肉苁蓉、菟丝子及平性药黄精、枸杞子等均能显著地升高小鼠红细胞膜钠泵的活性。相反，寒凉药生地黄、知母、黄连、黄柏、大黄、栀子等都具有抑制红细胞膜钠泵活性的作用，可抑制热证（阴虚证）患者的产热。知母的主要有效成分知母菝葜苷元是一个细胞膜钠泵抑制剂。大鼠饲喂甲状腺素可致肝、肾和小肠黏膜的钠泵活性升高，灌胃知母菝葜苷元可使其钠泵活性恢复正常。生地黄抑制钠泵活性的主要有效成分是地黄梓醇。

综上所述，多数温热药可增强能量代谢，多数寒凉药可抑制能量代谢。

五、寒凉药的抗感染及抗肿瘤作用

细菌、病毒等病原体引起的急性感染，常有发热、疼痛等临床症状，一般属于热证,需用寒凉药为主的方药进行治疗。清热药、辛凉解表药的药性多属寒凉,是中医广泛用于治疗热证的药物,其中许多药物都具有一定的抗感染疗效。如清热解毒药金银花、连翘、大青叶、板蓝根、野菊花、白头翁、贯众等以及辛凉解表药菊花、柴胡、葛根、薄荷、桑叶等具有抗菌、抗病毒、抗炎、解热等多种与抗感染相关的药理作用。许多寒凉药还具有增强机体免疫功能的作用,如穿心莲、鱼腥草、野菊花、金银花、黄连、牡丹皮等能增强巨噬细胞的吞噬能力,加速病原微生物和毒素的清除。有些寒凉药如白花蛇舌草、穿心莲的制剂在体外无显著的抗菌、抗病毒作用,但临床用于治疗感染性疾病有效,主要是通过增强机体免疫功能而发挥抗感染的疗效。

许多寒凉性的清热解毒药对动物实验性肿瘤有抑制作用。在临床治疗恶性肿瘤的中药中,以寒凉性的清热解毒药所占的比例最大,如喜树(喜树碱、羟基喜树碱)、野百合(野百合碱)、鸦胆子(鸦胆子油乳剂)、三尖杉(三尖杉酯碱)、长春花(长春新碱)、青黛(靛玉红)、冬凌草(甲素、乙素)、山豆根(苦参碱)、肿节风(挥发油、总黄酮)、藤黄(藤黄酸)、斑蝥(斑蝥酸钠)、山慈菇(秋水仙酰胺)、龙葵(龙葵碱)、穿心莲、七叶一枝花、白花蛇舌草、白英(白毛藤)、半枝莲等。

近年来,研究人员对中药四气的现代本质进行了初步探索。如基于生物热动力学理论,认为中药药性功能实质上是中药与生物机体间的相互作用,而这种相互作用可能是物理反应,也可能是化学反应,但任何反应发生时均伴随着能量的转移和热变化,而这些变化和转移均可用微量量热学等热力学方法加以检测,用热力学第二定律加以刻画,从而有助于揭示中药四气的现代科学内涵。有人则主张基于系统生物学,尤其是代谢组学方法,以研究机体生物标志物及其变化规律为主线,从而建立药性测定方法和评价体系。

在中药四气的物质基础研究方面,也有相关报道。如认为无机盐类中药结晶水的存在,是此类中药表现出寒凉药性的重要因素;中药化学成分的分子多样性决定了中药药性本质上的多样性,并决定了中药对机体的作用往往是多靶点机制。对 176 种中药铁、锰、铜、锌四种元素含量、比例与药性的相关性进行分析,结果发现热性中药含锰高,而寒性中药含铁高。

总之,中药四气是一个非常复杂的问题,在进行理论和实践创新的同时,应开展多学科协作研究。

第二节　中药五味的现代药理研究

辛、酸、甘、苦、咸,称为五味。同四气一样,五味是中药的固有属性。其含义有两方面:一是根据味觉器官辨别出来的,是味觉所感到的真实滋味,其物质基础是药物的化学成分,不同成分有不同味道;一是根据药物的功效归纳的,与药物功效有关,反映了药物的实际性能,不同味的药有不同的功能。作为中药性能中的五味,主要是用以反映药物作用在补、泄、散、敛等方面的特征性。如酸味药包括了酸碱性完全对立的两类药,呈酸性的物质为有机酸等,而呈碱性的物质主要是鞣质。将含酸碱性完全对立的两类药同归于“酸味药”,其根本原因是酸味药和涩味药的功能一致,即“酸敛收涩”。

现代研究揭示,五味、化学成分、药理作用三者之间存在一定规律性。

一、辛味药

辛味药主要含挥发油,其次为苷类、生物碱等。辛味药主要分布于芳香化湿药、开窍药、温里药、解表药、祛风湿药和理气药中。如常用的8种芳香化湿药均为辛味药,其共同的特点是都含有芳香性挥发油。厚朴、广藿香、苍术、佩兰、砂仁含挥发油分别为1%、1.5%、1%~9%、1.5%~2%和1.7%~3%,白豆蔻、草豆蔻和草果也含挥发油。常用的开窍药(麝香、冰片、苏合香、石菖蒲、樟脑、蟾酥)也均为辛味药,除蟾酥外也主要含挥发油。辛味药在温里药、解表药、祛风湿药和理气药中,分别占91.7%、85.2%、65%和61%。

辛味药能行能散,具有健胃、化湿、开窍、行气等功效。现代研究表明,辛味药具有扩张血管、改善微循环、调整肠道平滑肌运动、发汗、解热、抗炎、抗病原微生物等作用。如麻黄所含挥发油(左旋A-松油醇)可发汗;桂枝所含挥发油(桂皮醛和桂皮油)可发汗解热,并能健胃、解痉、镇痛。健胃作用是芳香化湿药的重要作用,其作用机制与其增加胃黏膜血流量、提高血清胃泌素水平和增强胃黏膜组织抗自由基损伤等作用有关。开窍药具有辛香走窜之性,麝香、冰片、苏冰滴丸、冠心苏合丸具有扩张冠脉、抗心肌缺血、抗心绞痛的作用,与中医“温通开窍”可治心痛的理论相符。

二、酸味药

酸味药主要含有机酸类成分,其次是鞣质。在42种常用酸涩味药中,单酸味者16种，单涩味者14种，酸涩味者12种。单酸味药主要含有机酸类成分，单涩味药主要含鞣质。如五倍子含鞣质60%~70%，诃子含鞣质20%~40%，石榴皮含鞣质10.4%~21.3%。酸涩药主要分布于收涩药和止血药中。

酸与涩都能收能涩，具有敛肺、涩肠、止血、固精、敛汗等功效。现代研究表明以上功效与止血、收敛止泻、抑菌、抗炎等药理作用相关。当鞣质与烧伤表面、局部出血组织、胃溃疡面等部位接触后，能与组织蛋白质结合生成不溶于水的化合物（鞣酸蛋白），沉淀或凝固于组织表面形成致密的保护层，有助于局部创面止血、修复、愈合，以及免受刺激。如含鞣质多的涩味药紫珠、棕榈炭、侧柏叶、地榆等均具有较好的止血作用。如诃子（酸涩）含水解鞣质，有强大的收敛作用。

三、甘味药

甘味药的化学成分以糖类、蛋白质、氨基酸、苷类等机体代谢所需的营养成分为主。绝大多数的补虚药、消食药和安神药为甘味药，在利水药、止血药中甘味药也占有较大的比例。

甘能补、能缓、能和，具有补虚、缓急止痛、缓和药性或调和药味等功效。现代研究表明，以上功效与补充营养、调节机体免疫功能、影响神经系统功能、缓解平滑肌痉挛等作用相关。如甘草所含甘草酸和多种黄酮类成分都具有缓解平滑肌痉挛的作用，体现了其“缓急止痛”功效。

四、苦味药

苦味药主要含生物碱和苷类成分。常用中药中苦味药有188种，其中寒凉者104种，温热者50种，平性者34种。苦味药主要分布在清热药、泻下药、涌吐药、理气药、活血药和祛风湿药中。

苦能泄、能燥，具有清热、祛湿、降逆、泻下等功效。现代研究表明以上功效与抗病原微生物、抗炎、杀虫、平喘、止咳、致泻等作用相关。如清热药中的苦寒药黄连、黄芩、黄柏、北豆根、苦参等均主要含生物碱，皆具有抗菌、抗炎、解热等作用；栀子、知母等主要含苷类成分，具有抗菌、解热、利胆等作用；苦寒泻下药大黄和番泻叶均因含番泻苷而具有泻下、抗菌和止血作用。

在毒性方面，50种有毒药中有苦味药23种，值得注意。

五、咸味药

咸味药主要含有碘、钠、钾、钙、镁等无机盐成分。咸味药的数量较少，主要分布在化痰药和温肾壮阳药中,多为矿物类和动物类药材。

咸能软能下,具有软坚散结或泻下等功效。如化痰药中的咸味药海藻、昆布、海蛤壳、海浮石、瓦楞子、礞石等均具有化痰、软坚的功效。现代研究表明以上功效与抗肿瘤、抗炎、抗菌、致泻、影响免疫系统等作用有关。如昆布、海藻内服,用以治疗瘿瘤(单纯性甲状腺肿)。

药性理论还有升、降、沉、浮和阴阳学说等方面的研究,请参考相关著作,不在本教材中赘述。

第三节　中药归经理论的现代药理研究

归经理论是中药药性理论的重要组成部分。“归”有归属之意,“经”是人体脏腑经络及所属部位的概称。归经就是药物选择性地作用于一定的脏腑经络,是药物对机体治疗作用及适应范围的归纳。中医学认为每种病证都是脏腑或经络发病的表现,因而某药能治疗某些脏腑经络的病证,就归入某经。如 53 种壮阳中药全部入肾经,符合“肾病用肾药”的药性理论。桔梗、款冬花能治疗咳嗽气喘的肺经病,归肺经。天麻、全蝎、羚羊角能治疗手足抽搐的肝经病,归肝经。黄连可泻心火、除心烦,归心经。黄芩偏于泻肺火、清肺热,归肺经。大黄能泻下,可治疗实热、便秘,归大肠经。可见,中药的归经是从功效和观察药物的疗效后总结出来的,就是药物的作用所及或药物效应的定向、定位,是药物功效与药理作用部位的综合。有的中药有归入两经或数经的情形,说明这种中药的治疗作用范围较大。

现代研究表明,归经主要与中药的药理作用及有效成分的分布有关。

一、归经与药理作用

中药归经理论来源于长期的临床实践,是以疗效为基础的,故中药的药理作用同归经之间存在着相关性。对 429 种常用中药的药理作用与归经进行分析,发现两者之间存在着明显的规律性联系。如具有抗惊厥作用的钩藤、天麻、羚羊角、地龙、牛黄、全蝎、蜈蚣等 22 种中药均入肝经,入肝经率达 100%,显著高于不具有抗惊厥作用的中药(42.9%),这与中医理论认为“肝主筋”“诸风掉眩,皆属于肝”相吻合。又如具有泻下作用的大黄、芒硝、番泻叶、芦荟、火麻仁、郁李仁、牵牛子等 18 种中药人大肠经率亦达 100%,明显高于其他 411 种中药(10.5%),这符合于大肠是传导之腑的中医理论。具有止血作用的仙鹤草、白及、大蓟等 21 种中药入肝经率 85.3%,也符合“肝藏血”的中医理论。具有止咳作用的杏仁、百部、贝母等 18

种中药,有祛痰作用的桔梗、前胡、远志等23种中药,有平喘作用的麻黄、地龙、款冬花等13种中药,入肺经率分别为100%、100%和95.5%,符合“肺主呼吸”“肺为贮痰之器”的中医理论。当归对血液循环系统、子宫平滑肌和机体免疫功能的药理作用,与其归心、肝、脾经有关。

二、归经与有效成分的分布

中药的有效成分在体内的分布是归经的重要依据。分析归经与中药有效成分在体内的分布情况,发现两者存在密切联系。对23种中药的有效成分在体内的分布与中药归经进行分析,发现其中20种中药归经所属的脏腑与其有效成分分布最多的脏腑基本一致(61%)或大致相符(26%),符合率高达87%。如用14C-鱼腥草素给小鼠静脉注射后,发现该成分绝大部分由呼吸道排出,这为鱼腥草归肺经提供了依据。放射自显影技术观察到3H-川芎嗪被肝脏、胆囊摄取率最高,这种分布与川芎归肝、胆经的理论相符合。将3H-麝香酮给小鼠灌服后,主要分布于心、脑、肺、肾等血液供应充足的组织和器官,并能迅速透过血脑屏障进入中枢神经系统,这与麝香归心经、通关利窍、开窍醒脑的传统认识相符。

此外,还有学者从微量元素含量、环核苷酸水平及受体学说与归经的关系方面进行了初步探索。①与微量元素的关系:微量元素的“归经”假说认为微量元素也是中药的有效成分,是中药归经的重要物质基础之一。对180多种中药的微量元素与归经的关系进行统计分析,发现归肝经的中药富含Fe、Zn、Cn、Mn,而肝脏是微量元素Fe、Cu、Mn、Zn富集的部位。补肾中药补骨脂、肉苁蓉、熟地、菟丝子等经测定Zn、Mn络合物含量较高,由于Zn、Mn等微量元素在机体的生殖、发育过程中发挥重要作用,可以认为含高量Zn、Mn是这些补肾中药归肾经的物质基础。②与环核苷酸的关系:许多中药可以通过调节体内环核苷酸(cAMP、cGMP)浓度或比值而反映出药物对某脏器组织的选择性作用。6种中药(五味子、鱼腥草、汉防已、天麻、桔梗、延胡索)对动物不同脏器组织中环核苷酸水平的影响是不同的,分析发现环核苷酸含量变化显著的脏器,与各药传统的归经有较大的相近性。③与受体学说的关系:中药的有效成分或有效部位与相应受体具有较强的亲和力,可通过激动或阻断受体而产生相应的药理作用,这种亲和力的存在是中药归经理论的基础之一。认为中药归经就是药物选择性作用于不同受体的结果,如细辛归心经,其所含消旋去甲乌药碱具有兴奋心肌β_1受体作用。

综上所述,目前中药归经的实验研究取得了一定成果,同时也存在诸多问题。比如,有研究提示归经理论中所指的脏腑与现代解剖学器官组织之间并非单纯的一一对应关系,而是一种具有交叉重叠的网络关系。对于药物归经的理解,更应重视药物产生效应的所在部位。要阐明中药归经的实质,还需做大量的工作。

第四节　中药毒性的现代药理研究

一、对中药有毒和无毒的现代认识

中药的毒性也是药性的组成部分。中医对“毒”的认识主要分三方面:①泛指一切中药,如“神农尝百草之滋味,水泉之甘苦……一日而遇七十毒”,《周礼·天官冢宰》云:“医师掌医之政令,聚毒药以供医事。”等。②指药物的偏性。“毒”(偏性)的概念是广义的,认为毒性是中药最基本的性能之一,是一种偏性,以偏纠偏就是药物治疗疾病的基本原则。③现代意义上,是指中药(尤其是含有毒成分的中药)在不合理应用时出现的不良反应。在临床应用中,药物毒性是确定药物剂量、使用久暂、配伍等的重要依据,已成为指导临床用药的基本原则。为了确保用药安全,许多本草书籍在有毒药物性味之下标注出“大毒”“小毒”,表示该药具有一定毒性,而用之不当会导致中毒。

二、中药的不良反应

中药不良反应的原因较多,如中药品种混乱、误用、用量过大、用药时间过长、炮制不当、管理不当、辨证不准、不合理的中西药并用,不合理改变给药途径、剂型、工艺以及提取方法等。某些中药(如铅、汞类及黄药子等)在体内分解排泄缓慢,长期应用正常剂量也可能发生蓄积中毒。再者,生理与病理状态存在差异,生理最大承受量与病理状态的承受量不同,预防保健用药量与治疗量也不同。

常见的中药不良反应有如下几类。

1. 副作用　副作用是指在治疗剂量下所出现的与治疗目的无关的药理作用。如当归有活血养血润肠之功效,当用其养血活血的功效时,润肠功效(可引起轻泻或使慢性腹泻者症状加重)则成为副作用。中药成分复杂,药理作用多样,因而其副作用是客观存在的。副作用可表现在多个方面,单味药使用时尤为突出。通过组方配伍,副作用可明显减轻。

2. 毒性反应　毒性反应是指用药剂量过大或用药时间过长所引起的对机体的损害性反应,包括急性毒性反应和长期/慢性毒性反应。多数有毒中药治疗剂量与中毒剂量接近或相当,安全性低,易引起中毒反应。

(1)急性毒性

①中枢神经系统毒性反应：常见的中毒症状为唇舌和肢体发麻、头痛、眩晕、烦躁不安、意识模糊、抽搐、惊厥、昏迷、瞳孔缩小或放大、牙关紧闭，甚至死亡。可发生上述反应的中药有：马钱子、川乌、草乌、附子、雪上一枝蒿、细辛、生天南星、黄药子、苦豆子等。如马钱子主要含有番木鳖碱(士的宁)，毒性大，成年人服5~10mg即可发生中毒现象，30mg可致死亡。因乌头类药物(乌头、川乌、草乌、附子、雪上一枝蒿)中毒的报道较多，应引起足够的重视。

②心血管系统毒性反应：常见的中毒症状有心悸、胸闷、心律失常、血压升高或降低、循环衰竭，甚至死亡。可引起心血管毒性的中药有：含乌头碱类药物如川乌、草乌、附子、雪上一枝蒿等；含强心苷的药物如蟾酥、罗布麻叶、万年青、黄花夹竹桃、北五加皮等。

③呼吸系统毒性反应：常见的中毒症状有呼吸困难、咳嗽咳血、急性肺水肿、呼吸肌麻痹、呼吸衰竭，甚至窒息死亡。可致中毒的中药有：苦杏仁、桃仁、李子仁、枇杷仁、白果、商陆等。苦杏仁、桃仁、李子仁、枇杷仁、白果等含有氰苷、氢氰酸，氰苷可水解生成氢氰酸；氢氰酸能抑制细胞色素氧化酶，使细胞氧化反应停止，引起组织窒息。商陆严重中毒时可致中枢神经及呼吸中枢麻痹，但经加工处理(煎煮、蜜制、乙醇浸取等)后毒性明显降低。

④消化系统毒性反应：常见的毒性症状有恶心、呕吐、食欲不振、腹痛、腹胀、腹泻、消化道出血、黄疸、肝肿大、肝炎、肝细胞坏死等。寒凉中药大剂量口服后常有胃肠道刺激作用。黄芩、芒硝、柴胡、茵陈等可引起胃部不适；黄连、苦参、青蒿、秦艽、茵陈等可引起恶心；鸦胆子、苦参、青蒿、生大黄、秦艽等可引起呕吐；生大黄、生地黄、番泻叶、芫花、常山等可引起腹痛；巴豆、黄芩、黄连、苦参、生地黄、常山、北豆根等可引起腹泻；斑蝥中毒可致急性胃肠炎；苍耳子、黄药子、苦楝子、雷公藤等可引起肝脏损害。

⑤泌尿系统毒性反应：常见的毒性症状有腰痛、尿频、浮肿、尿少、尿闭、尿毒症、肾功衰竭等。对肾脏有毒性的中药有：斑蝥、关木通(马兜铃科)、青木香(马兜铃的根)和广防己(马兜铃科)等。如斑蝥是治疗癌肿、顽癣的药物，其所含斑蝥素对人和动物的肾脏有很强的毒性，还可引起肝脏和心脏的毒性。人口服斑蝥素30mg可致死亡。关木通、广防己、青木香等已不作药物使用，因其含有的马兜铃酸在人体内有蓄积性，对肾脏的损害存在剂量-毒性依赖关系，主要特征是引起肾小管坏死。

⑥造血系统毒性反应：常见的毒性症状有白细胞减少、溶血性贫血、紫癜、再生

障碍性贫血,甚至死亡等。对造血系统有毒性的中药有斑蝥、狼毒、雷公藤等。有报道,穿琥宁注射液较长时间(10日以上)静脉滴注后可导致血小板减少症,葛根素注射液可引起溶血性贫血。

(2)长期毒性　长期服用或多次服用中药或中成药所引起的毒性反应,称为慢性毒性或长期毒性。根据103种中药的动物长期毒性试验组织病理学检查结果,中药长期毒性损伤的"靶器官"中,以肝、肾、胃肠的发生率最高,其次是心肌、骨髓、肺、中枢神经、内分泌腺体。

3. 过敏反应　动物药中的蛋白质,植物药中的多糖易以抗原或半抗原引发过敏反应,尤其是过敏体质的患者。轻者表现为皮疹、荨麻疹、红斑、皮肤黏膜水泡,严重者出现剥脱性皮炎、过敏性休克等。有150余种中药口服后可能引起过敏反应,如僵蚕、蜈蚣、全蝎、蝉蜕、斑蝥、土鳖虫、狼毒、鸦胆子、天花粉、黄药子等。中药注射剂所致过敏反应的发生率较高,如鱼腥草注射液、葛根素注射液、双黄连注射液等。

4. 致畸胎、致癌、致突变　动物实验和临床研究均有报道,长期应用某些中药可产生致畸、致癌、致突变的特殊毒性反应。如雷公藤、槟榔、款冬花、千里光、石菖蒲、广防己、关木通、马兜铃、细辛、土荆芥、雄黄、砒霜、土贝母、野百合等均有致突变作用或致癌作用。雷公藤为免疫抑制中药,广泛用于类风湿性关节炎、慢性肾炎、红斑性狼疮等自身免疫性疾病的治疗。在治疗中观察到雷公藤对人体外周淋巴细胞染色体有损伤作用,长期接触可使细胞染色体畸变。雷公藤也可使小鼠细胞染色体畸变。槟榔产地的居民多有嚼食槟榔的习惯,其口腔癌、食道癌及胃癌的高发生率可能与此习惯有关。槟榔和大腹皮均含有槟榔碱,水解后成为水解槟榔碱,对大鼠、田鼠和小鼠均有致癌作用。款冬花含类似克氏千里光碱,以含款冬花花粉的饲料饲喂大鼠,可引起肝血管内皮瘤。千里光含千里光碱,也可诱发大鼠产生肝癌。广防己、青木香、马兜铃、关木通含马兜铃酸,该成分具有抗癌和抗感染作用,但马兜铃酸又是一种致突变剂,能引起染色体损害,对啮齿类动物有较强的致癌作用。雄黄、砒霜以及枯痔散、紫金丹(锭)、牛黄解毒丸(片)、牛黄清心片、牛黄镇惊丸、安宫牛黄丸等均含有砷的化合物,而砷化物具有致突变和致癌作用。已证明砷可诱发皮肤癌、支气管癌和肝癌。土贝母和野百合具有抗癌和致癌的双重作用。

此外,有研究发现反复、长期应用中药或中成药可能产生依赖性,一旦停药可出现戒断症状,对此应予以重视。

关于中药毒性要有正确的认识,既不能盲目地认为中药安全无毒,也不能不切实际地夸大。加强有毒中药的监管,深入开展中药毒性相关研究,建立符合国际标准的中药安全性评价体系,已成为亟待解决的问题。

三、有毒中药的开发利用

有毒中药(详见2010年版《中华人民共和国药典》收载)的应用是中医药的特色之一。长期的中医药临床实践证明,毒性中药对于疾病的防治具有十分积极的意义,尤其在救治疑难重症方面每起沉疴,因此素有“以毒攻毒”之说。如汉代张仲景在《伤寒杂病论》中使用乌头、附子等24种有毒中药治疗各种急难病证,清代名医叶天士则善用蜈蚣、水蛭、全蝎等有毒动物药治疗各种顽症痼疾。

合理利用和开发有毒中药是对中药毒性认识的升华。近年来,有毒中药及其制剂的开发取得了可喜进展。研究人员从毒性中药中发现了多种抗癌、抗病毒、抑菌、抗凝血等活性成分,有些已经成为治疗恶性肿瘤、血栓性疾病以及其他疑难病症的良药,在现代临床治疗中发挥出重要作用。如用三氧化二砷(砒霜)治疗急性早幼粒细胞白血病,眼镜蛇毒制剂治疗小儿麻痹后遗症,蝰蛇毒制剂治疗血栓或血友病等,取得了较好的疗效。

第三章　影响中药药理作用的因素

影响中药药理作用的因素有诸多方面,主要包括三大因素,即:药物因素、机体因素、环境因素。其中药物因素涉及药物的基原(品种)、产地、栽培、采收季节、贮藏、炮制、剂型、制剂、剂量等,机体因素包括年龄、性别、精神状态、生理状态、病理状态、遗传特质等;环境因素包括气候、地域、生活条件、时辰等。这些因素都会对中药药理作用产生明显影响,进而影响中药的临床疗效。

第一节　药物因素

一、品种

中药品种繁多,至今已达 12000 余种,常用药 500 余种,以植物药为主。其中有很多中药的植物来源有多种,还有很多药物“同名异物”或“同物异名”。不同植物来源的中药所含成分的种类及含量有所差异,故而影响药物的作用及疗效。

中药材品种繁多,混用、误用、乱用等混乱现象比较突出。以常用中药大青叶及板蓝根为例,《图经本草》记载:“蓝有数有菘蓝,可以为淀者,亦为马蓝。”《本草纲目》曰:“蓝凡五种,各有主治,蓼蓝叶如蓼,菘蓝叶如白菘,马蓝叶如苦荬,俗中所谓板蓝者;吴蓝长茎如蒿而花白色;木蓝长茎如决明。谓其茎叶皆深青,故名。”据统计,全世界有 30 余种菘蓝属植物,我国有 6 个品种和 1 个变种。《中国药典》2010 年版规定,大青叶为十字花科菘蓝属植物菘蓝 *Isatis indigotica* Fort. 的干燥叶,其干燥根为板蓝根,但市售大青叶和板蓝根的来源可多达 5 个不同科属的植物。其中在我国华东、华南和西南等南方地区,板蓝根的来源为爵床科板蓝属植物马蓝 *Baphicacanthus cusia* (Nees) Bremek. 的根茎及根,称为“南板蓝根”。二药功效、主治有相似之处,经常通用。但对菘蓝和马蓝药用部位的化学成分、指纹图谱等方面研究后发现,菘蓝和马蓝是完全不同的 2 种药用植物,化学成分差异较大,在临床中应该区别使用,不可将二药混淆。

大黄为重要的泻下药,其致泻的主要成分是结合型蒽苷。药典规定的正品大黄植物来源有 3 种,分别是掌叶大黄 *Rheum palmatum* L.、唐古特大黄 *Rheum tanguticum* Maxim. ex Balf. 或药用大黄 *Rheum officinale* Baill.,其所含的结合型蒽苷含量高,泻下作用明显。而其他混杂品种如华北、天山等大黄中结合型蒽苷含量低,泻下作用差。从测定半数有效量(ED_{50})来看,正品大黄的 ED_{50} 为 326~493mg/kg,而非正品大黄的 ED_{50} 为 3579~5000mg/kg。有的甚至用量大于 5000mg/kg 时,泻下作用仍不明显。可见中药的品种和植物来源对药理作用和临床疗效有巨大影响。

二、产地

中药大多来源于天然的植物和动物,各自生长分布的区域性很强。不同地区的土壤、气候、日照、雨量等自然环境条件有差异,对动、植物的生长发育有着不同程度的影响,因此中药产地不同对药物质量的影响也很大。许多名贵药材,都有特定的产地,如四川的贝母、附子、黄连,内蒙古的甘草,云南的三七、茯苓、木香,山西的黄芪、党参,西藏的红花,吉林的人参等等,因质量高,疗效好,历史上被称为"道地药材"而享有盛名。"道地药材"概念的形成也反映出古人对于产地影响药物作用已有深刻认识。

产地之所以可影响药物作用,主要是因为土壤条件对植物药内在成分有很大影响。《本草蒙筌》言:"凡诸草木、昆虫,各有相宜地产。气味功力,自异寻常。"同一味中药产地不同,质量就有差异。仍以板蓝根和大青叶为例,以其主要有效成分靛蓝、靛玉红为指标对不同生长环境(产地)的板蓝根和大青叶进行测定,结果表明,不同产地的板蓝根、大青叶中靛蓝、靛玉红含量存在显著差异,板蓝根的有效成分总含量以陕西汉阴为最高(16.27mg/kg),其次为宁夏隆德(15.67mg/kg)、安徽亳州(14.9mg/kg)。又如:绿原酸为金银花抗菌作用的主要活性成分,其含量在河南、山东一带道地产品中为 4%~7.59%,而其他非道地产品的含量大多在 3%以下。又如长白山的野山参,东北各省及朝鲜、日本的园参,不但含人参总皂苷的总量不同,而且皂苷种类及含量也不一样。

三、栽培

从保护天然野生资源、维护自然环境等角度出发,采用人工栽培技术生产中药对于中医药的长期可持续发展有重要意义。但人工栽培毕竟脱离了药材本身的天然生长环境,加之大量转基因技术用于植物栽培,可改变植物的天然属性,可能使栽培品种与野生品种的药理作用有所差异,进而影响临床疗效。

四、采收与贮藏

1. 采收季节　中药品质的优劣，与采收季节密切相关。植物的根、茎、叶、花、果实、种子或全株的生长和成熟期各不相同，故中药材的采收时节也就随入药部位的不同而异《千金药方》云："早则药势未成，晚则盛势已歇。"《本草蒙筌》指出："采未老枝茎，汁正充溢，摘将开花蕊，气尚包藏。实收已熟，味纯，叶采新生，力倍。"药农的民谚："当季是药，过季是草。""三月茵陈四月蒿，五月砍来当柴烧。九月中旬采麻黄，十月山区五味找。知母黄芪全年采，唯独春秋质量高。"等等，均说明按季节采收药材的重要性。例如，八月采收的人参，其人参皂苷含量为 1 月采收的人参皂苷含量的 3 倍以上；青蒿所含抗疟成分青蒿素在 7—8 月花前叶盛期含量最高达 6%，开花后含量下降；臭梧桐在 5 月开花前采摘，有效成分含量高，降压作用强，开花后采集的叶，降压作用减弱；薄荷在其开花盛期采收，挥发油含量最高，发汗、解热作用最强。可见药物采收时间对药品的质量有重要的影响。另外，多年生植物根类药材的品质还同植物生长期限有关。通常认为人参、何首乌等药材以生长年限长者为好，但亳白芍所含芍药苷的含量以 2 年生者最高，随生长期的延长，芍药苷的含量逐年下降，4 年生的含量不到 2 年生的一半。故应以区别对待。

2. 贮藏条件　中药的贮藏保管条件对中药质量有直接影响。《本草蒙筌》云："凡药贮藏，宜常提防。倘阴干曝干，烘干未尽去湿，则虫蛀、霉垢、朽烂，不免为害。"可见贮藏不当会造成中药材霉烂、虫蛀、走油等现象，从而影响中药药理作用及临床疗效的发挥。

中药贮藏保管应保持干燥、低温、避光。如在日照、高温（40℃～60℃）、高湿（相对湿度在 74%以上）的条件下贮存 6 个月的刺五加，其所含有的丁香苷几乎完全损失。供提取小檗碱的原料药三棵针，在见光和避光的条件下存放 3 年后，其小檗碱的含量分别降低 54.1%和 39.83%，可见光照可加速药材中小檗碱的丢失。苦杏仁中止咳平喘的有效成分苦杏仁苷性质不稳定，在贮存过程中因受温度、湿度等因素的影响，易被苦杏仁酶等分解，苦杏仁苷的含量可降低 10.5%～18.5%。可见，中药的保管和贮藏，是影响中药质量、药理作用和临床疗效的重要因素之一。

五、炮制

中药炮制是体现中医用药特点的重要内容之一，炮制前后，中药的化学成分发生改变，药理作用及临床疗效也随之而有差异。炮制对中药药理作用的影响体现在如下方面：

1. 消除或降低药物毒性或副作用 炮制可降低有毒中药的毒性或副作用，保证临床用药的安全有效。如乌头属植物是一类重要的有毒植物，也是我国最早有记载的药用有毒植物之一，其所含二萜类双酯型生物碱-乌头碱有剧毒，人口服0.2mg乌头碱即可致中毒，3~4mg即可致死亡。故乌头类药物须经加热炮制后入药。经炮制后，乌头碱水解生成苯甲酰单酯型乌头碱或进一步水解为氨基醇类乌头原碱，其毒性仅为双酯型乌头碱的1/200~1/4000，毒性大大降低。又如水飞雄黄可大部分除去所含有的剧毒的三氧化二砷(As_2O_3)。另外砂炒马钱子使其所含士的宁和马钱子碱减少，被转化的异士的宁和异马钱子碱毒性降低。上述事例均体现炮制消除或降低药物毒性的作用。

2. 增强疗效 延胡索镇痛的主要成分是生物碱，水煎溶出量很少，经醋炮制后生物碱与醋酸结合成醋酸盐，水溶性增加，可使水煎液中生物碱的溶出量增加近一倍，因此醋制能提高延胡索的镇痛作用。苦杏仁镇咳、平喘的有效成分是苦杏仁苷，而与苷共存的还有苦杏仁酶，当温度、湿度适宜时，酶可促进苦杏仁苷分解，有效成分减少，镇咳平喘作用也随之降低。苦杏仁经加热炮制后，酶被破坏，苷分解减少，炮制品苦杏仁苷的煎出率比生品可提高1.73倍，药理活性大大提高。

3. 加强或突出某一作用 中药通常含有多种复杂成分，因而具有多重药理作用。经过炮制加工，由于可发生化学成分的转变，甚至产生新的化学物质。因而药理作用和临床疗效也随之变化。

例如，大黄具有泻热通肠、凉血解毒、逐瘀通经功效，其泻下作用的有效成分为结合型蒽苷，经炮制成制大黄之后，结合型蒽苷因受热分解而含量减少，而具有抗菌作用的游离型蒽苷含量增加，故生大黄泻下作用强，炮制后则抗菌作用增强，泻下作用减弱。何首乌为补血药，生品中的结合型蒽醌衍生物具缓下作用，经炮制后的制首乌结合型蒽醌衍生物水解，含量减少，而游离蒽醌衍生物和糖的含量明显增加，故补益作用增强而泻下作用降低。炉甘石生品主要成分为碳酸锌，而氧化锌含量很少，经煅制发生分解反应，生成氧化锌，后者有消炎收敛作用，可外用以收湿敛疮。

六、剂型、制剂工艺和给药途径

1. 剂型 《神农本草经》云："药性有宜丸者，宜散者，宜水煮者，宜酒渍者，并随药性，不得违越。"即是对不同制剂剂型影响药物作用的描述。

中药最常用的剂型为口服制剂，包括汤剂、丸剂、冲剂、片剂、散剂、胶囊等。口服中药制剂中的有效成分在体内的吸收，通常要经过两个过程，首先药物要从制剂中释放，并溶解于胃肠液中，然后再通过生物膜被吸收进入血液。药物由于剂型和制剂因素上的差别而有不同的释放性，可影响体内药物的吸收时间和吸收率，从而影响药物的作用。一般而言，口服液体剂型如汤剂、口服液吸收快；口服固体剂型如冲剂、散剂、片剂、胶囊剂等，其崩解速度直接影响有效成分的吸收和药效。如蜜丸“牛黄解毒丸”释放速度比糖衣片“牛黄解毒片”的释放速度慢2~3倍。说明体积过大的丸剂不利于吸收。

2. 制剂工艺　人口服葛根黄豆苷元固体分散物胶囊和市售胶囊后不同时间取血测定血药浓度，最高血药浓度前者为后者的12倍，生物利用度前者约为后者的5倍。可见同样为胶囊剂，因制剂工艺不同使内含药物的分散度不同可影响药物的生物利用度，进而影响药物的疗效。

汤剂是传统中药剂型，历代医家十分重视煎煮中药的方法和条件。《医学源流论》云：“煎药之法，最宜深究，药之效不效，全在于此。”充分说明了煎煮药物的方法（即工艺）与药效密切相关。药物性质、质地及用药目的不同，煎煮的方法和条件应不同，如煎煮汤剂所用水量的多少、火候的大小及时间的长短等，都会直接影响药物有效成分的溶出和药效的发挥。对大黄10种不同煎煮方法进行泻下作用和抑菌作用比较，结果表明大黄后下和加酒浸泡过夜、然后短时煎煮其蒽苷溶出率最高，泻下作用最强；随着煎煮时间延长，蒽苷转变成苷元，泻下作用减弱，抗感染作用增强。一般而言，含有挥发油类成分的药物，煎煮时的火力要大，时间要短，如解表药薄荷、紫苏等，或者后下，如芳香性药物豆蔻、砂仁等；补益药如人参、当归等煎煮的火力要小，时间稍长；化石、矿石类药如龙骨、牡蛎等应先煎久煎。

煎煮方法除影响药物有效成分的溶出外，药物在共煎的过程中还可能有新的成分产生，进而影响药物的作用和疗效。如研究桂枝汤分煎、合煎对药效的影响时发现，对流感病毒性肺炎的抑制、抗炎、镇痛等作用，合煎优于分煎。生脉散由人参、麦冬、五味子组成，从三味药的合煎液中分离得到一个复方产生的新成分——5-羟甲基-2-糠醛，药理研究证实该新成分与生脉散药效直接相关，而在人参、麦冬、五味子各单味药的分煎液中均未见有这一成分。说明方药合煎与分煎后合用在药物作用上有所差别。

虽然中药组方合煎并非都有新成分产生，大部分研究结果也显示各中药分煎制成颗粒后组方应用与整方合煎作用无明显差异，但确有部分研究结果显示，分煎后组方应用制剂作用与整方合煎制剂疗效不同。因此，有关这方面的研究尚需深入进行。

3. 给药途径　同一中药或复方给药途径不同，除影响机体对药物的吸收及血药浓度,从而影响药理作用的强度外,甚至还能产生完全不同性质的作用。如枳实、青皮的水煎液口服,未见有升高血压的记载,制成注射液,却表现有升血压作用,可用于防治休克。因此,中药的剂型改革,制剂工艺的优化,对中药疗效的发挥具有非常重大的意义。

七、配伍和禁忌

中药配伍是中医用药的主要形式,即按病情的需要和药物性能,选择两种以上药物配合应用,以达到增强药物疗效,调节药物偏胜,减低毒性或副作用的目的。配伍得当,可增强疗效,降低毒性;配伍不当,则降低疗效,甚至产生不良作用。

古人用"七情"反映中药配伍的结果,即:单行、相须、相使、相畏、相杀、相恶、相反。"独行(单行)者不用相辅也,相须者同类不可离也,相使者我之佐使也,相畏者受彼之制也,相杀者制彼之毒也,相恶者夺我之能也,相反者两不相合也。"具体而言:①相须,指两种功用相似的药物配合应用,可相互增加疗效。如清热泻火的石膏、知母均能退热,石膏退热快,但作用弱而短暂,知母退热缓,但作用强而持久,两者合用,退热快且作用强而持久。黄连与连翘同用对金黄色葡萄球菌的抑菌力比单用黄连强6倍以上。②相使,指两种功用不同的药物配伍,能互相促进,提高疗效。如补气的黄芪与祛湿的茯苓合用,能相互增强补气利水的功能。③相畏,指一种药物制约另一种药物的性能或抑制另一种药物的毒性或烈性。如截疟七宝散中,常山有抗疟作用,但有较严重的恶心、呕吐等消化道反应,散剂中配伍槟榔,不影响常山的抗疟作用,却可使呕吐反应减少3~4倍,说明截疟七宝散中,常山通过槟榔的相畏,抑制了呕吐反应。④相杀,指一种药物能够减轻或消除另一药物的毒性。如绿豆能杀巴豆毒。⑤相恶,指一种药物的功效能被另一种药物削弱或破坏,或两者的功效均降低或丧失,如黄芩能减低生姜的温性。在白虎加入参汤中,知母、人参都有降血糖作用,但两药合用却使降血糖作用减弱甚至消失。⑥相反,指两种药物合用后,可产生毒性反应或副作用。如甘草反芫花,实验证明,甘草与芫花合用 LD_{50} 减小,毒性增大。因此,相须、相使配伍,发挥了增效协同作用,相畏、相杀配伍能减低或消除毒性,均为用药之所求;相恶配伍在药效上产生拮抗作用,相反配伍则出现较多的不良反应或增强毒性,这两种配伍为用药之所忌。

需要提醒注意的是:"七情"仅概括了药物之间最基本的配伍模式,组方配伍还要遵循"君、臣、佐、使"的配伍理论,才能使药物发挥最佳疗效。

根据中医药理论,君药为治疗主病和主证的药物;臣药为辅助君药治疗主病或主证的药物;佐药为治疗兼证或制约君药偏性的药物;使药为引经或起调和作用的药物。这样的组方原则经近代研究在很大程度上证明有其合理性。如"活络丹"为治疗风寒湿痹的名方,方中"君药"制川乌、制草乌均为辛热有毒之品,功能祛风除湿,温经止痛;制天南星燥湿化痰,祛风止痉,消肿止痛为"臣药",辅助君药发挥作用;乳香、没药行气活血,通络止痛,辅佐君臣发挥作用为"佐药";地龙、陈酒通经活络,助药势且引药入经为"使药"。诸药配合形成除寒湿痰浊,活血化瘀,调和营卫,疏通经络,消肿止痛的功效。方中多味药物虽有毒性,组方使用却安然无恙,说明合理的配伍用药改变了单味药物的性能,影响药物的作用。又如桂枝汤能解热、发汗、抗炎、镇痛、抑制流感病毒增殖、增强免疫功能。实验证明,桂枝汤全方的作用明显优于方中诸药的各种组合,其中减去任何一味药都会影响疗效,说明方中各药合理配伍取得最大的药理效果,方剂配伍中的相互作用产生了综合效应。

为了保障用药安全,避免毒性副作用的发生,还必须注意用药禁忌。七情中的相反、相恶是复方配伍禁忌中应当遵循的原则。此外,古人还总结出十八反、十九畏。

用药安全还必须注意妊娠禁忌。某些药物可损害胎儿甚至有堕胎作用,应作为妊娠用药禁忌。根据药物对孕妇和胎儿危害程度不同,可分为禁用和慎用两类。禁用药大多是毒性较大或药性峻烈的药物。如水蛭、虻虫、三棱、莪术、巴豆、大戟、芫花、麝香、斑蝥等。慎用药大多是破气、行滞、通经、活血以及辛热、滑利、沉降的药物,如桃仁、大黄、附子、肉桂、牛膝、川芎、丹皮等。

近代研究证明许多中药的确对妊娠过程有不良影响,如古人认为"半夏动胎",试验发现半夏汤灌胃给药可使妊娠大鼠阴道出血率、胚胎死亡率比正常对照组显著增高,注射给药对小鼠胚胎有致畸作用,证实半夏的确可影响妊娠过程。又如芫花为传统的妊娠禁忌用药,研究发现芫花中的芫花萜、芫花素可引起多种怀孕动物发生流产,原因可能是该药可引起子宫内膜炎症,使溶酶体破坏,促进前列腺素合成释放增加,使子宫平滑肌收缩而导致。此外莪术中的萜类和倍半萜类化合物、牡丹皮的有效成分牡丹酚等均有抗早孕作用。水蛭、冰片、麝香酮等对小鼠有一定终止妊娠的作用。妊娠禁忌中药的研究,对孕妇安全用药,提高人口素质有重要意义,也可以从中寻找优生节育中药新药。

第二节　机体因素

中药药理作用通过影响机体固有的生理生化过程、改变疾病的病理进程而产生,故患者机体的生理条件和病理状况等机体因素可影响药物的体内过程,进而影响中药药理作用。

一、生理状况

生理状况包括年龄、性别、体质、情志、遗传等,均可影响药物药理作用。

年龄不同对药物的反应不同,尤以幼儿和老年人表现突出。婴幼儿处于发育阶段,各器官系统尚未发育完善,而老年人的肝、肾等器官系统功能逐渐减退,都会影响药物有效成分的吸收、代谢和排泄,表现为对药物的耐受性较差,容易出现不良反应,因此用药量应相对减少。另外老年人体质多虚弱,祛邪攻泻之品,不宜多用,而幼儿为稚阳之体,不可峻补,滋补药不宜多用。

性别不同对药物的反应也有差异。女性在月经、怀孕、分娩、哺乳等时期,对不同药物的敏感性不同。如月经期应不用或少用峻泻药及活血化瘀药,以免导致月经过多或出血不止。红花、大戟、麝香、地龙等能兴奋子宫,半夏有致畸作用,孕期均应避免服用,以免导致流产和对胎儿发育造成不良影响。

体质虚弱、营养不良者对药物的耐受性较差,用攻、泻、祛邪药物时宜适当减量。

情志、精神状态等也会影响药物作用,且患者的精神状况与药物的疗效密切相关。面对疾病保持乐观情绪者可增强对疾病的抵抗能力,有利于疾病的治愈和恢复,作为医生通过鼓励病人树立战胜疾病的信心,使其在精神上得到安慰,有助于发挥药物的治疗作用。研究显示,安慰剂对许多慢性疾病,如神经官能症、高血压、心绞痛等有效率可达30%~50%。充分说明精神作用对疾病的治疗至关重要。在使用有效药物的同时应充分激发、利用病人的良好情绪,可提高药物的治疗效果。相反,忧郁、悲观、烦躁情绪,将使药物疗效下降。在新药临床评价时,为了排除精神因素可能带来的影响,必须遵循双盲原则,并设立安慰剂对照。另外,个体差异、高敏性、耐受性以及特异质体征等,均可影响中药的药理作用。

二、病理状况

机体所处的病理状况不同,对药物的作用也有影响,如肝病患者的肝脏功能低下,药物容易积蓄,甚或中毒。肾功能低下的患者排泄功能减弱,药物或其代谢产物不易排出体外,也可致蓄积或中毒。此外,机体所处的机能状态不同,药物的作用可能也不同。如黄芩、穿心莲等,只对发热病人有解热作用,对正常体温没有影响。玉屏风散能使机体低下的免疫功能增强,又能使过亢的免疫功能趋向正常。当归能使痉挛状态的子宫平滑肌舒张,也能使松弛状态的子宫平滑肌收缩力增强,呈现双向调节作用。人参大补元气、补脾益肺、生津安神，适用于气虚证。实证、热证而正气不虚者，用之不但无益，反而有害。

第三节　环境因素

人类的生命现象是一个复杂的过程，内而五脏六腑，外而言行视听都是相互联系、不可分割的整体，人类离不开与自然、天时、地理、气候及人事、环境的密切关系。这些环境因素诸如地域、气候条件、饮食起居、家庭条件等，均对机体的情志、健康及药物的治疗作用产生影响。

中医认为“天人相应”，人与自然是密切联系的统一体。为了适应自然界时间周期的变化，人的生理、生化功能、病理情况也会相应地发生改变，呈现一定的周期规律，“生物钟”使人体的各种生理活动不以人意志为转移地保持严格的节律性，药物的效应和毒副反应也常随之而有所差异。时辰药理学即依据人体生物学的时间特性，研究药物作用随时间变化的函数规律，以指导临床合理用药。

研究发现，^{3}H-天麻素于不同时辰给大鼠用药，体内过程呈现昼夜变化。戌时(20:00)给药，吸收快，见效快，作用明显；辰时(8:00)给药，血药达峰最迟，药效差；丑时(2:00)给药，血药浓度-时间曲线下面积(*AUC*)最小，反映生物利用度低。雷公藤的乙酸乙酯提取物的急性毒性试验以中午12:00的动物死亡率最高，20:00至次晨8:00给药动物死亡率最低。另外，给小鼠静脉注射参附注射液，午夜0时给药的LD_{50}为9.862g/kg，中午12时给药为的LD_{50}为8.308g/kg，中午给药的药物毒性大于午夜给药。上述例子均说明了时辰因素对药理作用的重要影响。药物效应与时间的关联是和药物在体内的代谢变化分不开的，而药物在体内的代谢又主要与肝药酶有关。不少研究结果表明，这些酶的活性具有昼夜节律性变化。因此研究药物的择时使用具有积极意义。

第四章　中药药理作用的特点和研究方法

第一节　中药药理作用的特点

中药具有多个成分,中药治疗疾病是通过多种途径和环节,作用于多个靶点产生整合调节而发挥治疗作用的,因此中药既有与西药相同的某些基本作用规律,又有其自身的一些作用特点。

一、中药药理作用与中药功效

研究和认识与中药功效相关的药理作用,是中药药理学的基本任务。研究表明,中药药理作用与中药功效大部分是一致的。如解表药“发散表邪、解除表证”的功效与该类药抗病原微生物、抗炎、解热、镇痛,以及提高机体免疫功能等作用有关;祛风湿药“祛除风湿、解除痹痛”的功效与抗炎、镇痛以及抑制免疫功能作用有关;温里药“温肾回阳”的功效与强心、升压和扩血管作用有关。但是,中药药理作用与中药功效之间还存在差异性。一方面,中药药理研究结果未能证实与某些中药功效相关的药理作用。如传统理论认为,大多数辛温解表药具有较强的发汗作用,但除麻黄、桂枝、生姜等被证实具有促进汗腺分泌或扩张血管促进发汗之外,其他解表药则未(或尚未)被证明有促进汗腺分泌作用。苦参具有利尿功效,但未见与之有关的药理作用报道。另一方面,研究发现了某些与传统中药功效无明显关系的药理作用。如葛根改善心肌血氧供应、改善脑循环等心血管作用,地龙的溶栓作用、枳实的升压作用未见中医文献记述。中药药理学的研究结果对临床用药有积极的指导意义。

二、中药作用的差异性

中药作用的差异性表现在种属差异和个体差异。中药药理学是通过研究中药对动物(正常动物和病理模型动物)的作用来揭示中药药理作用的机理和物质基础。大多数中药对人和动物的作用基本一致,如动物实验发现黄连有抗心律失常作用,临床用于治疗心律失常也有效;丹参对人和动物抗血栓作用一致等。由于人与动物在生理病理等方面的差异,因此动物实验结果尚不能完全显示中药对人的作用。如人口服茯苓煎剂可出现利尿作用,但家兔和大鼠灌胃均未发现有明显的利尿作用;丹皮酚对动物有降压作用,但对人却未见作用;巴豆对人有腹泻作用,但对小鼠却不致泻。中药作用尚存在个体差异,除与年龄、性别、精神状态等因素有关外,中医药理论还特别强调人的体质对用药的影响,如阳盛或阴虚之体,慎用温热之剂;阳虚或阴盛之体,慎用寒凉之药。至于阳盛阴虚或阳虚阴盛之体的实质尚待研究。

三、中药作用的量效关系

中药药理作用的量效关系与化药相比其规律性较复杂,由于方法学等问题,大多数中药尤其是粗制剂的有效剂量的范围往往比较窄,量效关系很难表现,故在评价药效的量效关系时,要根据具体情况。某些中药有效成分作用的量效关系比较明确,如附子强心作用有效成分去甲乌药碱,对离体蟾蜍心脏有强心作用,浓度在 $1\times10^{-8}\sim5\times10^{-6}$g/ml 范围内,心肌收缩力增加达 22%~98%。又如小檗碱在 0.1~300μmol/L 范围内,可剂量依赖性地降低兔窦房结动作电位 4 相去极化速率,降低慢反应细胞的自律性。

四、中药作用的时效关系

中药药理作用存在时效关系,某些中药有效成分或注射剂,可通过药代动力学的研究,显示其时效关系。但中药煎剂口服给药作用的潜伏期、峰效时间以及生物半衰期等是经常困扰我们的问题。在尚无理想的方法揭示中药粗制剂时效关系的情况下,有学者通过中药血清药理研究,提出多数中药煎剂给动物灌胃后 1~2 小时内采血,可能得到血药浓度较高的血清。起效较慢的中药灌胃,每日 2 次,连续给药 2 日,第 3 日给药 1 次,即连续给药 5 次,可基本达到稳态血药浓度。

五、中药作用的双向性

中药双向调节的定义是指某一中药既可使机体从机能亢进状态向正常转化,也可使机体从机能低下状态向正常转化,因机体所处病理状态之不同而产生截然相反的药理作用,最终使机体达到平衡状态。目前对于中药双向调节的机理尚未完全了解,现在普遍认为,中药作用的双向性与中药所含不同化学成分有关,同一种中药所含的拮抗性成分是其产生双向调节作用的物质基础,当作用相反的两种成分同时作用于机体时，机体的反应在很大程度上取决于当时的机能状态。如人参皂苷 Rg 类兴奋中枢，人参皂苷 Rb 类抑制中枢。当机体处于不同生理或病理状态下，人参表现出不同的作用，起到调整平衡作用。

第二节　中药及复方配伍研究

中药配伍，是指按照病情的需要和药物的特点，选择性地将两味或两味以上的中药配合在一起使用。药物通过合理的配伍应用，能够增强疗效，消除或缓解某些药物对人体的不利影响，扩大治疗范围，适应复杂多变的病情。中药配伍应用是中医用药的基本形式，亦是中医用药的特色及其疗效优势的基础。综合运用多种技术和方法，深入探索中药配伍规律，深刻揭示其科学内涵，能够为临床用药提供新依据，为中药创新研究提供新思路，具有重要的现实意义。因此，中药配伍研究是中药药理学研究的重要内容。

一、整方研究

方剂是依据严谨的中医药配伍理论，将药物有机配伍而成。药效是复方整体的作用。因此，首先要进行全方研究，这有助于药效学研究，并说明药效与临床治疗作用之间的相关性。全方研究虽在揭示中药复方的配伍规律方面存在不足，但在进行全方药物筛选，增强复方与所治病证的针对性，并优化中药复方，以寻求药味和药量的最优组合方面仍然是必须进行的基础工作。

二、拆方研究

拆方研究是在中医药理论指导下，按照中药复方的不同治法或君、臣、佐、使配伍将复方按组成药味拆成各单味药或去掉某类作用性质及功效相近的药物组后观察疗效的变化，从而达到分析方中药物作用特点及作用原理的目的。它不仅可以阐明中药复方配伍的科学性，也是优化方剂配伍，筛选方剂的有效成分的一种很好的方法。目前对传统名方半夏泻心汤、补阳还五汤、四物汤、麻杏石甘汤、旋覆代赭汤、小柴胡汤、三生饮、补中益气汤、真武汤、四逆汤、炙甘草汤等都进行了拆方研究。如中药七味方民间用于引产，经拆方研究，从栝楼根中分离提取得到天花蛋白，临床证实天花蛋白对中期引产具有良好作用，在对当归芦荟丸治疗慢性粒细胞白血病的临床和实验药理研究发现复方中主要有效药是青黛，从青黛中又发现有效成分靛玉红，对该化合物结构修饰发展成抗慢性粒细胞白血病新药异靛甲。目前拆方研究的具体方法如下：

1. 单味研究法　此法是将中药复方各组成药物分别与全方进行比较，从中发现起主要作用的药物，并揭示各药物之间的协同、拮抗等配伍关系。如十全大补汤能明显提高巨噬细胞消化免疫复合物的能力，将组成该方的单味药作相同实验，仅地黄有作用，可见地黄在此药效中占主导地位。

2. 药对研究法　药对可形成中药复方的核心部分，药对研究有利于探索复方的配伍规律。以六味地黄汤为例，根据相反相成理论将全方拆为一补一泻（地黄+泽泻、山茱萸+丹皮、山药+茯苓）及三补三泻（地黄+山茱萸+山药、泽泻+丹皮+茯苓）五个药对，研究结果表明，三补、山茱萸+丹皮、山药+茯苓组血糖水平较正常对照组明显降低，尤以三补组最明显；而全方、三泻、熟地+泽泻作用不明显；全方、三补、三泻、地黄+泽泻、山茱萸+丹皮组对肝糖原含量均具有明显升高作用，提示六味地黄汤方中的药对从不同角度对糖代谢发挥调节作用。

3. 药物组间关系研究法　按功效、性味关系将中药复方分成不同组分，探讨药物组与组之间作用关系和组方理论。如六味地黄汤可分成“三补”和“三泻”两种组方，分组后对高龄鼠的过氧化脂质却无明显影响，对肝脂褐质虽有一定作用，但不如全方。这说明了组方的优势及方剂配伍的价值。又如四物汤为补血的代表方，有明显的抗贫血作用，而补气方四君子汤的抗贫血作用较弱，但其与四物汤全方组成八珍汤后，抗贫血作用显著增强。表明补气药可增强补血药的补血效能，进一步证实了中医补气生血理论的科学性。

4. 撤药分析法　从复方中撤出一味或一组药物后进行实验，用以判断撤出的药味对原方功效影响的研究方法。黄芩汤由黄芩、芍药、甘草、大枣组成，逐一将全方中君药黄芩、臣药芍药，佐药甘草和使药大枣减去，同步与全方进行实验比较，全方减去君药黄芩后，对大鼠回肠平滑肌的收缩运动由抑制转为兴奋作用，而分别减去芍药、甘草和大枣后作用变化不大，可见君药黄芩在全方中起主导地位。

5. 聚类分析法　以方中药的性味归经为特征，运用模型数学中的聚类分析方法，对复方中作用不同的药物进行分类，通过数理统计分析，建立多元回归方程来揭示同类功效中药复方组方规律，探索其中同种药物的配伍关系和用量规律，据此探讨复方的组方规律。采用本法对半夏泻心汤、旋覆代赭汤等7味药以上的28个经方进行模糊聚类分析，发现各方类别的划分与组方原则相符。

6. 正交设计法　按一定的正交设计表将一个方剂中的药物（因素）和剂量（水平）按一定规律设置，然后遵循这种规律性设计，以最少的实验次数，得出尽可能最佳的实验结果，并可分析主要药、次要药、药物之间的交互作用。如采用正交设计法对茵陈胆通汤进行拆方分析,按一定的排列组合法至少需要进行256次,而采用正交设计法仅需进行16次,不仅减少了实验次数,而且有利于分析出复方的最佳配伍量。但正交实验用方差分析及F值检验,计算较繁,特别是对因素多、水平多的中药复方更是感到困难。

7.均匀设计法　按一定的均匀设计表安排,该方法舍弃了正交设计的整齐可比的特点,而让试验点在试验范围内充分/均匀分布,所以需安排的试验次数仅与水平数相等(而正交设计试验次数是水平数平方的整数倍),大大减少了试验次数,节省了大量的时间和经费。均匀设计试验的结果可通过计算机进行多元统计处理,经回归方程分析各因素对试验结果的影响,可定量预测优化条件。

上述试验设计法,以正交设计法和均匀设计法多用。

三、中药复方配伍的药理学研究

在中药复方配伍的药理学研究方面,主要是观察药物配伍后能否产生协同或拮抗作用以及药物间的不同配伍比例与药理效应变化之间的关系。

1.协同作用　药物配伍组成方剂,主要目的在于增强协同作用,提高疗效,使全方发挥更好的治疗效果。如川乌、防己是中药治疗风湿病的常用传统用药,研究发现川乌与防己配伍既能明显抑制免疫增高小鼠的迟发性变态反应,明显抑制佐剂诱发的关节炎,又能提高免疫能力低下小鼠巨噬细胞的吞噬能力,对细胞免疫有双向调节作用,而单味药却无此作用。芍药甘草汤中的配伍原则是相使为用,机理研究发现芍药苷可通过一种皂苷与细胞膜结合来改变细胞膜的理化结构,起到快速调节的作用,而甘草有效成分FM_{200}通过调节胃黏膜中cAMP的含量,达到调节胃酸分泌和保护胃黏膜的作用。故芍药、甘草的配伍使复方镇痛、抑制胃酸分泌和消炎作用得到加强,从而提高疗效。

2.拮抗作用　方中诸药相伍也能相反相成,临床应用于降低毒副反应。如马钱子为中药止痛要药,内服外用均可治风湿痹痛,但因毒性太大而应用受限,临床多用甘草以解毒。观察了马钱子单煎剂、甘草单煎剂和马钱子单煎剂分别给药、甘草单煎剂和马钱子单煎剂的混合液、甘草和马钱子的合煎液对小鼠的毒性作用,结果表明仅有甘草与马钱子的混煎剂可以减少腹腔注射后小白鼠的LD_{50}。白芍也对乌头有减毒增效作用,乌头碱是毒性成分,又是有效成分。两药的水煎剂中,随着白芍配伍比例的增加,乌头碱的含量相对稳定,芍药苷煎出量明显增加,而后者与乌头碱的镇痛、抗炎有协同作用。

3.中药配伍比例与复方药理效应的关系　中药配伍的比例为历代医家所重

视，由于各药的配伍比例不同，其临床疗效有显著差异。配伍剂量的研究证明，不同剂量配伍可导致复方功效强弱、性质等方面发生变化。因此，如何在众多比例中寻找最佳的比例，是方剂配伍研究的一个重要内容。酸枣仁汤为治疗失眠的经典方，采用均匀设计以小鼠的自发活动次数为指标进行了研究，方中除酸枣仁外，其余四药对镇静的贡献大小依次为茯苓、川芎、知母、甘草，并找到酸枣仁、甘草、知母、茯苓、川芎最优化比例为 12 ∶ 1 ∶ 2 ∶ 10 ∶ 2，此比例与《金匮要略》原方的比例较为接近，证实了经典方用药的合理性。研究不同配伍比例的交泰丸对小鼠睡眠时间和大脑 5-羟色胺和 5-吲哚乙酸(5-HIAA)水平的影响，结果发现黄连与肉桂以 10 ∶ 1 配伍最佳，此比例也符合原方用量比例。从剂量因素分析黄芪在当归补血汤中的作用特点，结果表明当归补血汤内黄芪与当归的剂量比为 5 ∶ 1 的常规配伍时，免疫增强作用最明显，若固定当归剂量，增加黄芪剂量(如 2 倍、4 倍剂量)或减少黄芪剂量(1/2 剂量)均不能提高免疫功能，说明中药复方特定的药效应存在最佳的配伍比例，即使选方正确，配伍合理，而配伍比例不当也难以奏效。

第三节　中药药动学研究

中药药物代谢动力学(Pharmacokinetics of Traditional Chinese Medicine，Pharmacokinetics of TCM)，简称中药药代动力学，是在与中药药理学研究相互渗透的基础上，应用药代动力学原理研究中药活性成分、组分及中药单、复方在体内吸收、分布、代谢、排泄的动态变化规律，并用数学函数加以定量描述的一门科学。中药药代动力学的研究有助于阐明和揭示中药作用机制及药效的物质基础，方剂组方原理及配伍规律；有助于指导中药制剂的工艺筛选、质量控制及剂型改革；特别是对于临床指导合理用药，设计及优化中药临床给药方案，进行中药的治疗药物监测具有重大的实用价值。

我国中药药代动力学的发展大致经历了三个阶段。第一阶段(1949—1970年)，主要进行活性成分的体内过程研究，但并未应用现代药代动力学理论对实验数据作动力学分析。第二阶段(1970—1990 年)，采用高灵敏的现代分析仪器和测定方法，并普遍应用动力学模型理论对中药有效成分及单味中药如丹参、人参、银杏叶、甘草等进行药代动力学研究，其研究方法出现了一些创新，中药药代动力学得到了迅速发展。第三阶段(1990 年至今)，中药药物代谢动力学研究转向中药复方，并提出了很多新理论、新方法。如“证治药代动力学”“辨证药代动力学”“复方散弹理论”等，极大丰富和活跃了中药药代动力学研究。

一、中药体内过程的研究内容

1. 吸收　药物从给药部位进入血液循环的过程称为吸收,血管内给药不存在吸收。血管外注射给药时,药物主要通过毛细血管内皮细胞内隙,以滤过方式迅速进入血液。吸收速度主要受注射部位血管丰富程度和药物分子大小影响。

口服给药是最常用的给药途径,吸收是药物从消化道内向循环系统转运的过程。很多因素可影响胃肠道对药物的吸收,如药物的理化性质,药物的剂型,以及各种生理因素,如胃排空速度,胃肠道血流动力学状况,肠道转运时间、药物的外排作用、首过效应等。中药的吸收首先要通过肠屏障,肠屏障对药物的吸收是具有选择性的。P-糖蛋白能够将已经吸收的大量P-糖蛋白底物通过外排作用重新送回肠腔,降低药物的生物利用度,在肠屏障中发挥重要的作用。很多中药成分都是P-糖蛋白底物,有一些还是P-糖蛋白抑制剂,可能通过抑制P-糖蛋白功能增加其他药物的吸收,剂量大时引起毒副反应。中药的活性成分易受到胃肠道的酸碱环境、肠内菌群、肠黏膜药物代谢酶的处置。目前已发现多种中药有效成分被肠道菌群代谢后发生转化,产生出具有较强药理活性的代谢产物,如具有水溶性糖部分的葡糖苷成分,这类化合物在肠道内难以吸收,生物利用度低,肠内滞留时间较长而易受到肠道菌群的作用。它们经肠菌代谢后被水解,生成苷元而发挥其药理作用。由于成分复杂,中药吸收应着重对以下内容进行研究:①探讨中药可吸收和不能吸收的部分;②中药有效成分的吸收机制、吸收速率、吸收量、生物利用度;③口服时消化道对中药的影响及肝脏的首过效应;④中药配伍及中西药配伍对有效成分的影响;⑤中药吸收的影响因素等。目前吸收模型有Caco-2模型、消化道、透皮和鼻腔的离体及在体吸收模型等。利用这些吸收模型可研究中药的吸收特征,如用大鼠鼻腔重循环模型,阐明补骨脂素和异补骨脂素的鼻黏膜吸收符合零级动力学。

2. 分布　药物从给药部位吸收进入血液循环后,随血流分布到全身的各个组织器官,这种药物在血液和组织之间的转运现象称为分布。药物在体内的分布受很多因素影响,重点研究以下内容:①药物-血浆蛋白结合率:大多数药物在血浆中均可与血浆蛋白不同程度地结合而形成结合型药物,它与未结合的游离型药物同时存在于血液中。结合型药物不能跨膜转运,成为药物在血液中的一种暂时储存形式,只有游离型药物可透过血管壁分布到作用部位发挥作用。药物与血浆蛋白可逆性结合会影响药物在体内的分布、转运速度以及作用强度和消除速率。研究中药与血浆蛋白的结合率有助于了解药物的起效快慢、作用强弱和药效维持长短等,也可了解中药与中药或中药与西药配伍后在蛋白结合上的竞争及排挤等情况。

②体内屏障：通常认为机体的各种屏障，如血脑屏障、血眼屏障、血睾屏障、胎盘屏障都可影响药物的分布。研究中药能否通过血脑屏障可了解有无中枢作用；研究中药通过胎盘屏障和进入乳汁情况，可了解中药在妇女妊娠期和授乳期的用药禁忌等情况。如麝香药动学研究发现，其有效成分麝香酮具有吸收快、分布广、迅速透过血脑屏障，在中枢神经系统蓄积量较高等特点，为麝香“通诸窍，开经络”等传统功效提供了依据。③体液 pH 和药物解离度：由于各种体液的 pH 不同（细胞内液 pH 为 7.0，细胞外液为 7.4）弱酸性药物在较碱性的细胞外液中解离增多，因而细胞外液浓度高于细胞内液，升高血液 pH 可使弱酸性药物由细胞内向细胞外转运，降低血液 pH 则使弱酸性药物向细胞内转移，弱碱性药物则相反，易进入细胞，且在细胞内解离型者多，不易透出，故细胞内浓度略高。④特殊亲和力：药物与组织细胞结合是由于药物与某些组织细胞成分具有特殊的亲和力，药物在这些组织中的浓度高于血浆游离药物浓度，使药物的分布具有一定的选择性，如碘主要集中在甲状腺；长春花生物碱可与组织中的微管蛋白结合，微管蛋白浓度高的组织往往药物含量高；弱碱性药物可与酸性磷脂结合，从而在酸性磷脂含量高的组织中分布更多等。有关中药这方面的报道不多，不过亦不能忽视。

3. 代谢　药物代谢是指药物在体内所经历的化学结构的变化。一般将药物代谢分为相互衔接的 2 个过程，即Ⅰ相反应和Ⅱ相反应。Ⅰ相反应是导入功能基的反应，是母体药物分子本身通过氧化、还原、水解等途径引入极性基团的过程，通过引入或脱去功能基团（$-OH$，$-NH_2$，$-SH$）使原形药生成极性增高的代谢产物。若Ⅰ相反应产物具有足够的极性，则易被肾脏排泄。但许多Ⅰ相代谢物并不被迅速排泄，而是进入Ⅱ相反应。Ⅱ相反应为结合反应，Ⅰ相反应产物与内源性物质（葡萄糖醛酸、硫酸、醋酸、甘氨酸等）结合，或经甲基化、乙酰化后生成水溶性大、极性强、药理惰性的化合物，易于排出体外。药物经生物转化后，其代谢物药理活性变化较为复杂，一般药物可经代谢而转变为无活性或活性降低的代谢产物，但发现有些药物必须经过生物转化才能生成具有药理活性的代谢物，还有不少药物的代谢产物具有相当的毒性。研究中药可吸收成分的代谢途径，中药可吸收成分的代谢产物，有无活性代谢物、有无增活或出现毒性现象对于指导临床合理用药具有极其重要的作用。中药给药后，可对整体动物的血、尿、粪或胆汁等体液或组织进行分析，研究药物的代谢转化，亦可采用大鼠肝及肝微粒体模型，进行体外代谢研究。如口服参附汤后，对大鼠尿进行分析，发现人参皂苷在肠内经细菌代谢后以代谢产物 Compound K 形式吸收进入体内。

4. 排泄　体内药物及其代谢产物通过排泄器官排出体外的过程，称为药物的排泄。人体主要的排泄途径有：肾脏经尿排泄、经肝脏自胆汁排泄、经肠道自粪排泄以及唾液、乳汁和呼吸道排泄等。中药排泄的主要途径为经肾脏随尿排出。游离的原形药物和代谢物均可通过肾小球毛细血管壁小孔隙滤入原尿中，也有少数弱酸、弱碱药物可在近曲小管上皮细胞，以主动转运方式分泌入原尿中。原尿中的原形药物仍可以被肾小管重吸收，代谢物因极性高，一般不会被重吸收。除经肾脏排泄外，部分药物及其代谢物，可随胆汁经胆道系统排入十二指肠。进入肠腔的药物及其代谢物排出体外，亦有一些药物或代谢物，可重新被肠道吸收，形成肝肠循环。某些含有生物碱的中药，可从偏酸性的乳汁中排泄，因此哺乳期妇女用药时必须注意。目前主要围绕以下内容进行研究：①中药的主要排泄途径：确定中药经尿、粪、胆汁排泄的比例及排泄速率。经肾排泄的中药，确定尿中有效成分的原型和/或活性代谢物，有无肾小管主动分泌和被动再吸收，肾功功不全时对排泄的影响；经胆汁排泄的中药，有无肝肠循环，粪便中含有中药或其代谢物。②其他排泄途径，如皮肤、肺、乳汁等。③影响因素：中药配伍及中西药配伍对有效成分排泄的影响；尿液 pH、利尿药对中药排泄的影响等。

二、中药体内药量动态变化规律的研究内容

药物进入体内后，体内总药量及各部位的药量受吸收、分布、代谢、排泄的影响，随着时间的变化而处于一种动态变化之中，体内药量随时间变化的关系称为“时-量关系”。药物效应的强弱由体内药量决定，随着体内药量的变化，药物在体内的效应也随时间处于动态变化中，效应随时间变化的关系称为“时-效关系”。与化学药品相比较，中药时-量关系和时-效关系的研究有很大的特殊性。

1. 中药时-量关系　时-量关系可用药物-时间曲线加以描述。以时间为横坐标，药物的数量（如血中药量、血药浓度、尿药排泄速度、累计尿药量等）为纵坐标做出曲线，用数学方法对这些曲线进行分析，阐明药物的体内过程动态变化规律。对于可用化学方法进行浓度测定的中药，目前多以血药或尿药数据进行研究，其中以血药浓度研究较多。此研究方法与西药药代动力学研究基本相似。首先获得药物浓度-时间数据，再运用动力学分析方法（包括房室模型方法和统计矩方法），通过药代动力学计算机软件处理，定量计算出中药药代动力学参数。其基本参数主要有吸收定量参数：药峰浓度（C_{max}）和达峰时间（T_p）、生物利用度（F）；分布定量参数：表观分布容积（V_d）；消除定量参数：消除速率常数（K_e）与消除半衰期（$t_{1/2}$）、清除率（CL）等。多次给药时，还可计算出稳态血药浓度（C_{ss}）、平均坪值浓度（$\bar{C}$）和负荷剂量（X_0^*）等参数。但这些参数的测定主要适用于单一成分的药代动力学

研究，但中药成分复杂，进入体内产生药效的成分可能多样，被检测成分的代谢动力学不一定能代表其他成分以及作为一个整体的体内过程，且被检出成分并不完全是该方的有效成分，或唯一的有效成分。如何对复方中多种成分或“活性分子群”进行吸收、分布、代谢和排泄的分析，正是目前在探索的问题。

2. 中药时-效关系　药物的时-效关系取决于时-量关系，尤其是直接取决于药物作用靶部位的时-量关系。对于化学药品而言，药代动力学研究多以检测血药浓度的经时变化(时-量关系)为基本手段，由此间接推测药物的时-效关系。而中药的研究有很大的特殊性，很多中药及其方剂目前还难以测定血药浓度，由于药物效应由药量决定，因而可以通过测定体内效应(包括药效和毒效)探求中药的时-效关系，再间接推算药物的时-量关系，从而进行中药的药代动力学研究。这种方法是我国学者提出的具有中药特色的“生物效应法”。

3. 中药时-量关系和时-效关系的联合研究　由于中药复方的复杂性，单独进行时-量关系或时-效关系研究，均难以全面合理地阐明中药复方的药代动力学规律，因此有学者将这两种方法结合起来，进行药代动力学-药效学动力学(PK-PD)联合模型研究，将药动学和药效学相结合，以建立更加合理的中药药代动力学的研究方法，更合理地指导临床用药。

三、中药药代动力学研究方法

目前，中药药物代谢动力学的研究方法可分为两大类。一类主要以血药浓度法为主要研究手段，针对有效成分或指标成分明确的中药进行的药物动力学研究；另一类主要以生物效应法为研究手段，对成分尚不明确的中药进行的药物动力学研究。

1. 血药浓度法　血药浓度法分为直接血药浓度法和中药效应成分血药浓度法两类。

(1)直接血药浓度法　直接血药浓度法与通常的化学药物的药代动力学研究方法完全相同，适合于已分离提纯的中药活性成分的药代动力学研究，目前应用该法研究的中药活性物质成分已在160种以上，包括生物碱类、苷类、萜类、内酯类、有机酸类、酚类等活性物质成分，有代表性的研究成分有：四氢帕马丁、岩白菜素、补骨脂素、阿魏酸、天麻素、青藤碱、汉防己甲素等。但该法所获得的资料只能说明活性成分本身的药代动力学特点，未必能够反映含有这种成分的中药及其方剂的药代动力学特点。如采用HPLC法，对兔口服阿魏酸单体、当归、当归配伍芍药后的药动学特征进行比较，结果表明三种不同给药组阿魏酸的吸收存在差异，阿魏酸单体吸收速度>当归组>当归芎药组，说明不能单纯用单体成分代替中药或复方进行研究。

(2)中药效应成分血药浓度法　该方法在目前的中药药代动力学研究中应用较多，它采取单味中药或者复方制剂给药，用复方中某味中药的效应明确的某一或某几个成分代表全方，通过计算这些有效成分的药代动力学参数，用以说明中药单味药、复方的吸收、分布、代谢和排泄的特点，如茵陈五苓散以6,7-二甲基香豆素为指标，银黄制剂以黄芩苷和绿原酸为指标，川芎丹参煎剂以川芎嗪为指标，小柴胡汤以甘草次酸和黄芩苷为指标等进行药代动力学研究。

近年来为了更客观的反映中药整体的药动学过程，进行中药多组分药物动力学的研究，即同时测定数种有效成分的血药浓度。如口服大黄药液后，用高效液相色谱法测定四种蒽苷元在家兔血液中的浓度，并与大黄酸单体给药在兔体内的药动学过程进行比较，结果表明，两种方式给药所得药动学参数具有很大差异，认为单一组分的药动学过程不能代表中药整体的药动学过程，只有多组分药动学参数才能对临床用药具有实际指导意义。

2. 生物效应法　中药成分复杂，特别是传统的中药给药方式以煎剂服用，有效成分在水煎过程中可发生挥发、分解、共溶、助溶、吸附、水解、取代、中和及沉淀等一系列十分复杂的物理化学变化，使有效成分溶出减少或溶出增加。此外，由于多种化学成分可发生药效动力学和药代动力学相互作用。因此，血药浓度法存在很大的局限性。由于药效的变化取决于体内药量的变化，因此可以通过测定药物的效应强度，包括量效关系、时效关系来反映体内药量的变化。基于此，1970年后出现了通过测定生物效应进行药动学研究的方法。目前常见的方法有：药理效应法、药物累积法。

(1)药理效应法　药理效应法是以药物的效应强度，包括量效关系、时效关系为基础的研究药代动力学的方法。药理效应法目前已广泛地用于中药及其复方，特别是有效成分不明的中药及其复方的药代动力学研究。Smolen法是目前我国最为广泛采用的一种进行中药单味药及复方药动学研究的药理效应法，由20世纪70年代Smolen提出。该法首先测定多剂量组药效经时过程，建立时-效曲线和量-效曲线，经过一定变换后得出“生物相药物浓度-时间”曲线，据此分析药物的动力学特征，求算动力学参数。此外尚有一些简化的方法，如效量半衰期法、效应半衰期法。药理效应法体现了中药复方配伍的整体性，但中药复方的药理作用是多方面的，采用药理效应法进行药动学研究的关键是如何选择合适的药理效应指标，原则上应是复方的主要药理作用，与临床适应证相一致，且检测指标灵敏，可定量测定。

(2)毒理效应法　20 世纪 80 年代初我国学者赫梅生等提出用急性累计死亡率估算药动学参数的方法。该法将药代动力学中血药浓度多点动态检测原理与动物急性死亡率测定药物蓄积性的方法相结合,首先测定 LD_{50} 与量-效关系,间隔不同时间给予 $1/2LD_{90}$,测定两次给药后的死亡率,由不同时间死亡率,根据量-效关系换算出体存量,再对时间-体存量进行动力学分析,计算药代动力学参数。在此基础上,20 世纪 90 年代出现 LD_{50} 补量法,该法与急性累计死亡率法原理相同,优点是结果更精确、误差小、死亡指标在曲线中段。但使用动物数增加,分组、给药及时间设计上更复杂。毒理效应法研究药动学,适用于药理效应和毒理效应是同一组分产生的中药药动学研究,有助于了解药物毒效衰减规律,指导临床安全用药。具有指标明确易测、方法简便易行等优点。但由于该法在于观测毒效指标,体内药动学过程可能与药效不平行,因此用此法获得的药动学参数为“表观参数”。如川芎挥发油、马钱子散、陆英煎剂等均可采用此法求算药动学参数。

(3)其他生物效应法　20 世纪 80 年代,日本学者建立了血清药理学法,采用中药复方口服给药后,采集含药血清进行体外药理实验,近年来国内将该法运用于中药复方的药动学研究,如以抑制血小板释放 5-HT 作用为指标,用含药血清测定出量-效关系和时-效关系,再进行动力学分析,计算动力学参数。该法以离体的药理效应反映复方有效成分在体内的动态变化和复方的配伍原则,提示复方在体内发生的活性成分的变化。此外,具有抗病原微生物作用的中药及复方,可通过微生物法测得相关药动学参数。微生物法已广泛用于抗菌药物的效价测定,其原理主要是含有试验菌株的琼脂平板中抗菌药扩散产生的抑菌圈直径大小与抗菌药浓度的对数呈线性关系。故可利用这一原理选择适宜的敏感菌株测定体液中抗菌中药的浓度,然后按照药物动力学原理确定房室模型,并计算其药物动力学参数。该法简便易行,但特异性不高,测定的结果包括具有抗菌活性的代谢物。

第四节　中药药理研究中病证动物模型的应用

在中药药理研究中,应用较多的动物模型主要有两类;一类是“病”的模型,另一类是中医“证”的模型,中药药理疾病动物模型分为诱发性疾病动物模型和自发性疾病动物模型。诱发性疾病动物模型是研究者通过使用物理、化学、生物等因素作用于动物,造成动物组织、器官或全身一定的损害,出现某些人类疾病的功能、代谢或形态结构方面的改变,如发热动物模型、糖尿病动物模型、肥胖症动物模型等;自发性疾病动物模型是指实验动物未经任何有意识的人工处理,在自然情况下,发生染色体畸变、基因突变,并通过定向培育而保留下来的疾病模型,如无胸腺裸鼠、重症肌无力小鼠、青光眼兔、高血压大鼠、肥胖症小鼠等。中药药理证候动物模型是指在中医药理论指导下,在动物身上复制的中医药证候,如肾虚证、脾虚证、肺虚证、心虚证、血瘀证、血虚证、肝郁证、寒证、热证、痹证、里实证、厥脱证、温阻证、温病等证候动物模型。目前,中药防治疾病的实验研究,大多借鉴西医学现有的动物模型。这些模型均为模拟现代医学发病原理进行复制,因此中药复方的特色及优势在动物实验中就难以得到体现和发挥,无法切实表达复方的临床效用。寻求现代医学病症和中医辨证分型之间的内在联系,建立中医证候的客观综合指标体系,复制出符合该指标体系的中医证候动物模型,将全方位、多层次、多靶点的指标检测纳入药物疗效评价标准,已成为现代中药复方药理研究中迫切需要解决的问题之一。

中医病证结合动物模型是现代中医学研究的突破口之一。病证结合动物模型是指在动物身上复制的既有中医证候表现,又有现代医学疾病表现的动物模型,病证结合动物模型是中药新药有效性评价的工具,可为中药新药研制和开发、中药药理研究提供坚实的实验基础。如中国中医科学院西苑医院以冠心病为切入点,在病证结合动物模型方面进行了积极有益的探索。采用冠脉介入法球囊拉伤冠状动脉内皮,复合高脂饲料喂养的方式,在实验小型猪体内建立新的冠心病痰瘀互结与瘀血阻脉两个常见证型的动物模型;采用证候客观化评分的方法,模拟动物在中医证候四诊方面表现,并从生物学角度对其进行系统评价研究,建立了病证结合动物模型的拟临床评价方法。这项研究突出了临床观察与实验研究的结合,缩小了模型动物的客观表现与血疲证实际临床表现的差距,从而保证了所复制冠心病证候动物模型与临床的相关性。

第五章　解表药

第一节　概　述

表证是指外邪侵犯人体浅表部位（皮肤、肌肉、经络）所致的疾病。相当于现代医学的上呼吸道感染及传染病的初期症状。表证常分为表热证和表寒证。表寒证的特点是寒象较明显，表现为恶寒或恶风较重、发热轻、无汗或有汗、苔薄白、脉浮紧或浮缓。表热证的特点是热象较明显，表现为发热重、恶寒轻、口渴、咽痛、舌质红、苔薄黄、脉浮数。中医认为有一分恶寒，就有一分表证。现代医学认为恶寒是由于皮肤血流量减少，体表温度降低所致，同时也是上呼吸道感染的发病原因之一。当寒冷刺激时，呼吸道黏膜血管收缩，局部缺血，抵抗力降低，造成寄生在上呼吸道的病原微生物（细菌、病毒等）乘机侵入黏膜上皮细胞，生长繁殖，导致炎症反应而出现诸多临床症状。

凡以发散表邪，解除表证为主要作用的药物称为解表药。解表药主要具有发汗之功效，通过发汗而达到发散表邪的目的，从而解除表证。部分药物兼有利尿消肿、止咳平喘、透疹止痛等作用。解表药根据其性味和临床功效的不同，分为两类：辛温解表药（发散风寒药），多属辛温，适用于表寒证，代表药物有麻黄、桂枝、荆芥、防风等；辛凉解表药（发散风热药），多属辛凉，适用于表热证，代表药物有柴胡、葛根、牛蒡子、薄荷、菊花等。

发汗、解热、抗病原微生物的作用是解表药发散表邪功效的主要药理学基础，部分药物还具有抗炎、镇痛、免疫调节等作用，这有助于增强其解热、抗病原微生物的功效。现代研究认为解表药与其功效有关的主要药理作用如下。

1. 发汗　中医学认为本类药物一般都有发汗或促进发汗的作用，通过发汗使表邪从汗而解，有所谓“其在皮者，汗而发之”，“体若燔炭，汗出而散”的理论，可见发汗是中医治疗表证的重要方法之一。发汗的方式有两种，即温热性发汗和神经性发汗，前者是指受到体内外温度的刺激（如发热或外界的温度高于体温）时，全身汗腺分泌汗液；后者是精神紧张或情绪激动时的出汗。解表药的发汗多属于温热性发汗,依据的是辛温解表药服用后身体有温热感。麻黄碱能使处于高温环境中的人出汗快而多,古人用辛温解表方剂如麻黄汤等也强调“温服”和“温覆”。解表药的发汗机制可能是:直接影响汗腺功能,促进汗液分泌;通过改善血液循环而促进发汗。

解表药中以辛温解表药的发汗作用较强。

2. 解热　本类药物大多有不同程度的解热作用,使实验性发热动物的体温降低,以柴胡作用最显著,桂枝、荆芥、防风、葛根、紫苏、浮萍,包括银翘散、桑菊饮、麻杏石甘汤、九味羌活汤等也有一定的退热效果。其解热机制可能是:通过发汗或促进发汗;通过抗炎、抗菌和抗病毒等作用而促使体温下降;通过扩张皮肤黏膜血管,增加散热等而使体温下降;通过影响脑内活性物质,如 cAMP、PGE,进而影响中枢的体温调节功能。此外,麻黄挥发油、细辛挥发油、柴胡皂苷、葛根素、桂枝煎剂等还能使正常动物的体温下降。

解表药中以辛凉解表药的解热作用较强。

3. 抗炎　呼吸道炎症是表证的常见症状。解表药中大部分有抗炎作用,如柴胡、麻黄、生姜、辛夷、细辛、银翘散、桑菊饮、桂枝汤等,对多种实验性炎症有明显的抑制作用。抗炎机制可能与下列因素有关:抑制组胺或其他炎性介质的合成和释放;增强肾上腺皮质的分泌功能;抑制花生四烯酸代谢;清除自由基。

4. 镇痛、镇静　头痛、周身痛和关节痛是表证的常见症状。本类药物中柴胡、麻黄、桂枝、细辛、防风、紫苏、生姜、辛夷,以及银翘散、桑菊饮、桂枝汤等对多种动物的实验性疼痛均有明显的镇痛作用。镇痛作用在外周,部分药物(如细辛)是通过中枢部位发挥镇痛作用。部分药物还有镇静作用,使动物的自主活动减少,或者能加强中枢抑制药的作用;复方制剂桑菊饮、紫葛解肌汤、升麻葛根汤也有类似作用。

5. 抗病原微生物　表证是外邪客表所致,细菌、病毒、寒冷等均可视为外邪。体外实验证明,麻黄、柴胡、桂枝、生姜、紫苏、细辛、防风、薄荷、桑叶、牛蒡子等对多种细菌,如金黄色葡萄球菌、溶血链球菌、肺炎链球菌、大肠杆菌、伤寒杆菌、痢疾杆菌,以及某些致病性皮肤真菌均有一定的抑制作用。另外,麻黄、桂枝、柴胡、紫苏、菊花等对某些病毒(如呼吸道病毒)也有一定的抑制作用。本类药物的抗菌实验是在体外进行的,由于实验用药物均为粗制剂,因此其抗病原微生物的作用只是一个参考。然而临床应用本类药物治疗上呼吸道感染有比较好的效果,可能是药物的综合作用的结果。

6. 免疫调节及抗变态反应　柴胡、苏叶、葛根、麻黄汤、麻杏石甘汤、桂枝汤等能促进巨噬细胞的吞噬作用,增强机体非特异性的免疫功能,提高机体抗病能力,有利于解除表证。部分药物尚能提供特异性免疫功能。此外,麻黄、桂枝、葛根汤、小青龙汤等对变态反应有抑制作用,可缓解和治疗过敏性疾病。

综上所述,解表药的发汗、解热、抗炎、镇痛和抗病原微生物作用是解除表证的药理学基础,同时增强免疫功能对解除表邪也具有积极的作用。

第二节　常用药物

麻　黄

本品为麻黄科植物草麻黄 *Ephedra sinica* Stapf、中麻黄 *E. intermedia* Schrenk et C. A. Mey. 或木贼麻黄 *E. equisetina* Bge. 的干燥草质茎。主要活性成分为 *l*-麻黄碱(*l*-ephedrine),占生物碱总量的 80%~85% ;其次为 *d*-伪麻黄碱(*d*-pseudo-ephedrine),含量为 0.481%~1.382%;以及微量的 *l*-N-甲基麻黄碱、*d*-甲基麻黄碱、去甲基麻黄碱、去甲基伪麻黄碱和麻黄碱。麻黄碱性质稳定,口服有效。从挥发油中分离出 32 种化合物,含量较高的有 α,α,4-三甲基-3-环已烯-甲醇(α,α,4-trimethyl-3-cyclohexen-1-methanol)、β-松油醇(β-terpineol)、麻黄噁唑酮(ephedroxane)等。麻黄中黄酮类化合物包括芹菜素(apigenin)、小麦黄素(tricin)、山柰酚(laemplerol)、芹菜素-5-鼠李糖(apigenin-5-rhamnoside)等。麻黄味辛、微苦,性温。归肺、膀胱经。

【药动学】 大鼠用麻黄提取物灌胃后,麻黄碱血药浓度-时间曲线呈一室模型,半衰期 0.65 小时;伪麻黄碱血药浓度-时间曲线呈一室模型,半衰期 1.11 小时、清除速率 0.62/小时。

【药理作用】

1. 与功效主治相关的药理作用　麻黄具有发汗解表、宣肺平喘和利尿消肿之功效,用于感冒,胸闷喘咳,风水浮肿,支气管哮喘等。《本草正义》:“麻黄轻清上浮,专疏肺郁,宣泄气机,是为治感第一要药,虽曰解表,实为开肺,虽曰散寒,实为泄邪,风寒固得之而外散……后人以麻黄治水肿气喘,小便不利诸法,虽曰皆取解表,然以开在内之闭塞,非以逐在外之感邪也。”与麻黄功效主治有关的药理作用如下。

(1)发汗　麻黄为辛温解表之峻品,其发汗作用为几千年临床实践所证实。近代实验研究证实麻黄水煎剂、水溶性提取物、麻黄挥发油、麻黄碱、*l*-甲基麻黄碱等均有发汗作用。其发汗特点是:口服和注射给药均有发汗作用,起效快,作用强,持续时间长,处于温热环境、配伍(与桂枝)后发汗作用更明显。麻黄的发汗机制尚不清楚,可能与下列因素有关:①阻碍汗腺导管对钠离子的重吸收,而导致汗液分泌增加;②兴奋α受体使汗液分泌增加;③通过兴奋中枢神经的有关部位促进汗液的分泌,因为在麻醉和局部神经损伤的情况下,麻黄的发汗作用受到影响。

此外,麻黄根有止汗的作用。

(2)平喘　近代研究证实麻黄碱、伪麻黄碱、挥发油是麻黄平喘的主要成分,*l*-α-萜品烯醇和2,3,5,6-四甲基吡嗪是近年来从麻黄中分离出来的新平喘成分。麻黄的平喘作用起效较慢,温和而持久,且口服有效。

麻黄的平喘机制主要是:①直接兴奋支气管平滑肌β受体,激活腺苷酸环化酶,升高细胞内cAMP浓度,使平滑肌松弛;②直接兴奋支气管黏膜血管平滑肌α受体,血管收缩,血管壁通透性下降,黏膜水肿减轻,对哮喘的发作和预防有效;③促进去甲肾上腺素能神经和肾上腺嗜铬细胞释放去甲肾上腺素和肾上腺素,间接的发挥拟肾上腺素作用;④阻止过敏介质组胺、5-羟色胺、白三烯等的释放。

(3)利尿　麻黄的多种成分均有利尿作用,以伪麻黄碱利尿最强,静脉注射利尿作用较快,可持续0.5~1小时。口服利尿作用稍弱。麻黄的利尿作用有剂量限制,量大反而使尿量减少。其利尿机制可能是通过扩张肾血管,增加肾小球的滤过率,或是阻碍肾小管对钠离子的重吸收,从而产生利尿作用。

(4)解热、抗炎　麻黄挥发油对多种实验性发热动物有解热作用,对正常小鼠的体温也有降低作用。麻黄的多种成分、多种制剂(水提取物和醇提取物)均有抗炎作用,以伪麻黄碱最强,且口服和注射都有效。新发现的杂环化合物(如麻黄噁唑酮)也有抗炎作用。麻黄的抗炎作用环节是:对炎症早期的血管通透性增加有抑制作用;抑制炎症后期肉芽组织的形成;对抗致炎物质的作用。其机制可能与抑制花生四烯酸的释放和代谢有关。

另外,麻黄碱能抑制过敏介质的释放,麻黄水和醇提取物能降低血清素水平,并具有抗补体作用,因此麻黄有抗过敏作用。

(5)抗病原微生物　体外实验证实,麻黄煎剂、麻黄挥发油对甲、乙型溶血性链球菌,金黄色葡萄球菌,流感嗜血杆菌,肺炎双球菌,炭疽芽孢杆菌,白喉棒状杆菌,大肠埃希菌,奈瑟菌属等均有不同程度的抑制作用。麻黄挥发油对亚甲型流感病毒有明显抑制作用,对感染甲型流感病毒PR8株小鼠有治疗作用。

(6)镇咳、祛痰　麻黄碱、麻黄水提取物可明显抑制二氧化硫和机械性刺激所致的咳嗽反射,强度是可待因的1/20。麻黄挥发油有祛痰作用。

2. 其他药理作用

(1)中枢神经系统 麻黄碱脂溶性高,易通过血脑屏障,在治疗剂量下即兴奋大脑皮层,引起精神兴奋和失眠症状。麻黄碱亦能兴奋中脑、延脑呼吸中枢和血管运动中枢。麻黄挥发油和水煎液有镇痛作用,麻黄挥发油有中枢镇静作用。

(2)强心、升高血压 麻黄碱能直接和间接兴奋 α、β 肾上腺素能神经受体,对心脏有正性肌力和频率作用,收缩血管、升高血压。升高血压的特点是作用缓慢、温和、持久,但反复应用易产生快速耐受性。

(3)抑制和收缩平滑肌 麻黄碱对离体豚鼠回肠的自发收缩有抑制作用,也可对抗乙酰胆碱和5-羟色胺收缩肠管的反应。然而,麻黄碱对动物子宫和输精管平滑肌有兴奋作用。

(4)其他 麻黄水提取物能明显降低肾衰模型大鼠血尿素氮和肌酐水平,麻黄提取物的水溶液静脉注射有利胆作用,麻黄多糖 A、B、C、D、E 有降血糖的作用。

【毒理与不良反应】 麻黄毒性较小,其所含的麻黄碱毒性较伪麻黄碱大。麻黄碱对大鼠皮下注射的 LD_{50} 为 650mg/kg;10%麻黄挥发油乳剂对小鼠腹腔注射的 LD_{50} 为 14mg/kg。麻黄水提物小鼠腹腔注射的 LD_{50} 为 650mg/kg。麻黄挥发油小鼠腹腔注射的 LD_{50} 为 1.35mL/kg,灌胃 LD_{50} 为 2.79mL/kg。麻黄对小鼠的毒性反应为眼球突出,举尾反应,紫绀和眼眶内出血等。

人服用过量(治疗量的 5~10 倍)可引起烦躁不安、失眠、心悸、高血压等,甚至导致心肌梗死或死亡。

【现代应用】

1. 感冒 麻黄汤、小青龙汤等麻黄的复方制剂可治疗普通感冒和流感。

2. 支气管哮喘 麻黄碱口服,可用于预防哮喘的发作,对急性发作效果差。

3. 预防和治疗低血压状态 麻黄碱可防治脊椎麻醉引起的低血压。口服可治疗低血压。

4. 鼻塞 0.5%~1%麻黄碱溶液滴鼻,可治疗鼻黏膜充血引起的鼻塞。

5. 肾炎 以麻黄为主的方剂,如麻黄连翘赤小豆汤能改善肾炎病人的全身浮肿症状。

桂 枝

本品为樟科植物肉桂 *Cinnamomum cassia* Presl 的干燥嫩枝。其有效成分是挥发油,油中主要成分是桂皮酸(cinnamic aldehyde),约占 62.29%~78.75% ;其次为桂皮酸(cinnamic acid) 及少量的乙酸桂皮醋(cinnamyl acetate)、乙酸苯丙酯(phenylpropyl acetate）、原儿茶酸（protocatechuic acid）、香豆素（coumarin）等。桂枝辛、甘，性温。归心、肺、膀胱经。

【药理作用】

1. 与功效主治相关的药理作用　桂枝具有发汗解肌，温通经脉，助阳化气，平冲降逆之功效。《本草汇言》曰："桂枝，散风寒，逐表邪，发邪汗，止咳嗽，去肢节间风痛之药也。"《本草纲目》则曰："桂枝透达营卫，故能解肌而风邪去，脾主营，肺主卫，甘走脾，辛走肺也。"与桂枝功效主治相关的现代药理作用如下。

（1）扩张血管、促进发汗　桂枝单用发汗力弱，与麻黄配伍，则发汗作用增强。研究证明，桂皮油能扩张血管、改善血液循环、促使血液流向体表，从而有利于发汗和解热。

（2）解热、镇痛　桂皮醛、桂皮酸、桂枝汤对实验性发热家兔具有解热作用，并使正常小鼠的体温降低。其解热作用可能是皮肤血管扩张，使散热增加，以及促进发汗的结果。桂枝煎剂或水提取物及总挥发油给小鼠灌胃，能提高痛阈值。桂枝复方制剂镇痛作用更强。

（3）抗炎、抗变态反应　桂枝煎剂和桂枝挥发油对多种致炎物质所致的急性炎症有抑制作用，能降低血管的通透性。桂枝挥发油能抑制小鼠棉球肉芽肿。桂枝的抗炎作用可能与抑制组胺合成，抑制前列腺素 E 的合成和释放，以及清除自由基有关。桂枝不仅能抑制肥大细胞脱颗粒作用，减少过敏介质的释放，还能抑制补体活性，从而表现出抗变态反应的作用。

（4）抗病原微生物　体外实验证实，桂枝水煎剂和醇提取物对金黄色葡萄球菌、大肠埃希菌、伤寒沙门菌等有抑制作用；桂皮油、桂皮醛对结核分枝杆菌有抑制作用；水煎剂对亚甲型流感病毒京科 68－1 株和孤儿病毒（ECHO11）均有抑制作用。

（5）保护心脏和改善微循环　桂枝水煎剂注射给药能增加冠状动脉和营养血流量，桂枝蒸馏液能降低大鼠离体心脏缺血再灌注室颤发生率，改善心脏功能。桂枝能减少心肌乳酸脱氢酶、磷酸肌酸激酶的释放，提高超氧化物歧化酶（SOD）活性，减少过氧化脂质（LPO）的生成。桂枝水煎剂可扩张外周血管，改善微循环，增加体表温度。桂皮醛在体外有抑制血小板聚集和抗凝血酶作用。

2. 其他药理作用

（1）镇静、抗惊厥　桂枝水提取物、挥发油、桂皮醛可抑制小鼠自主活动，增强巴比妥类药物的催眠作用，对抗苯丙胺的中枢神经兴奋作用，对药物（士的宁、烟碱）和听源性惊厥有一定的对抗作用。

（2）其他　桂枝有利尿作用。桂皮醛注射给药有抗肿瘤作用。桂皮醛还能促进胃肠平滑肌蠕动，增强消化功能。桂皮酸有利胆作用。

【毒理与不良反应】　桂皮醛对小鼠的 LD_{50} 分别为：静脉注射 132mg/kg；腹腔注射 610mg/kg；口服 2225mg/kg。桂枝对小鼠的毒性作用和半数致死量有显著的昼夜差异，白天的毒性和致死作用较夜间明显增强。

本品辛温助热，易伤阴动血，凡温热病及阴虚阳盛之证、血证和孕妇忌服。

【现代应用】

1. 预防流行性感冒　复方桂枝气雾剂（桂枝和香薷组成）喷咽喉部位，有一定疗效。

2. 降血压　桂枝、甘草、附子各 15g 代茶饮，有降压作用。

3. 风湿性关节炎　以桂枝为主，配伍其他药应用，有一定疗效。

4. 其他　桂枝与有关药物配伍还可治疗多种疾病，如对冠心病、慢性心功能不全、月经不调、痛经、心性和肾性水肿、癫痫、胃和十二指肠溃疡、肿瘤等。

柴　胡

本品为伞形科植物柴胡（*Bupleurum chinense* DC.）、狭叶柴胡（*Bupleurum scorzoneri folium* Willd.）等的干燥根。主要含柴胡皂苷（saikosaponins a、b、c、d）四种，并含 α-菠菜甾醇（α-spinasterol），豆甾醇（stigmasterol），挥发油（柴胡醇 bupleurmol、丁香酸 eugenol），脂肪油和多糖等。此外，柴胡还含有生物碱，黄酮类，葡萄糖，氨基酸，山柰苷等。柴胡味苦、辛，性微寒。归肝、胆经。

【药动学】　以镇痛药效为指标研究柴胡的药动学，结果发现柴胡的最低起效剂量为 0.11g/kg，吸收速率常数为 0.30h^{-1}，消除速率常数为 0.14h^{-1}，效应呈现半衰期、效应消除半衰期、效应达峰时间及效应维持时间分别为 2.31、4.95. 4.76 和 15.3 小时。

【药理作用】

1. 与功效主治相关的药理作用　柴胡具有和解表里、疏肝解郁、升举阳气之功效。主治感冒发热，寒热往来，月经不调。《本草正义》曰：“柴胡，用此者用其凉散，平肝之热。其性凉，故解寒热往来，肌表潮热，肝胆火炎，胸胁痛结，兼治疮疡，血室受热；其性散，故主伤寒邪热未解，温病热盛，.少阳头痛，肝经郁证。”

（1）解热　中医用柴胡治寒热往来的半表半里之热有确切的疗效。这种现象相当于现代医学的化脓性炎症、风湿热及疟疾。《本草纲目》曰：“盖热有在皮肤、在脏腑、在骨髓，非柴胡不可。”可见柴胡治疗热性疾病的重要性。实验证明，柴胡煎剂、柴胡醇浸膏、柴胡挥发油及粗皂苷对多种原因(如注射发酵牛奶、伤寒-副伤寒菌苗)引起的实验性动物发热,均有明显的解热作用,且能使正常动物体温降低。解热的主要成分是柴胡皂苷、皂苷元A和挥发油,其中挥发油的解热作用最强,且毒性小。柴胡挥发油中的丁香酚、己酸、γ-十一酸内酯和对-甲氧基苯二酮是解热的主要成分。现代医学认为cAMP是重要的发热介质之一,可引起下丘脑体温调节中枢的体温调定点升高,而造成机体发热。实验显示,柴胡挥发油能抑制下丘脑部位cAMP的合成和释放,从而抑制体温调定点的上移,使体温降低,产生解热作用。

(2)抗病原微生物　体外实验证明,柴胡对金黄色葡萄球菌、溶血性链球菌、霍乱弧菌、结核杆菌、钩端螺旋体有一定的抑制作用;对流感病毒具有较强的抑制作用;也可抑制肝炎病毒、牛痘病毒;对抗Ⅰ型脊髓灰质炎病毒导致的细胞病变作用。柴胡注射液对单纯疱疹病毒性角膜炎有效,对流行性出血热病毒也有一定的作用。柴胡水提取物可降低病毒性肺炎小鼠的肺指数和死亡率。

(3)抗炎　柴胡粗皂苷、柴胡皂苷、柴胡挥发油均有抗炎作用,对正常或去肾上腺大鼠由多种致炎剂引起的炎症反应均有抑制作用。口服和注射给药均有效,但注射给药的抗炎作用强于口服给药。抗炎机制与下列因素有关:降低血管通透性;抑制白细胞游走和肉芽组织增生;兴奋下丘脑-垂体-肾上腺内分泌轴,最终使糖皮质激素分泌增加而产生抗炎作用;直接抑制致炎物质组胺、5-羟色胺的释放等。

(4)促进免疫功能　柴胡多糖、柴胡水提取物(高分子组分)能促进机体的免疫功能。柴胡多糖可提高枯否(Kupffer)细胞的吞噬功能,增强自然杀伤细胞的功能,提高病毒特异性抗体滴度,提高淋巴细胞的转化率和皮肤迟发型超敏反应。柴胡皂苷在小剂量时可促进脾细胞DNA合成和IL-2的产生,但大剂量则抑制DNA的合成。

(5)保肝利胆　柴胡皂苷、柴胡醇、α-菠菜甾醇对多种原因所致的动物实验性肝损伤有治疗作用,能使丙氨酸转氨酶(ALT)和门冬氨酸转氨酶(AST)显著降低,肝细胞变性、坏死减轻,能促进肝功能恢复。临床也证实柴胡降酶幅度大、速度快,复方制剂降酶作用最强,如小柴胡汤、逍遥散等。柴胡的保肝机制可能是:柴胡皂苷对生物膜(如线粒体膜)有直接的保护作用;柴胡皂苷能促进脑垂体分泌促肾上腺皮质激素(ACTH),进而促使糖皮质激素类分泌增加,而减轻对肝脏的损害,并能减轻外源性糖皮质激素所致的肾上腺萎缩作用;促进肝细胞DNA的合成,抑制细胞外基质的合成,有利于肝细胞的恢复。

柴胡能使实验动物胆汁排出量增加，并使胆汁中的胆酸、胆色素和血中胆固醇浓度降低，其利胆有效成分是所含的黄酮类成分。醋炙柴胡利胆作用最强。

(6)降血脂　柴胡皂苷、皂苷元 A 和 B、柴胡醇、α-菠菜甾醇对实验性高脂血症动物的胆固醇、甘油三酯和磷脂水平均有降低作用，其中甘油三酯下降尤为显著；还能加速胆固醇及其代谢产物从粪便中排泄，从而使血脂下降。但柴胡对正常家兔血清胆固醇无明显影响。

(7)镇静、镇痛、镇咳　柴胡煎剂、总皂苷、柴胡皂苷元对中枢神经系统有明显的抑制作用，使动物的自主活动减少，条件反射抑制，延长巴比妥类药物的睡眠时间，拮抗中枢兴奋药的作用。正常人服用柴胡后表现为嗜睡等中枢神经系统抑制现象。

柴胡煎剂、柴胡皂苷对多种实验性疼痛模型动物表现为镇痛作用，提高动物的痛阈值，该作用可部分被纳洛酮所拮抗。

柴胡、柴胡粗皂苷、柴胡皂苷元有较好的镇咳作用。柴胡总皂苷的镇咳强度略低于可待因。柴胡皂苷元注射给药，镇咳作用良好。

(8)对内脏平滑肌的作用　柴胡粗皂苷可明显增强乙酰胆碱对豚鼠、家兔离体肠肌的收缩作用，而柴胡复方则能对抗乙酰胆碱、氯化钡、组胺等引起的肠痉挛。柴胡还有兴奋子宫的作用。柴胡粗皂苷、柴胡多糖对多种实验性胃黏膜损伤模型有保护作用。

2. 其他药理作用

(1)影响物质代谢　柴胡皂苷 a、c、d 混合物可促进动物体内蛋白质的合成。柴胡皂苷能增加肝糖原的合成，促进葡萄糖的利用，抑制脂肪的分解。

(2)抗辐射　注射柴胡多糖对接受 γ 射线照射的小鼠有保护作用，可提高存活率，保护脾脏和骨髓等组织，并促进胸腺细胞合成 DNA 的速度。

(3)其他　柴胡能抑制水负荷大鼠的排尿，但大剂量则促进排尿。此外，柴胡还有降低 SOD 活性，抑制艾氏腹水癌细胞，抑制胰蛋白酶和抗癫痫等作用。

【毒理与不良反应】　柴胡毒性小，柴胡皂苷和煎剂有溶血作用，但口服时并不明显。口服较大剂量时可出现嗜睡，并有深睡现象。还可出现腹胀、食欲减退等。柴胡注射液能引起过敏反应，严重时脉搏细弱、体温骤降、血压下降、心率减慢，以及溶血反应，个别患者有意识丧失，甚至心跳停止。应予以注意。

大叶柴胡 *Bupleurum longiradiatum* Turcz. 的干燥根茎，表面密生环，有毒，不可当柴胡用。

【现代应用】

1. 发热　柴胡注射液、柴胡口服液、柴胡糖浆对感冒、流感、肺炎、支气管炎、扁桃体炎、疟疾等引起的发热均有较好的解热作用，柴胡注射液给小儿滴鼻解热疗效高。

2. 病毒性肝炎　柴胡注射液或复方柴胡制剂（小柴胡汤、甘柴合剂）对急慢性肝炎，均有较好的疗效。

3. 高脂血症　柴胡注射液肌内注射可明显降低甘油三酯。

4. 流行性腮腺炎　柴胡注射液肌内注射疗效较好。

葛　根

本品为豆科植物野葛 *Pueraria lobata*（Willd.）Ohwi 的干燥根。其成分主要为黄酮类化合物，有大豆苷（daidzin，黄豆苷）、大豆苷元（daidzein，黄豆素）、葛根素（puerarin）等。还含有尿囊素、β-谷甾醇、淀粉等。葛根味甘、辛，性凉。归脾、胃、肺经。

【药动学】　葛根素口服吸收差，正常人静脉注射后，在体内分布广，消除快。葛根素给犬静脉注射后，药动学呈二室模型：$t_{1/2\alpha}$ 为 6.0 分钟；$t_{1/2\beta}$ 为 57.4 分钟。葛根总黄酮口服给药，在小鼠体内主要分布在肾、脾、心、肝、脑和肺等脏器。

【药理作用】

1. 与功效主治相关的药理作用　葛根具有升阳解肌、透疹止泻、除烦止渴之功效。主治外感发热头痛，项背强痛，口渴，消渴，麻疹不透，热痢，泄泻。《药品化义》曰："葛根，根主上升，甘主散表……能理肌肉之邪，开发腠理而出汗，属足阳明胃经药，治伤寒发热，鼻干口燥，目痛不眠，疟疾热重。"现代药理作用如下。

（1）解热　葛根所含黄酮类物质是其解热作用的成分。葛根煎剂、乙醇浸膏、葛根素等对实验性发热动物均有解热作用，葛根素作用尤为突出。野葛的解热作用与阿司匹林相似，特点为起效快，药后 3~5 小时解热作用最明显。甘葛藤作用较弱，维持时间也较短，但两者均可使体温降至正常水平以下。其解热机制可能与以下环节有关：葛根使皮肤血管扩张，促进血液循环而增加散热。葛根素则通过阻断中枢部位的 β 受体而使 cAMP 生成减少，产生解热效应。

（2）降血糖、降血脂　中医所谓消渴证大致相当于现代医学的糖尿病。葛根煎剂有轻度降血糖作用，有效成分是葛根素，与相关药物配伍治疗糖尿病效果显著。葛根素灌胃给药，可降低四氧嘧啶性高血糖小鼠的血糖水平，作用持续 24 小时，并改善糖耐量。但葛根素对肾上腺素性高血糖小鼠，则无降血糖作用。葛根素对大鼠晶状体醛糖还原酶(AR)有抑制作用。

葛根素注射给药可明显降低血清胆固醇。葛根口服液有显著对抗大鼠饮酒所致血清载脂蛋白 A_1($ApoA_1$)的降低,以及甘油三酯的升高作用。

(3)对内脏平滑肌的作用　葛根含有收缩和舒张内脏平滑肌两种成分。葛根丙酮提取物 PA_3、PM_4、PM_5 和甲醇提取物 PM_2、PM_4 对离体豚鼠回肠有松弛作用,而甲醇提取物 PM_3、PM_5 作用相反。丙酮提取物 PA_3、PA_5 以及甲醇提取物 PM_2 对离体大鼠子宫有罂粟碱样松弛作用。葛根去黄酮后的水提取物 MTF-101 对离体小鼠小肠有乙酰胆碱样作用。葛根中的黄豆苷元对小鼠离体肠管有解痉作用,可对抗乙酰胆碱引起的肠管痉挛。

2. 其他药理作用　实验及临床研究证实,葛根具有良好的活血通脉功效,主要体现在心血管方面。

(1)抗心肌缺血　葛根总黄酮、葛根素是影响心脏功能的主要成分。其中葛根素是一种 β 受体阻断剂,给麻醉犬静脉注射后可使心率减慢,扩张冠状动脉,总外周阻力减少,心耗氧量减少,同时还能改善心肌氧和乳酸的代谢,提高心肌工作效率。葛根水煎剂、醇浸膏能对抗垂体后叶素诱发的动物心肌缺血,葛根素对缺血和缺血再灌注心脏有保护作用,减少乳酸和 TXA_2 的生成,以及肌酸激酶的释放,保护心肌超微结构,改善微循环障碍。

此外,葛根总黄酮、葛根素、大豆苷元、多糖等显示有抗实验性肿瘤作用。葛根总黄酮、葛根素有抗氧化作用,可减少组织丙二醛(MDA)、过氧化脂质(LPO)含量,增加超氧化物歧化酶(SOD)活性。葛根总黄酮能降低动物全血黏度和血小板黏附率,明显抑制二磷酸腺苷(ADP)诱导的体内血栓形成。

(2)抗心律失常　葛根乙醇提取物、大豆苷灌胃后能明显对抗氯化钡、乌头碱所致大鼠心律失常,预防氯化钙所致的大鼠心室纤颤,减少氯仿所致小鼠室颤发生率。葛根素灌胃及静脉注射能明显对抗乌头碱、氯化钡、氯仿-肾上腺素诱发的兔心律失常。葛根抗心律失常机制目前认为是:降低心肌细胞膜对 K^+、Na^+、Ca^{2+} 的通透性,而使心脏抑制 β 受体阻断效应。

(3)扩张血管　葛根素、葛根总黄酮静脉注射后,对外周血管具有一定的扩张作用。葛根水煎剂、醇浸膏、葛根总黄酮、葛根素、大豆苷元对高血压模型动物均有一定的降压效果。葛根素、大豆苷元能降低血浆肾素和血管紧张素水平,葛根素尚可降低血浆儿茶酚胺含量。其降压机制可能是:阻断 β 受体效应;抑制肾素-血管紧张素系统;影响血浆儿茶酚胺类代谢;改善血管的反应性(顺应性)。葛根降压作用温和可能与其同时含有降压与升压的物质有关。

葛根总黄酮、葛根素给麻醉犬注射用药可使脑血管扩张，脑血流量增加，改善脑循环。葛根能减弱去甲肾上腺素所致的脑动脉血管收缩，也能减弱乙酰甲胆碱所致的脑动脉血管扩张，能使处于异常状态的脑血管功能恢复至正常水平。葛根素静脉注射能消除去甲肾上腺素引起的微循环障碍，加快血流速度。葛根、葛根素对视网膜微循环也有改善作用。

（4）其他　①葛根素在体外能抑制 ADP 诱导的血小板聚集，在体内能抑制 ADP 诱导的血栓形成，葛根总黄酮能降低血液黏度和血小板黏附率。②葛根煎剂、总黄酮和醇提取物有促进学习记忆的作用，能改善东莨菪碱、D-半乳糖引起的记忆障碍。③葛根总黄酮和葛根素有抗氧化作用，减少组织 MDA、LPO 的含量，增加 SOD 活性。④葛根总黄酮、葛根素、大豆苷元、多糖有抗实验性肿瘤作用。

【毒理与不良反应】　葛根总黄酮小鼠腹腔注射测得 LD_{50} 为 5.97g/kg，灌胃给药 LD_{50} 为 10.11g/kg。

少数患者口服葛根片后有头胀感，减量后可消失。个别病人静脉滴注葛根素后出现皮疹、皮肤瘙痒症状，对症处理即可。

【现代应用】

1. 偏头痛　葛根片口服有效。

2. 突发性耳聋　口服葛根片或葛根乙醇提取物片，葛根总黄酮肌内注射或葛根素静脉注射均有较好效果。

3. 冠心病、心绞痛　可静脉滴注或静脉注射葛根素。葛根片或葛根复方制剂口服，有较好治疗效果。

4. 高血压病　用葛根片治疗伴有项强颈痛的高血压病，可明显改善症状。

5. 感冒、头痛、发热　常用葛根复方制剂（如葛根汤、桂枝加葛根汤等）。

6. 麻疹初起、发热、疹出不畅　用升麻葛根汤治疗。

第三节　常用方剂

桂枝汤

《伤寒论》

【组成】　桂枝、芍药、炙甘草、生姜、大枣。

【药效与主治】　解肌发汗，调和营卫。主治风寒束表，营卫不和之证（头痛发热、汗出恶风、鼻鸣干咳、苔白不渴、脉浮缓或浮弱者）。

【药动学】 以发汗、解热等药效法探讨桂枝汤药物动力学参数。发现桂枝汤给动物灌服发汗作用的最低起效剂量为0.47g/kg,相当于临床等效剂量的效应消除半衰期为2.62小时,效应维持时间为8.95小时,效应达峰值时间为1.64小时。以酵母性发热大鼠的解热效应探讨桂枝汤的药动学参数,发现桂枝汤解热最小起效量为0.42g/kg,作用维持时间10.6小时,体内相当药量的消除半衰期为1.34小时。桂枝汤灌服对新斯的明诱发小鼠肠蠕动亢进抑制的最低起效量为0.186g/kg,相当于临床等效剂量的效应消除半衰期为5.87小时,效应维持时间为33.74小时,效应达峰值时间为2.89小时。

【药理作用】

1.抗菌、抗病毒　桂枝汤有一定的抗菌作用。桂枝汤水煎剂体外对金黄色葡萄球菌、甲型链球菌、枯草杆菌、变形杆菌和铜绿假单胞菌均有一定的抑制作用。若在桂枝汤中加入一定的三甲氧苄氨嘧啶(TMP)则对变形杆菌、枯草杆菌的抑制作用可提高4倍和8倍,对表皮葡萄球菌、链球菌、铜绿假单胞菌和大肠杆菌的抑制作用可提高1倍,但对金黄色葡萄球菌的抑制作用反而减弱。拆方研究发现方中以甘草的抑菌效果最强,桂枝、白芍居中,生姜最弱。

病毒作为外邪之一,可侵入人体致病。桂枝汤有较强的抗病毒作用。小鼠灌服桂枝汤煎剂,每日1次,连续5天,能明显抑制由流感病毒亚洲甲型鼠肺适应株FM_1滴鼻感染所致的肺炎。表现为模型小鼠的肺部炎症反应和肺指数(肺重/体重)降低,肺组织中增殖的病毒颗粒显著减少,单核巨噬细胞的吞噬功能增强。体外实验观察到桂枝汤对付流感病毒-Ⅰ、RSV、dV_3、AdV_7、ECHO11、$CoxB_4$、$CoxB_5$、$CoxB_6$、HSV-Ⅰ、HSV-Ⅱ有不同程度的抑制作用。此外,含桂枝汤大鼠血清对所试HSV-Ⅰ、HSV-Ⅱ、$CoxB_4$、$CoxB_5$等病毒致细胞病变也有抑制作用,且血清在20℃保存3个月后仍然有效。正交设计法组方分析结果表明:在抑制流感病毒在肺内增殖方面,全方合煎优于分煎;桂枝汤中以芍药的作用最强,大枣次之;甘草、生姜同芍药有协同作用,生姜、甘草间亦有协同作用;而生姜同桂枝、大枣有拮抗作用。在促进病鼠网状内皮系统(RES)吞噬活性上,又以大枣作用最佳,甘草次之。大枣、生姜、芍药与甘草和桂枝与生姜有协同作用;而芍药又有拮抗大枣的作用。啜粥、温覆能提高桂枝汤的药效。

2.抗炎、解热、降温　桂枝汤煎剂对小鼠角叉菜胶性足肿胀、二甲苯所致皮肤毛细血管通透性增加,均有明显抑制作用。组方分析研究发现,全方合煎抗炎作用最强,方中桂枝是本方抗炎作用的主要药物,其他药味有协助桂枝的抗炎作用。桂枝汤于致炎前3天开始灌胃给药,可显著抑制佐剂性关节炎大鼠的急性足爪肿胀和继发性足肿胀，明显抑制继发性关节炎关节液中 IL-1β、TNF-α 的活性，表明桂枝汤抗炎作用机制之一可能与抑制炎症细胞因子和炎症介质的生成有关。

动物实验表明桂枝汤有明显的解热和降温作用。桂枝汤灌服对啤酒酵母、霍乱-伤寒-副伤寒甲乙四联菌苗、白细胞介素 1、干扰素和肿瘤坏死因子等所致的动物实验性发热有明显解热作用。桂枝汤对酵母致大鼠发热模型解热作用的同时，模型动物血清 IL-1、TNF-α，血浆和下丘脑 PGE2 水平降低。

此外，桂枝汤口服还能使正常动物的体温降低。

3. 镇静、镇痛　桂枝汤具有较强的镇静、镇痛作用。《伤寒论》中记载："太阳病，头痛、发热、汗出、恶风，桂枝汤主之。"桂枝汤能使小鼠的自主活动减少，并能增强戊巴比妥钠对中枢的抑制作用；热板法和醋酸扭体法实验表明，桂枝汤能延长痛反应时间和减少扭体次数，提高痛阈值，量效关系明显。桂枝汤全方合煎的镇痛作用强于分煎。还有资料报道，小鼠对疼痛刺激反应的敏感性，以及桂枝汤的镇痛作用都有显著的昼夜节律性变化。

4. 镇咳、祛痰、平喘　桂枝汤煎剂给小鼠灌服，能延长氨水刺激诱致的咳嗽时间；增加气管内酚红的分泌量；豚鼠灌服桂枝汤，能使组胺刺激所致的实验性哮喘发生潜伏期延长。

5. 对体温的双向调节作用　在桂枝汤的体温双向调节研究中，首先在实验动物身上制备病理状态的体温变化，即用皮下注射酵母法制造大鼠发热模型，用腹腔注射安痛定法制造大鼠低体温模型。然后，将桂枝汤灌胃给予病理模型动物，观察其体温的变化，同时观察动物下丘脑组织中与体温调节密切相关的生物活性物质的变化，解释桂枝汤与体温调节的分子机制。结果表明，桂枝汤对动物体温具有双向调节作用，既使发热的动物体温降低，也使体温偏低的动物体温升高。

在机制研究中，发现发热大鼠下丘脑组织中 15-羟基前列腺素脱氢酶（15-PG-DH）活性降低，桂枝汤剂量依赖性地对抗该酶活性的降低，并使发热大鼠的体温恢复正常。相反，低体温大鼠该酶的活性有升高趋势，桂枝汤降低该酶活性，并加速体温恢复正常。在探讨发热和低体温大鼠下丘脑可溶性一氧化碳合酶（NOS）的活性变化，以及与桂枝汤对之影响的研究中，发现发热大鼠 NOS 的活性显著升高，而低体温大鼠 NOS 活性明显降低。桂枝汤剂量依赖性地对抗发热大鼠下丘脑 NOS 活性的升高，与其解热作用平行；但在低体温模型上可进一步降低该区 NOS 的活性，与抗低体温作用呈负相关。此外，在模型大鼠下丘脑组织磷酸化 cAMP 反应元件结合蛋白（pCREB）活性、前列腺素 E2（PGE2）含量及环加氧酶（COX）活性、腺苷酸环化酶（AC）活性与环磷酸腺苷（cAMP）含量等指标观察的实验中发现，桂枝汤能使发热大鼠的 pCREB 活性降低,低体温大鼠的 pCREB 活性变化不明显;使发热大鼠下丘脑 PGE2 含量明显降低,低体温大鼠 PCE2 含量明显提高,对两种模型大鼠下丘脑细胞中 COX 活性的影响不明显;桂枝汤显著抑制 cAMP 含量,相反对低体温大鼠可显著增强其下丘脑中 AC 活性,升高异常降低的 cAMP 含量。另外,桂枝汤能拮抗神经降压素(NT)的降体温作用;能抑制 5-羟色胺(5-HT)脑室注射引起的发热反应,并在解热和抗低体温的同时,显著降低发热大鼠下丘脑中 5-HT 含量,升高代谢产物 5-羟吲哚醋酸(5-HIAA)含量,反之升高低体温大鼠下丘脑 5-HT 含量、降低 5-HIAA 含量;桂枝汤能通过促进下丘脑中过量的去甲肾上腺素或乙酰胆碱的灭活,拮抗或部分拮抗它们的降体温或发热作用;桂枝汤可部分通过干扰蛙皮素受体及其功能,发挥解热效应,如上调受体或提高结合活性。

在桂枝汤有效部位 A(Fr. A)双向体温调节作用的研究中发现,Fr. A 在双向调节体温的同时,明显拮抗低体温大鼠下丘脑热休克蛋白 70(HSP_{70})含量的降低,对发热大鼠下丘脑 HSP_{70} 含量具有一定的降低作用。对桂枝汤中分离获得的化学单体邻甲氧基桂皮醛的研究发现,不同浓度的邻甲氧基桂皮醛与体外培养的大鼠脑微血管内皮细胞共同孵育,采用内源性致热因子 IL-1 刺激后,其表现出剂量依赖地下调 COX-1、COX-2 活性及 PGE_2 含量。

6. 对汗腺分泌的双向调节作用　桂枝汤对汗腺分泌有双向调节作用。桂枝汤对正常及汗腺分泌受抑的流感病毒感染小鼠,有促进其发汗的作用。表现出维持时间短、起效快等特点,有利于发热。在大鼠以阿托品和安痛定注射造成其汗腺分泌抑制和亢进的病理模型,应用桂枝汤后也能分别增强和抑制汗腺的分泌。

7. 对免疫功能的双向调节作用　桂枝汤对正常动物的非特异性免疫功能无明显影响,但对流感病毒感染所致病毒性肺炎,并伴有免疫功能降低的小鼠,桂枝汤可改善感染动物的免疫功能,使血中炭粒廓清率维持在正常水平。桂枝汤对迟发性超敏反应有明显的抑制作用,能促进抗内毒素抗体的产生,还能提高小鼠对高温环境的耐受能力。桂枝汤对痹证小鼠 T 淋巴细胞具有调节作用,免疫荧光标记流式细胞仪计数发现,模型小鼠全血中 $CD3^+$、$CD4^+$、$CD8^+$T 细胞在应用桂枝汤后数量降低。桂枝汤降低脾脏来源的 T 淋巴细胞对丝裂原刀豆蛋白 A(ConA)激活的增殖反应系数,但对 B 淋巴细胞对丝裂原细菌脂多糖(LPS)激活的增殖反应系数无影响。结果提示,桂枝汤能减少痹证外周血中 T 淋巴细胞数量,且对脾脏中淋巴细胞的功能有抑制作用。桂枝汤可以明显升高痹证(胶原诱导免疫性关节炎)小鼠肠黏膜免疫系统中降低的 $CD4^+$、$CD8^+$T 淋巴细胞及 SIgA 数量,说明桂枝汤可以增强痹证小鼠肠道黏膜免疫功能,从而可能诱导免疫耐受和免疫抑制。桂枝汤含药血清能阻断 LPS 和 Poly 刺激的小鼠巨噬细胞 RAW2647 的 TLR_3 高表达，阻断 TLR_3 胞内信号转导的 MyD_{88} 依赖和非依赖两条途径，抑制相关基因表达产物 TNF-α、IFN-β 过度分泌，具有 TLR3 拮抗剂样作用。桂枝汤也可直接作用于接头蛋白 MyD_{88}、TRAM 和 TRIF，影响 TLR_4 信号转导的 MyD_{88} 依赖和非依赖性途径，抑制 TNF-α、IFN-β 的过度分泌。以脾虚动物模型为研究对象，发现桂枝汤能调高脾虚大鼠血清 IgG、IgM 的含量，同时降低脾虚大鼠血清补体 C_3 的含量；桂枝汤可使脾虚大鼠 NF-ATcmRNA 的表达下调，进而 IL-αmRNA 的表达下调，同时 IFN-γmRNA 的表达上调，使 Th_1 和 Th_2 分化趋于平衡。

8. 对胃肠运动的双向调节作用　桂枝汤可抑制新斯的明引起的小鼠胃排空加快、肠推进加速，也可拮抗阿托品引起的胃排空减慢、肠推进减弱，使偏亢或偏抑的胃肠功能状态趋于正常，但对正常动物却无明显的影响。桂枝汤胃肠调节的机制与影响胃动素、胃泌素、生长抑素及血管活性肠肽(VIP)水平有关。桂枝汤有效部位 B(Fr. B)对胃肠运动亦有双向调节作用，Fr. B 可拮抗阿托品所致胃肠运动受抑大鼠的下丘脑和空肠组织 cAMP 含量，以及蛋白激酶 A(PKA)、蛋白激酶 C(PKC)活性与胃窦组织 PKA 活性的降低。然而，桂枝汤对新斯的明所致胃肠运动亢进大鼠，Fr. B 可升高胃窦组织 PKA、下丘脑和空肠组织 PKC 的活性，但对 cAMP 含量无明显影响。

9. 对血压的双向调节作用　无损伤大鼠尾脉搏测压法发现，桂枝汤能明显降低自发性高血压大鼠血压，并能明显升高复方降压片所致低血压大鼠的血压。桂枝汤有效部位 Fr. A 和 Fr. E 明显降低自发性高血压大鼠的血压，Fr. B 明显升高复方降压片所致低血压大鼠的血压。桂枝汤影响大鼠血管活性物质，如内皮素(ET)、神经降压素(NT)、血管活性肠肽(VIP)等含量，是其发挥血压双向调节作用的机制之一。

此外，桂枝汤还具有抗过敏、降血糖、增加心肌血流量、改善胃肠消化传导和解痉止痛等药理作用。动物模型还显示，该方能有效地防治颈椎病和慢性胰腺炎。

【现代应用】

1. 普通感冒、流行性感冒、呼吸道炎症等　上百例临床资料报道，效果较好。

2. 出汗异常　用本方加味治疗绝育术后自汗、盗汗、低热、外感多汗、局限性多汗症以及黄汗症均有一定的疗效。

3. 颈椎病、肩周炎　用本方加葛根治颈椎病有效。本方加草乌浸酒治肩周炎有效。

4. 过敏性疾病　桂枝汤对荨麻疹、多形红斑、皮肤瘙痒、过敏性鼻炎等过敏性疾患有效。

5. 妇科病　本方对产后感冒、高热、妊娠反应、阴痒等均有疗效。

此外，桂枝汤或加减方对阵发性心动过速、病毒性心肌炎、多发性动脉炎、软组织损伤、冻疮、面瘫、神经性头痛、下肢静脉曲张等均有一定的疗效。

银翘散

《温病条辨》

【组成】 连翘、银花、苦桔梗、薄荷、竹叶、生甘草、荆芥穗、淡豆豉、牛蒡子、芦根。

【功效与主治】 辛凉解热，清热解毒。主治风热感冒、发热头痛、咳嗽、口干、咽喉疼痛。

【药动学】 以对酵母所致发热大鼠的解热效应为指标，发现银翘散解热作用的最小起效剂量为 0.18g/kg，作用期为 6.4 小时，体内生物相当药量的消除半衰期为 1.1 小时。以发汗为观察指标，发现银翘散一般在药后 1.5～2.0 小时到达作用峰值，效应消除半衰期为 3.90 小时。以抑制二甲苯所致小鼠皮肤毛细血管通透性增高为指标，测得银翘散的抗炎药效半衰期为 4.53 小时，达峰值时间为 2.31 小时，作用维持时间为 16.23 小时。

【药理作用】

1. 解热　动物实验表明，银翘散煎剂、袋泡剂、丸剂、滴鼻剂、颗粒剂、蜜丸等对多种致热原所引起的家兔或大鼠实验性发热均有明显的解热作用。在银翘散的解热作用机制研究中，基本排除了其通过对内毒素的灭活，而产生解热作用的可能性。进一步研究发现银翘散为中枢性解热药，其作用机制不全同于解热镇痛药物。此外，通过以伤寒-副伤寒甲乙混合菌苗作为激活物，观察银翘散对体外培养单核细胞合成释放内生性致热原(endogenous pyrogen，EP)的影响，结果表明其对 EP 合成无明显影响，提示银翘散的解热作用可能在于阻断 EP 产生以后的环节。传统认为“香气大出，即取服，勿过煮”。在银翘散不同的煎煮时间对致热大鼠体温，以及下丘脑 cAMP 含量影响的研究中发现，银翘散对酵母致热大鼠具有明显的解热作用，效果以煮沸后 3～6 分钟为优，解热作用与降低发热大鼠下丘脑组织中 cAMP 的含量有关。

2. 镇痛　动物实验表明，银翘解毒颗粒剂、丸剂、片剂、滴鼻剂等可明显提高小鼠热板法的痛阈值和减少醋酸所致的小鼠扭体次数。

3. 促进汗腺分泌　银翘散煎剂给大鼠灌服，可促进汗腺分泌，但起效慢，维持时间较长。

4. 抗菌、抗病毒　银翘散浓缩袋泡剂、煎剂在体外对金黄色葡萄球菌、乙型溶血性链球菌、甲型链球菌、肺炎球菌、卡他球菌、白喉杆菌、大肠杆菌、铜绿假单胞菌等有一定的抑制作用。体外对流感、登革热、合疱和单疱等病毒,也呈不同程度的抑制作用。银翘散煎剂连续给药5天,对甲3(H3N2)亚型流感病毒小鼠肺炎有抑制作用,降低肺指数,但对小鼠的死亡保护作用和延长生命作用不明显。银翘散对甲1型流感病毒、流感病毒 FM_1、流感 A_2 病毒感染的小鼠具有保护作用,能提高存活率、延长平均存活时间和减少肺炎性病变。银翘散对以犬肾传代细胞(MDCK)为载体的体外试验显示,其对甲1型流感病毒 FM_1 株、Kumamoto 流感 A_2(H2N2)病毒株无明显的抑制作用,且对接种于人肺 KMB_{17}、MDCK、Hep-2、Hela 细胞上的鼻病毒 R_{14} 型、流感病毒 A 型 FM_1 株、呼吸道合胞病毒、腺病毒7型所导致的细胞病变亦无明显抑制作用。结合体内抗病毒有效的结果,提示银翘散的抗病毒作用可能是通过提高宿主的抗病毒功能而实现的。流感病毒亚洲甲型鼠肺适应株(FM_1)感染胸腺缺陷小鼠,银翘散可通过降低血清中 IFN-γ 的表达而减轻炎性损伤;同样病毒株感染快速老化小鼠(SAM)造成急性呼吸道感染模型,银翘散表现出降低炎性因子 TNF-α 和升高 IFN-γ 在血清中的浓度来减少炎性损伤。此外,鸡胚法显示银翘散对 H_9 亚型、H_5 亚型禽流感病毒有直接灭活作用。

5. 抗炎　银翘散煎剂、片剂、袋泡茶、滴鼻剂和银翘解毒颗粒剂等均有明显的抗炎作用。如本方对致炎剂组胺、前列腺素 E 所致小鼠皮肤毛细血管通透性增加有抑制作用,以抗组胺性渗出为佳。但拮抗醋酸及5-羟色胺所致皮肤或腹腔毛细血管通透性亢进的作用不明显。本方煎剂、袋泡茶、颗粒剂、丸剂、片剂对大鼠蛋清性足肿胀和巴豆油,或二甲苯所致小鼠耳郭肿胀均有明显的抑制作用。

6. 对免疫功能的影响　炭粒廓清试验表明,银翘散能使小鼠吞噬指数和吞噬系数增加,但对环磷酰胺所致的小鼠体液免疫抑制无明显对抗作用。银翘散具有增强小鼠非特异性免疫功能和细胞免疫功能的作用,提高小鼠的游泳耐力时间和免疫抑制小鼠网状内皮系统的吞噬功能,以及外周血 $CD4^+T$ 细胞的数量及免疫器官指数,且以煮沸后3分钟效果为佳。

【现代应用】

1. 普通感冒　用银翘散粗末治疗风热感冒1150例,服药1天后,热度普遍下降,感冒症状迅速减轻,平均2.7天痊愈。

2. 流行性感冒　用银翘散治疗流感50例,服药后症状明显减轻,体温很快下降,平均2~4天痊愈。

3. 肺炎、急性支气管炎　银翘散能明显改善本病的症状，缩短病程。

4. 急性传染病　用本方煎剂治疗麻疹、流行性腮腺炎、乙型脑炎、流脑、出血热、登革热、猩红热、钩端螺旋体病、风疹、急性结膜炎、睑腺炎、小儿急性肾炎等均有一定的治疗效果。

5. 皮肤变态反应性疾病　如药物性皮炎、荨麻疹、牛皮癣、湿疹和水痘，用本方加减均可收到较好效果。

此外，本方对疖肿、痤疮、急性子宫内膜炎、产褥热、急慢性胃炎、小儿急性肾炎、小儿手足口病等也有一定的疗效。

第六章　清热药

第一节　概　述

凡以清解里热为主要作用的药物称为清热药。清热药药性寒凉，具有清热泻火、解毒、凉血、清虚热等功效，用以治疗里热证。根据里热证不同类型和药物性能的差异，清热方药主要可分为：①清热泻火药：如石膏、知母、栀子等。②清热凉血药：如犀角、生地黄、玄参等。③清热燥湿药：如黄芩、黄连、黄柏等。④清热解毒药：如银花、大青叶、连翘、板蓝根等。⑤清虚热药：青蒿、地骨皮、银柴胡等。

里热证主要是由于外邪入里化热，或因内郁化火所致的一类证候。从现代医学角度看，里热证涉及多种传染性、感染性疾病。例如，外邪入里化热时的高热、汗出、口干、烦躁、神昏谵语等证候与各种急性传染病、急性感染性疾病，特别是伴全身毒血症时的表现相似。脏腑偏胜，郁而化火（热）的表现与现代医学中各种器官或组织的感染性疾病相似，同时包括由此引起的一些并发症状，如肺热引起的咳嗽多痰；胃热引起的头痛、牙龈肿痛；肝火上炎引起的目赤肿痛、头痛眩晕；肝胆湿热所致的黄疸、胁痛；肠胃湿热引起的腹泻、痢疾、呕吐等。

里热证也包括某些出血性疾病、肿瘤及过敏性疾病等内科非感染性疾病。例如血分实热则表现为某些疾病引起的斑疹和鼻衄、牙龈出血、吐血、便血，以及烦躁、神昏谵语等中枢兴奋症状。另外，中医认为，肿瘤的发生与毒邪有关，其病程中热毒为患的阶段中医辨证为里热证。

里热证还有实热、虚热之别，虚热多由精亏血少、阴液大伤而内生，出现口干唇燥、虚烦不寐、盗汗，可见于现代医学中大病后期体质虚弱，以及结核病等。

由于里热证的主要病因是病原微生物感染，临床可见发热、炎症、疼痛、中枢兴奋等症状表现。因此清热药的抗感染作用是其“清解里热”功效的主要药理学基础，而抗病原体作用是抗感染的主要作用环节，同时还有解热、抗炎、抗过敏、影响机体免疫功能、抗肿瘤等作用。主要药理作用如下。

1. 抗病原体　病原体可视为外邪，是引起各种感染、炎症性疾病的主要因素。

现代药理研究发现,清热药不仅对细菌、真菌,而且对病毒、螺旋体、原虫等各种病原体都有不同程度的抑制作用。其中清热解毒药、清热燥湿药的抗菌、抗病毒作用最为显著。

(1)抗菌

①抗菌谱:不同清热药抗菌范围有所不同。如金银花、连翘、黄芩、黄连、大青叶、板蓝根、鱼腥草、连翘、北豆根等对革兰阳性菌、革兰阴性菌都有一定的抑制作用;知母、蒲公英、黄柏有抗变形链球菌作用;黄连、黄芩、秦皮等对幽门螺旋杆菌有抑制作用。黄连、黄柏、黄芩、蒲公英、苦参等对多种皮肤真菌也有效。

②抗菌有效成分:已经明确的清热药的抗菌有效成分有黄芩素(黄芩)、绿原酸、异绿原酸(金银花)、小檗碱(黄连、黄柏、三棵针)、癸酰乙醛(鱼腥草)、β-二甲基丙烯酰紫草醌(紫草)、穿心莲内酯(穿心莲)、秦皮乙素(秦皮)、苦参碱(苦参、山豆根)、连翘酯苷(连翘)、色胺酮(板蓝根、青黛)、原白头翁素(白头翁)等。但大部分清热方药的抗菌物质基础尚不清楚。

③抗菌作用机制:清热药的抗菌作用机制涉及多个环节,但大部分清热药的抗菌机理尚未完全阐明。黄连、黄柏、龙胆草等抗菌作用可能包括以下环节:破坏菌体结构,细胞膜出现皱缩并折入胞浆内;抑制核酸、蛋白质合成;干扰糖代谢等。

(2)抗病毒　中药具有广谱的抗病毒作用。①抑制呼吸道病毒:金银花(绿原酸)、板蓝根(靛玉红及其衍生物)、黄芩、鱼腥草(鱼腥草素、丹桂醛、辛醛、甲基正壬基酮)、银翘散、双黄连与清开灵等。②抑制柯萨奇病毒(CV):苦参(苦参碱)、黄芩、黄连、栀子、双黄连粉针等。③抑制肝炎病毒:苦参(苦参碱、氧化苦参碱)、黄芩、黄柏等。④抑制 HIV 病毒:连翘、黄连、紫花地丁、紫草、穿心莲内酯、黄芩素和黄芩黄素等。

中药的抗病毒机制一般认为涉及以下几个环节:①直接杀灭病毒;②抑制和阻滞病毒的复制;③延缓病毒所引起的细胞病变;④提高宿主免疫功能,诱生干扰素,加强抗病毒能力。

(3)杀虫　青蒿的有效成分青蒿素可杀灭红细胞内期的疟原虫,控制发作时症状,具有高效、速效、低毒的特点。青蒿素衍生物如二氢青蒿素、蒿甲醚、蒿乙醚和青蒿琥酯等的结构更加稳定,抗疟作用增强。此外黄连及其成分小檗碱可抗阿米巴原虫。

应当注意的是,清热药的抗感染作用与抗生素的作用完全不同。体外实验结果显示,一般无论清热药的单味药还是其有效成分的抗菌作用强度均不及抗生素,但清热药及其方药用于急性感染性疾病可显著改善全身症状,临床疗效确切。由此说明清热药治疗感染性疾病的作用是通过多种作用环节产生的。除抗病原体作用外,清热药的抗细菌毒素、解热、影响免疫功能等作用均对治疗感染性疾病起到积极作用。

2. 抗细菌毒素

(1)降解内毒素　黄连、金银花、大青叶、板蓝根、蒲公英、败酱草、黄连解毒汤等能够直接中和、降解内毒素或破坏其正常结构,同时,能抑制内毒素诱导的炎症介质合成与过度释放。

(2)拮抗外毒素　小檗碱能使霍乱弧菌毒素所致腹泻潜伏期延长以及腹泻程度减轻,显示其有抗外毒素的作用。

清热药还可增强机体对内毒素的清除作用,或是增强肠道屏障功能从而防止肠源性内毒素侵入血液等。

3. 抗炎　炎症是急性感染性疾病产生里热证最重要的病理过程。急性炎症的临床表现有局部常见红、肿、热、痛;全身症状可见发热、脉数、苔黄、尿赤等,尽管炎症原因各异,出现的部位可以不同,但上述这些症状是共同的。大多数清热类方药具有抗急性炎症反应的作用,如对二甲苯所致小鼠耳肿胀、角叉菜胶所致大鼠足肿胀等急性渗出性炎症有显著的抑制作用,并能降低组胺等引起的毛细血管通透性增加。

清热药的抗炎作用机制主要有:①兴奋垂体-肾上腺皮质系统,抑制炎症反应,如知母、穿心莲等。②抑制各种炎症介质的合成与释放,如黄芩、紫草等抑制环氧化酶、脂氧化酶,使前列腺素 E、白三烯 B4(LTB4)等的合成、释放减少。

4. 对神经系统的作用

(1)解热　发热是里热证的重要表现。本类药物可使发热患者的体温下降,石膏、知母、苦参、金银花、大青叶、龙胆草、赤芍、丹皮等对动物实验性发热模型均有明显退热作用。栀子醇提物和青蒿水提物还能使动物的正常体温降低,产生降温作用。

(2)镇静和镇痛　栀子、牡丹皮、赤芍、牛黄、苦参(氧化苦参碱、苦参碱)等具有镇静作用。苦参碱、槐果碱还可抑制动物的痛反应,具有镇痛作用。

5. 调节免疫功能　清热药对免疫功能的影响较为复杂,不同药物的作用表现不同。

(1)免疫增强作用　多数清热药能提高机体的免疫功能,增强机体的抗病能力。①增强非特异性免疫,如蒲公英、金银花、鱼腥草、穿心莲、黄连、黄芩(黄芩苷)、栀子等可提高白细胞的数量,提高白细胞、巨噬细胞、网状内皮细胞吞噬能力。

②增强特异性免疫，如金银花、黄连、黄芩、山豆根等可促进淋巴细胞转化，提高细胞免疫；金银花、黄柏、山豆根等促进机体产生抗体，提高体液免疫。

(2)免疫抑制作用　如苦参可抑制小鼠巨噬细胞吞噬功能，抑制 T 细胞增殖，并抑制抗体形成细胞的产生，抑制抗体的生成，对非特异性免疫和特异性免疫功能均有抑制作用。另外黄芩及其所含的黄芩苷、黄芩素可抑制Ⅰ型变态反应，能对抗过敏反应。

6. 抗肿瘤作用　肿瘤为毒邪。热毒是促使肿瘤发生、发展和病情恶化的因素之一，清热解毒是中医治疗恶性肿瘤的基本治则之一。研究证实许多清热解毒药如苦参、紫草、北豆根、金银花、青黛等有较强的抗肿瘤活性，同时可控制肿瘤及周围的炎症水肿，能起到减轻症状，控制肿瘤发展的作用。

7. 其他　牡丹皮、牛黄等清热药还有不同程度的镇静、降压、保肝、利胆等作用，黄连、苦参等可影响心血管系统功能，知母具有改善学习记忆作用。

综上所述，清热药清泄里热功效与该类药抗病原体、抗毒素、抗炎、解热、镇痛、调节机体免疫功能及抗肿瘤等药理作用有关。

第二节　常用药物

一、清热泻火药

栀　子

本品为茜草科植物栀子 *Gardenia jasminoides* Ellis 的干燥成熟果实。主要成分为环烯醚萜苷类，包括栀子苷(gardenoside，jeminoidin)、去羟栀子苷(京尼平音，geniposide)、京尼平-龙胆双糖苷(genipin-1-β-D-gentiobioside)和山栀苷(shanzhiside)等。栀子果实中含多种微量元素：Fe、Mn、Zn、Cu、Mo、V 和 Ni 等，其中 Fe 的含量最高。此外栀子还含有 D-甘露醇、α-藏红花苷元、β-谷甾醇、熊果酸、齐墩果酸和豆甾醇。栀子味苦，性寒。归心、肺、三焦经。

【药动学】　给家兔灌胃栀子苷提取物与直肠给予提取物的 T_{max} 分别为(39.99±2.58)和(30.56±2.5)分钟；C_{max} 分别为(2.40±0.88)和(25.43±6.87)μg/mL；AUC 分别为(684.93±111.84)和(3158.56±517.77)μg/(min·mL)；$t_{1/2}$(K_e)分别为(167.60±8.63)和(59.60±4.63)分钟。

【药理作用】

1. 与功效主治相关的药理作用　栀子具有泻火除烦，清热利尿，凉血解毒功效。主治热病心烦，黄疸尿赤，血淋涩痛，血热吐衄，目赤肿痛，火毒疮疡；外治扭挫伤痛。朱震亨谓本品能“泻三焦火，清胃脘血，治热厥心痛，解热郁，行结气”。《药性论》称栀子能“利五淋，主中恶，通小便，解五种黄病，明目。治时疾、除热及消渴、口干、目赤肿痛”。

(1)镇静、镇痛　栀子醇提物腹腔注射或灌胃给药均能减少小鼠自发活动，延长环己烯巴比妥钠睡眠时间，其所含熊果酸还可对抗戊四氮所致中枢兴奋，是其镇静作用有效成分之一。

栀子醇提物及去羟栀子苷(京尼平苷)能抑制小鼠由醋酸等化学物质所引起的扭体反应，具有明显的镇痛作用。

(2)解热和降温　栀子生品或炮制品的醇提物对酵母所致大鼠发热有明显解热作用，其生品作用较强。栀子醇提物还能使正常动物(大、小鼠)体温显著、持久下降，其中熊果酸是解热和降温作用有效成分之一。

(3)抗炎　栀子多种提取物(水、甲醇、乙醇、乙酸乙酯提取物)及其所含去羟栀子苷(京尼平苷)对多种急性、亚急性以及慢性动物实验性炎症有抑制作用，如抑制二甲苯所致小鼠耳郭肿胀、甲醛及角叉菜胶所致大鼠足肿胀、大鼠棉球肉芽组织增生等，还可降低醋酸所致小鼠腹腔毛细血管通透性增加，对于Ⅱ型胶原蛋白诱导的类风湿性关节炎模型大鼠足肿胀的程度也有抑制作用，显示明显的抗炎作用。此外对外伤所致小鼠和家兔实验性软组织损伤有明显治疗效果。

(4)保肝、利胆　栀子具有显著保肝作用。栀子不同炮制品对四氯化碳所致小鼠急性肝损伤有明显保护作用，以生品作用为强，炒炭无效。栀子水煎液对半乳糖胺引起的大鼠暴发性肝炎有明显的保护作用，可降低死亡率。对异硫氰酸 α-萘酯所致大鼠急性黄疸模型，可使血清胆红素、ALT 和 AST 均明显降低。栀子正丁醇提取物对 Anit 所致肝组织灶性坏死、胆管周围炎和片状坏死等病理变化有明显保护作用。此外栀子对乙肝病毒 DNA 聚合酶有一定抑制作用。

栀子具有显著利胆作用。栀子水煎液口服能使小鼠胆囊收缩。其浸出液能抑制结扎胆管的家兔血中胆红素的生成，降低血中胆红素含量。其醇提物和藏红花苷、藏红花酸、栀子苷、栀子素、京尼平苷均可促进胆汁分泌。人口服栀子煎剂后，经胆囊 X 光片可见胆囊收缩，容积缩小，也表明栀子促进胆汁排泄。

(5)抗病原体　栀子具有抗细菌、抗真菌、抗病毒及抗虫等作用。如对金黄色葡萄球菌、卡他球菌、淋球菌、脑膜炎双球菌等细菌以及毛癣菌、黄癣菌、小芽孢癣菌等多种皮肤真菌均有不同程度的抑制作用,对乙肝病毒 DNA 聚合酶也有抑制作用。腹部感染日本血吸虫尾蚴小鼠,以栀子煎液和青蒿素混合液灌胃治疗,能使小鼠减虫率明显高于单用青蒿素组,肝脏未发现虫卵结节,多数虫体滞留在肝脏,虫体活动力差,有死虫。

(6)抗肿瘤　熊果酸具有抗肿瘤作用,对 HL-60 人早幼粒细胞白血病、REH 人急性淋巴细胞白血病、Raji-淋巴瘤的增殖均表现出了一定的抑制作用。熊果酸还可增强机体的免疫功能,促进 T、B 淋巴细胞的增殖和分化,增强外周血细胞功能,减轻肿瘤放射后造血组织的损伤。此外栀子苷可抑制体外培养的 B16 恶性黑素瘤细胞增殖。

(7)止血　栀子炭的乙酸乙酯部位、正丁醇部位、水部位可明显缩短小鼠的凝血时间,显示具有止血作用。

2. 其他药理作用

(1)影响消化系统功能　朱震亨谓本品能"泻三焦火,清胃脘血……"现代药理学研究显示栀子对消化系统功能具广泛影响。

①影响胃肠运动及胃液分泌:低浓度栀子乙醇提取液能兴奋大鼠、兔小肠运动,高浓度则抑制。静脉注射京尼平苷和京尼平能抑制大鼠自发性胃蠕动及毛果芸香碱诱发的胃收缩,但作用短暂。十二指肠给予京尼平可减少幽门结扎大鼠胃液分泌,降低总酸度。

②抗胃黏膜损伤:栀子总苷可显著降低阿司匹林诱导的胃黏膜损伤模型大鼠的胃黏膜损伤指数,降低胃组织中 ICAM-1 的表达,对胃黏膜具有保护作用。

③保护胰腺细胞:栀子及其提取物能促进大鼠胰腺分泌,降低胰酶活性,对胰腺细胞膜、线粒体膜、溶酶体膜均有稳定作用,能使胰腺细胞膜结构、功能趋于正常。促进胰腺分泌以京尼平作用最强,降低胰酶活性以京尼平苷作用最显著。

(2)抗脑损伤　栀子苷及栀子总环烯醚萜苷可减轻脑血管损伤(出血、缺血)后脑水肿及神经细胞缺失,减少小胶质细胞浸润,并改善组织病理学变化。

(3)降压　栀子煎剂和醇提物对麻醉或正常清醒的猫、大鼠灌胃或腹腔注射均有较持久的降压作用。切断两侧迷走神经或给予阿托品后,其降压作用显著减弱或完全消失,故认为其降压作用部位在中枢,主要通过增强延脑副交感神经中枢紧张度而发挥降压效应。

此外,栀子还有抑制心肌收缩力、防治动脉粥样硬化等作用。

【毒理与不良反应】　栀子醇提物对小鼠腹腔注射的 LD_{50} 为 17.1g/kg,灌胃为 107.4g/kg。大剂量栀子及其有效成分对肝脏有一定毒性作用。山栀乙醇提取物

4g/kg 或京尼平苷 250mg/kg 给大鼠灌胃,每日 1 次,共 4 日,肝微粒体酶 P_{450} 含量以及对硝基苯甲醚脱甲基酶活性明显下降,给药组大鼠肝脏呈灰绿色。早期日本学者油田正树等也发现,大鼠连续服用京尼平 50mg/kg,5 周后肝、脾等脏器均染成青色(灰绿色)。

【现代应用】

1. 急性黄疸型肝炎　栀子煎剂治疗急性黄疸型肝炎有一定疗效。

2. 关节扭伤及软组织损伤　生栀子粉用蛋清和面粉调敷患处,或用温水调成糊状,加少许酒精调敷均有效。

3. 急性卡他性结膜炎　用栀子泡水当茶饮治疗急性卡他性结膜炎,有较好疗效。

知　母

本品为百合科植物知母 *Anemarrhena asphodeloides* Bge. 的干燥根茎。含多种甾体皂苷,主要有知母皂苷(timosaponin),包括知母皂苷 A-Ⅰ、A-Ⅱ、A-Ⅲ、A-Ⅳ、B-Ⅰ、B-Ⅱ及 B-Ⅲ型,其皂苷元主要为菝葜皂苷元(sarsasapogenin)等。此外,还含黄酮类,如芒果苷(mangiferin),异芒果苷(isomangiferin)和知母聚糖(anemarans)A、B、C、D 等。知母味苦、甘,性寒。归肺、胃、肾经。

【药理作用】

1. 与功效主治相关的药理作用　知母具有清热泻火,生津润燥的功效。主治外感热病,高热烦渴,肺热燥咳,骨蒸潮热,内热消渴,肠燥便秘。《本草纲目》曰:"知母之辛苦寒凉,下则润肾燥而滋阴,上则清肺金而泻火。"《本草新编》曰:"知母泻肾中之热,而亦泻胃中之热。"《本经》称本品"主消渴热中"。

(1)抗病原体　体外试验显示,知母对伤寒杆菌、痢疾杆菌、白喉杆菌、金黄色葡萄球菌、肺炎双球菌等有一定抑制作用。知母乙醇、乙醚等提取物对结核杆菌有较强的抑制作用,并可减轻结核杆菌感染小鼠的肺部病变,芒果苷是其抗结核杆菌的有效成分之一。

知母对某些致病性皮肤真菌及白色念珠菌也有不同程度的抑制作用。异芒果苷及芒果苷还具有显著的抗单纯疱疹病毒作用,可阻止 HSV-Ⅰ在细胞内的复制。

(2)解热　知母皮下注射对大肠杆菌所致的家兔高热有明显的预防和治疗作用。其知母解热的主要有效成分是菝葜皂苷元、知母皂苷,解热特点是慢而持久,解热机理与抑制前列腺素合成以及抑制细胞膜上 Na^+-K^+-ATP 酶,使产热减少有关。

（3）抗炎　知母所含芒果苷有显著抗炎作用，50mg/kg 灌胃或腹腔注射，对鹿角菜胶所致大鼠足跖水肿及棉球肉芽肿有显著抑制作用。

（4）对交感神经和β受体功能的影响　临床上阴虚病人多有多巴胺-β-羟化酶活性增强、β受体-cAMP 系统功能偏亢的现象。知母及其皂苷元能使血、脑、肾上腺中多巴胺-β-羟化酶活性降低，去甲肾上腺素（NA）合成和释放减少；能抑制过快的β受体蛋白质合成，下调过多的β受体；能使阴虚模型动物脑、肾中β受体功能下降，血中 cAMP 含量减少。因此知母可使阴虚患者交感神经和β受体功能降低，改善其临床症状。

此外，知母还能调节失调的β受体和 M 受体功能，使之恢复正常。

（5）降血糖　《本经》记载本品"主消渴热中"。现代药理研究显示，其生津润燥功效与降血糖作用有关。

知母水提物和多糖对正常家兔有降血糖作用，对四氧嘧啶糖尿病家兔和小鼠以及胰岛素抗血清所致糖尿病动物的降血糖作用更明显，并可降低尿酮体水平。

目前认为，知母能促进横膈、脂肪组织对葡萄糖的摄取，使横膈中糖原含量增加，但肝糖原含量下降。知母皂苷还可抑制α-葡萄糖苷酶活性，从而显著提高糖耐量，降低餐后血糖。此外知母还可抑制醛糖还原酶（AR）活性，从而改善糖尿病引起的白内障、角膜、视神经及外周神经的病变。知母降血糖的主要有效成分为知母皂苷和知母多糖。

（6）降血脂　知母皂苷有降血脂作用，可明显降低实验性高脂血症鹌鹑血清 TC、TG、LDL、HDL 含量，提高 HDL/TC 比值，缩小斑块面积，减轻动脉粥样硬化程度。

2.其他药理作用

（1）改善学习记忆　知母和知母皂苷元可促进衰老早期小鼠脑内 M 受体的合成，从而增加脑 M 受体数量，改善其学习记忆能力。知母皂苷元也能促进老年大鼠学习记忆能力。但对东莨菪碱所致青年小鼠记忆障碍却无明显影响，对脑胆碱酯酶（ChE）活力也无明显影响，表明其改善学习记忆能力作用不是通过兴奋 M 受体或抑制 ChE 活力而产生。

（2）抗肿瘤　知母可抑制胃癌细胞 MKN45 生长并诱导细胞凋亡，对人肝癌移植裸大鼠模型也有一定的抑制作用。

恶性肿瘤与细胞膜钠泵密切相关，肿瘤细胞和宿主细胞中钠泵活性均明显增高，知母能显著抑制 Na^+-K^+-ATP 酶，有助于抑制癌瘤生长和宿主存活，并减少机体能量消耗。

此外，知母成分芒果苷有明显镇静、利胆作用；异芒果苷有明显镇咳、祛痰、强心、利尿作用。

【现代应用】

1. 急性传染、感染性疾病　用知母配伍石膏（白虎汤）等治疗流行性出血热、肺炎、流行性脑膜炎、乙型脑炎、钩端螺旋体病等有一定疗效。

2. 糖尿病　常与天花粉、麦冬等配伍，用于糖尿病的治疗。

3. 肺结核潮热或肺热咳嗽　可单用知母。肺热咳嗽用二母散疗效较好。

4. 前列腺肥大症　可与黄柏等配伍应用。

二、清热燥湿药

黄　芩

本品为唇形科草本植物黄芩 *Scutellaria baicalensis* Georgi 的干燥根。其主要化学成分为黄酮类，包括黄芩苷（baicalin）、黄芩素（黄芩苷元，baicalein）、汉黄芩苷（wogonoside）、汉黄芩素（wogonin）、千层纸素 A（oroxylinA）、黄芩新素Ⅰ（skullcap-favone Ⅰ）、黄芩新素Ⅱ（skullcapflavone Ⅱ）等。除黄酮类外，黄芩还含有 β-谷甾醇、苯甲酸、葡萄糖醛酸和多种微量元素。黄芩味苦，性寒。归肺、胆、脾、小肠及大肠经。

【药动学】　黄芩苷静脉注射在大鼠体内药动学过程符合二室开放模型。黄芩苷肌肉注射吸收快（达峰时间 $T_{max}=0.4$ 小时），且吸收较完全（血药浓度曲线下面积高，$AUC=89.27\%$），消除半衰期 $t_{1/2\beta}=0.62$ 小时。黄芩苷口服给药则吸收缓慢，T_{max} 为 7～16 小时，AUC 较低（22～36%）。黄芩苷经肾排泄，原形药约占 4%～8%。

黄芩素的相对生物利用度远远大于黄芩苷（约为后者的 200.9%），提示：将黄芩苷制备成黄芩素后可提高其口服生物利用度，进而提高临床疗效。

【药理作用】

1. 与功效主治相关的药理作用　黄芩具有清热燥湿，泻火解毒，止血，安胎功效。用于湿温、暑温，胸闷呕恶，湿热痞满，泻痢，黄疸，肺热咳嗽，高热烦渴，血热吐衄，痈肿疮毒，胎动不安。《本草经疏》云：“其性清肃，所以除邪；味苦所以燥湿；阴寒所以胜热，故主诸热。诸热也，邪热与湿热也。”《别录》言：“疗痰热、胃中热。”

（1）抗病原体

①抗细菌：黄芩具有广谱的抗菌作用，对常见的致病菌如金黄色葡萄球菌、乙

型链球菌、脑膜炎球菌、白喉杆菌、炭疽杆菌、痢疾杆菌、铜绿假单胞菌、伤寒杆菌、副伤寒杆菌、变形杆菌、霍乱弧菌、淋球菌及其幽门螺旋杆菌等均有抑制作用。生黄芩的抗菌作用优于炮制品，但冷浸黄芩的作用比加热处理者低。黄芩对大肠杆菌耐药质粒(R 质粒)具有消除作用，作用 24 小时的消除率为 5%~24.2%。

黄芩苷还有抗内毒素作用，能减轻内毒素对细胞膜结构的损伤作用。

②抗真菌：黄芩水浸剂对多种皮肤真菌有抑制作用，黄芩苷元对尖孢镰刀菌和白色念珠菌的生长有抑制作用。黄芩素对皮肤病酵母型真菌有较高选择性抑制作用，作为外用抗酵母型真菌的天然化合物，可用于治疗人类真菌感染和皮肤黏膜真菌如念珠菌病、隐球菌病、真菌头皮屑和指甲念珠菌感染等。

③抗病毒：黄芩及其提取物体外对流感病毒、流行性出血热病毒、乙型肝炎病毒等多种病毒具有抑制作用。主要有效成分为黄芩苷和黄芩素。黄芩苷及黄芩苷元还能抑制免疫缺陷病毒(HIV-1)及免疫缺陷病毒逆转录酶(HIV-1RT)的活性，黄芩苷元作用强于黄芩苷。

另外黄芩与柴胡等配伍，还能抑制流感病毒对鸡胚的感染，降低病毒感染小鼠的死亡率，减轻其肺部病变。

(2)抗炎　黄芩及其所含黄芩素、黄芩苷、黄芩新素Ⅱ等对多种炎症反应均有抑制作用。如黄芩茎叶总黄酮口服给药，对二甲苯致小鼠耳肿胀和甲醛致大鼠足跖肿胀均有明显的抑制作用；黄芩水煎醇沉液给大鼠灌胃可明显抑制酵母性足肿胀。黄芩甲醇提取物、黄芩素、黄芩苷灌胃，均能抑制大鼠角叉菜胶性足肿胀。黄芩素及汉黄芩素对大鼠佐剂性关节炎也有抑制作用。黄芩甲醇提取物及黄酮单体还能抑制醋酸引起的小鼠腹腔毛细血管通透性增加，但对棉球肉芽肿作用不明显。

黄芩抗炎作用与抑制炎性介质的生成和释放有关，黄芩新素Ⅱ、汉黄芩素、汉黄芩苷、黄芩素等均能抑制大鼠腹膜肥大细胞释放组胺(HA)，黄芩素、黄芩苷等通过抑制花生四烯酸代谢中环氧酶与脂氧酶，从而抑制前列腺素 E_2(PGE_2)和白细胞三烯(LTs)的生成，减轻炎性介质扩张血管、增加血管壁通透性及白细胞的趋化作用。

(3)调节免疫　黄芩素及其衍生物具有抗变态反应活性。黄芩、黄芩苷、黄芩素等能稳定肥大细胞膜，能够抑制由抗原-抗体反应诱发的肥大细胞脱颗粒过程，减少组织胺、慢反应物质(SRS-A)等变态反应介质的释放，从而产生抗变态反应作用，尤其对Ⅰ型变态反应(过敏反应)作用显著。

黄芩苷、黄芩素等对致敏豚鼠离体回肠及气管有明显的解痉作用，黄芩苷对实验性哮喘也有一定的抑制作用。黄芩免疫抑制作用的环节包括：①稳定肥大细胞膜,减少炎性介质释放。黄芩苷及黄芩苷锌可减少致敏豚鼠离体肺灌流液中慢反应物质(SRS-A)的含量,黄芩苷也能显著抑制肥大细胞释放组胺;②影响花生四烯酸代谢,抑制炎性介质的生成。黄芩苷明显抑制钙离子载体 A_{23187} 诱导的大鼠腹腔巨噬细胞 PGE_2 合成增加。

另有研究显示,黄芩具有提高机体免疫功能作用。黄芩苷锌络合物腹腔注射,连续5日,能明显提高小鼠腹腔巨噬细胞吞噬百分率和吞噬指数,并使血清溶菌酶含量及红细胞补体 C_3bR 酵母花环形成百分率明显提高。黄芩苷剂量在10~320μg/mL范围内,可使自然杀伤(NK)细胞活性随剂量增加而增强,剂量大于640μg/mL时,NK细胞活性反而明显降低,说明黄芩苷增强NK细胞活性与浓度有依赖关系。

(4)解热　黄芩、黄芩苷、野黄芩苷对内毒素等多种实验性体温升高动物模型均有降低体温的作用,并呈一定的量-效关系。黄芩苷对正常体温大鼠无降温作用。

(5)保肝、抗肝纤维化、利胆　黄芩泻火解毒,主治"诸热黄疸"。黄芩及黄芩提取物等对半乳糖胺、四氯化碳等诱导的多种实验性肝损伤均具有保护作用,黄芩的乙酸乙酯萃取物和正丁醇萃取物还可抑制四氯化碳所致原代培养大鼠肝细胞损伤后的ALT升高。

黄芩茎叶总黄酮明显减少 CCl_4 诱导的肝纤维化模型大鼠肝组织中α-平滑肌肌动蛋白的表达,降低血清ALT、AST活性和肝组织羟脯氨酸含量,肝组织病理改变明显好转,纤维组织增生明显减少。提示黄芩茎叶总黄酮通过抑制肝星形细胞的活化达到抗肝纤维化作用。

黄芩的保肝和抗肝纤维化作用可能与抗氧自由基损伤有关。黄芩茎叶总黄酮灌胃可增加小鼠肝匀浆中谷胱甘肽过氧化物酶(GSH-PX)的活性,明显降低过氧化脂质(LPO)的含量;千层纸素A、汉黄芩素、黄芩新素Ⅱ、黄芩素、黄芩苷等,口服或体外给药能抑制氯化亚铁和抗坏血酸的混合物激活的肝脏脂质过氧化作用。黄芩黄酮对NADPH-ADP引起的体外肝脏脂质过氧化作用也有明显抑制作用。

此外,黄芩及黄芩素等有利胆作用,可增加实验动物胆汁分泌量。

(6)镇静　中医认为火邪为阳邪,其性炎上,引起心烦失眠等症。黄芩清热泻火,有中枢抑制作用,能减少小鼠自发活动,协同阈下催眠量的戊巴比妥钠催眠作用。

(7)对血液系统影响　黄芩有止血功效,主治血热吐衄,但对血液系统的作用较为复杂。黏毛黄芩、滇黄芩、薄叶黄芩中的黄芩苷水溶性成分具有促凝血和明显的延长纤维蛋白溶解活性作用，而黄芩及甘肃黄芩的水溶性成分则无明显作用。另有研究认为，黄芩素、汗黄芩素、千层纸素、黄芩新素等能不同程度地抑制胶原、ADP、花生四烯酸诱导的血小板聚集，抑制凝血酶诱导的纤维蛋白原转化为纤维蛋白，产生抗凝血作用。

2. 其他药理作用

（1）降血脂、抗动脉粥样硬化　口服汉黄芩素，黄芩新素Ⅱ，可升高实验性高脂血症大鼠血清高密度脂蛋白胆固醇（HDL-C）水平，黄芩新素Ⅱ还能降低血清总胆固醇（TC）水平，黄芩素、黄芩苷能降低血清甘油三酯（TG）含量。黄芩茎叶总黄酮也有明显降血脂及抗动脉粥样硬化作用。

（2）抗氧自由基损伤　除通过抗氧自由基损伤发挥保肝作用之外，黄芩对心、肺、晶状体等的氧自由基损伤也有保护作用。黄芩苷连续腹腔注射 3 天，可对抗阿霉素引起的心肌脂质过氧化损伤，提高小鼠心肌超氧化物歧化酶（SOD）和 GSH-PX 活性，降低丙二醛（MDA）含量，从而减轻自由基对心肌的损伤。黄芩苷对过氧亚硝基阴离子（$ONOO^-$）致大鼠肺损伤也有明显保护作用。黄芩苷还可对抗亚砸酸钠诱导的白内障晶状体损伤，提高晶状体的抗氧化能力。

（3）对心血管系统功能的影响

①降压：黄芩水浸液、黄芩提取物静脉注射可引起动物血压下降，反复给药无快速耐受现象，黄芩茎叶总黄酮对慢性肾动脉狭窄型高血压模型大鼠也具有显著的降压作用。黄芩苷有扩血管作用，可对抗 NA、KCl 及 $CaCl_2$ 所致的大鼠离体主动脉条收缩，量效反应曲线右移，但最大收缩效应降低。近来研究发现黄芩苷可降低大鼠主动脉平滑肌细胞内游离钙浓度，推测其降压作用与阻滞钙通道有关。

②抗心肌缺血：黄芩苷对大鼠心肌收缩性能有明显抑制作用，使心肌耗氧量减少，可对抗异丙肾上腺素所致大鼠急性心肌损伤，使缺血心电图 S-T 段异常抬高数减少，血清磷酸肌酸激酶（CPK）降低。黄芩茎叶总黄酮灌胃，对静脉注射垂体后叶素引起的大鼠心肌缺血有明显的对抗作用，并可增加离体豚鼠的冠脉流量。

③抗心律失常：黄芩茎叶总黄酮灌胃，对乌头碱诱发大鼠的心律失常、大鼠冠脉结扎复灌性心律失常及电刺激家兔心脏诱发室颤均有明显的对抗作用，可增加哇巴因诱发豚鼠心律失常的阈剂量，但对致死剂量无明显影响。

此外，黄芩茎叶总黄酮灌胃，可明显延长小鼠常压缺氧的存活时间，增强动物的抗缺氧能力；黄芩苷、黄芩素能降低实验性糖尿病大鼠醛糖还原酶（AR）活性，减轻糖尿病慢性并发症，使晶状体、肾脏病理变化得到明显改善。黄芩中酚性苷类能减轻放射引起的组织损伤，提高小鼠存活率。

【毒理与不良反应】　犬口服浸剂每日 15g/kg，连续 8 周，除可见粪便稀软外，未见其他明显毒性。小鼠皮下注射的致死量分别为：醇提物 6g/kg，黄芩苷 4g/kg，汉黄芩苷 4g/kg。小鼠腹腔注射黄芩苷的 LD_{50} 为 3.081g/kg。家兔静脉注射黄芩生浸剂 2g/kg 可引起死亡。

【现代应用】

1. 小儿呼吸道感染、急性支气管炎及扁桃体炎。
2. 急性菌痢。
3. 病毒性肝炎，包括急性肝炎、慢性迁延性肝炎。
4. 其他感染　如疖疔、外痈、蜂窝组织炎、深部脓肿及急性胰腺炎等。

黄　连

本品为毛茛科植物黄连 *Coptis chinensis* Franch.（习称味连）、三角叶黄连 *Coptis deltoidea* C. Y. Cheng et Hsiao.（习称雅连）或云连 *Coptis teeta* Wall.（习称云连）的干燥根茎。黄连含多种生物碱，包括小檗碱（黄连素，berberine）、黄连碱（coptisine）、掌叶防己碱（巴马亭，palmatine）、药根碱（jatrorrhizine）、表小檗碱（epiberberine）、甲基黄连碱（worenine）、非洲防己碱（columbamine）、木兰花碱（magnoflorine）等。其中以小檗减含量最高，黄连、三角叶黄连及云连中小檗碱含量均超过 4%，是黄连所含重要有效成分。黄连中非生物碱成分有阿魏酸（ferulic acid）和绿原酸（chlorogenic acid）等。黄连味苦，性寒。归心、脾、胃、肝、胆、大肠经。

【药动学】　小檗碱口服不易吸收，血中浓度较低，人一次口服 0.4g，30 分钟后血中含量仅为 100μg/L 左右。季铵型小檗碱不易透过血脑屏障。小檗碱主要经过肝脏代谢，代谢产物经肾脏排泄，尿中原形物较少。

小鼠灌胃给予黄连生物碱，给药 15 分钟后胃黏膜黄连生物碱浓度达到高峰，之后缓慢降低，黄连生物碱的吸附量在 50～400mg/kg 给药剂量范围内随给药剂量的增大而增加，呈良好的正相关性。按一级动力学计算，黄连生物碱在胃黏膜的半衰期 t 为 194 分钟。黄连生物碱在小鼠胃黏膜吸收迅速，清除则较慢，用大$_{1/2}$ 鼠肠外翻模型研究黄连代表提取物小檗碱和巴马亭不同剂量在不同肠段的体外肠吸收特征，结果发现均符合零级动力学，其吸收形式为被动吸收。

给大鼠静脉注射或鼻腔给予小檗碱，分别在给药后 12 个时间点采血和分离海马组织，结果表明小檗碱血药浓度-时间曲线经拟合二房室模型，鼻腔给药的生物利用度 3.05%，在海马中的直接转运率为 52.66%。

灌胃给药，比较黄连常规粉体、超微粉体和纳米粉体中小檗碱在大鼠体内的药代动力学参数。结果,三组小檗碱的药代动力学最佳模型均为一室开放模型,与纳米粉体比较,黄连超微粉体和常规粉体中小檗碱的相对生物利用度分别为 82.42% 和 55.13%。说明黄连粉体经超微化和纳米化后吸收相增大,可显著提高黄连中小檗碱的生物利用度。

【药理作用】

1. 与功效主治相关的药理作用　黄连具有清热燥湿,泻火解毒之功效。主治湿热痞满,呕吐,泻痢,黄疸,高热神昏,心火亢盛,心烦不寐,血热吐衄,目赤吞酸,牙痛,消渴,痈肿疔疮;外用可治疗湿疹,湿疮,耳道流脓。《本草正义》记载:"黄连大苦大寒,苦燥湿,寒胜热,能泄降一切有余之湿火,而心、脾、肝、肾之余热,胆、胃、大小肠之火,无不治之。上以清风火之目病,中以平肝胃之呕吐,下以通腹痛之滞下,皆燥湿清热之效也。"

(1)抗病原体　黄连清热燥湿,泻火解毒之功效主要以抗病原体作用为基础。

①抗菌:黄连及小檗碱具有广谱抗菌作用,对多种细菌、结核杆菌及真菌等有抑制或杀灭作用。黄连和小檗碱的抗菌作用基本一致,在体外对金黄色葡萄球菌、溶血性链球菌、大肠杆菌、铜绿假单胞菌、痢疾杆菌、伤寒杆菌、霍乱弧菌、炭疽杆菌等均有抑制作用,黄连对人型结核杆菌有明显抑制作用。黄连及三黄注射液(等量黄连、黄芩、黄柏组成)还具有抗真菌作用。巴马亭、药根碱对卡尔酵母菌、白色念珠菌等有抗菌作用。黄连煎液及小檗碱在体外及体内均有一定的抗阿米巴作用。小檗碱对多种流感病毒及新城鸡瘟病毒有抑制作用。

酒黄连、姜黄连和萸黄连与黄连比,体外抗铜绿假单胞菌作用加强,但抗金黄色葡萄球菌、伤寒杆菌、痢疾杆菌、溶血性链球菌、变形杆菌的作用强度无明显变化。黄连、黄芩、甘草水煎液单味或不同比例配伍后对金黄色葡萄球菌生长的抑制作用发生影响。黄连与黄芩配伍,黄连的抑菌作用未见降低;黄连与甘草配伍,无论比例如何,配伍后黄连的抑菌作用均呈降低趋势;当三药同时配伍时,黄连的抑菌作用不变,或反增强。小檗碱与抗菌增效剂甲氧苄啶合用抗菌作用显著性增强。

黄连低浓度抑菌,高浓度杀菌。抗菌作用环节可能是:a. 破坏细菌结构。超微结构观察发现,黄连最低杀菌浓度 0.66g/mL 能引起金黄色葡萄球菌中隔变形、弯曲和粗细不一,在细胞质和拟核中,染色颗粒消失、细胞质变"苍白",核糖体处出现高电子密度的团块。将石膏样癣菌接种在 40% 黄连药液培养基中培育,7 日后可引起真菌细胞膜明显皱缩,反折入胞浆内,呈憩室样,胞浆内细胞器消失。b. 抑制细菌糖代谢,黄连能抑制酵母菌及细菌糖代谢的中间环节丙酮酸的氧化脱羧过程。c. 抑制核酸、蛋白质合成,小檗碱能干扰肺炎球菌 14C-苯丙氨酸、^{14}C-胸腺嘧啶核苷及^{14}C-尿嘧啶核苷的掺入作用,影响核酸代谢。小檗碱还能抑制霍乱弧菌的RNA和蛋白质合成。

②抗病毒:黄连对柯萨奇病毒、流感病毒、风疹病毒、单纯疱疹病毒、新城鸡瘟病毒等有抑制作用,黄连及其主要成分,包括小檗碱、黄连碱、甲基黄连碱、巴马亭、药根碱和表小檗碱具有抗疱疹病毒(HSV)作用。黄连的水提取液稀释30倍后对兔角膜细胞Ⅰ型单纯疱疹感染的病原仍有抑制作用。

(2)抗细菌毒素、抗腹泻　黄连及小檗碱能提高机体对细菌内毒素的耐受能力,改善多种细菌毒素引起的毒血症。

黄连和小檗碱可对抗大肠杆菌、霍乱弧菌毒素引起的腹泻,并减轻小肠绒毛的水肿、分泌亢进等炎症反应,降低死亡率。此外小檗碱对蓖麻油及番泻叶等引起的非感染性腹泻也有对抗作用。

(3)抗炎　小檗碱对二甲苯引起的小鼠耳肿胀、大鼠角叉菜胶性足跖肿胀以及棉球肉芽肿等急、慢性炎症均有明显抑制作用。小檗碱可抑制乙酸引起的小鼠腹腔毛细血管通透性增高,以及组胺引起的大鼠皮肤毛细血管通透性增加。黄连其他成分如药根碱及黄连碱也有显著的抗炎作用。小檗碱抗炎作用与其抑制炎症过程的某些环节有关。小檗碱能显著抑制趋化因子ZAP诱导的中性粒细胞趋化作用,抑制酵母多糖诱导的多形核白细胞化学发光反应,对白细胞系产生的羟自由基及过氧化氢导致的化学发光亦有显著的抑制作用。静脉滴注小檗碱可明显降低大鼠炎症组织中前列腺素E_2(PGE_2)的含量。小檗碱还能明显降低中性粒细胞中磷脂酶A_2(PLA_2)的活性,减少炎性介质的生成。

(4)解热　黄连注射液对白细胞致热原(LP)所致家兔发热有明显解热作用,并能降低脑脊液中cAMP含量,说明黄连可通过抑制中枢发热介质的生成或释放产生解热作用。

(5)镇静催眠　黄连具有中枢抑制作用,可泻心火、解热毒,缓解因心火亢盛、躁扰心神导致的心悸、失眠、多梦等症状。小檗碱可使动物自发活动减少,对戊巴比妥钠的催眠作用有协同效应,可缩短后者引起小鼠入睡的潜伏期,并使睡眠时间延长。

小檗碱、黄连碱均为季铵类的生物碱,因不易透过血脑屏障而中枢抑制作用较弱,叔胺类生物碱,如四氢小檗碱、四氢黄连碱,因易透过血脑屏障而使中枢抑制作用增强。

(6)降血糖、降血脂　黄连可清胃热,对胃火炽热、消谷善饥、烦渴多饮的中消证有效。黄连水煎液及小檗碱口服给药可使正常小鼠血糖下降,呈量-效关系,给药后 2~4 小时内,降血糖作用最强,6 小时后作用逐渐消失。小檗碱一次灌胃给药对葡萄糖和肾上腺素引起的血糖升高均有降低作用,连续灌胃给药 15 日,对自发性糖尿病 KK 小鼠有降血糖作用,并能改善糖耐量,对四氧嘧啶致糖尿病小鼠也有降血糖作用。小檗碱还可降低非胰岛素依赖性糖尿病模型大鼠(小剂量 STZ 负荷高热量饲料诱发)的高胰岛素血症,并可使糖尿病鼠的晶体、肾脏醛糖还原酶活性明显下降,尿蛋白呈下降趋势,同时明显改善肾小球病理变化。说明小檗碱不仅有降血糖作用,且对糖尿病性并发症也有一定作用。

小檗碱灌胃对小鼠胰岛素分泌及小鼠给葡萄糖负荷后的胰岛素释放均无明显影响,对正常小鼠肝细胞膜胰岛素受体数目及亲和力亦无明显影响,说明小檗碱的降血糖作用与胰岛素的释放等因素无关。小檗碱能降低肝脏和膈肌糖原含量,抑制丙氨酸为底物的糖原异生作用,升高血中乳酸含量。因此推测,小檗碱的降血糖作用是通过抑制肝脏的糖原异生和/或促进外周组织的葡萄糖酵解作用产生的。近年研究结果显示,小檗碱长期给药可提高胰岛素敏感指数,改善胰岛素抵抗。

对于高脂血症模型大鼠给予小檗碱治疗,可剂量性依赖性地降低总胆固醇(TC)、三酰甘油(TG)和低密度脂蛋白胆固醇(LDL-C)水平,并可预防高脂膳食诱导的家兔动脉粥样硬化。

(7)抗溃疡　黄连及小檗碱具有抗溃疡作用,对盐酸-乙醇引起的胃黏膜损伤、应激性胃溃疡以及大鼠醋酸性胃溃疡等多种实验性胃溃疡均有明显保护作用,可抑制溃疡发生、促进愈合。小檗碱抗溃疡作用与其抑制胃酸分泌、抑制氧自由基产生、促进自由基(·OH)清除、减轻脂质过氧化等作用有关。此外,黄连对幽门螺杆菌有较强的抑制作用,这可能是黄连治疗溃疡病的作用途径之一。

(8)抗肿瘤　小檗碱可抑制结肠癌、胃癌、食管癌、肝癌等多种肿瘤细胞。与化疗药呋喃氟尿嘧啶、环磷酰胺、5-氟尿嘧啶、顺氯氨铂、长春碱等合用可延缓对这些药物耐药性的产生。

2. 其他药理作用

(1)对心血管功能的影响　中医认为“心主血脉”,心火亢盛可引起多种心血管系统功能失常。黄连解毒泻火,并以泻心经实火见长,其抗心律失常等作用可能与此功效有关。但小檗碱对心血管系统的作用非常广泛,有些药理作用与功效之间的关系尚不清楚。

①正性肌力:小檗碱在一定剂量范围内,对动物离体心脏及整体心脏均显示出正性肌力作用。小檗碱在 0.1~300μmol/L 的剂量范围内,呈剂量依赖性地增加离体豚鼠乳头状肌收缩力,当浓度达 300μmol/L 时,乳头状肌收缩力增加 50%,作用

可持续40分钟。小檗碱对右心房肌也产生正性肌力作用。

小檗碱有抗心力衰竭作用，静脉注射0.1%小檗碱，对静脉滴注戊巴比妥钠引起衰竭的豚鼠心脏，可使左心室内压变化最大速率（$\pm dp/dt_{max}$）上升；静脉注射和口服小檗碱均可使心衰模型犬心输出量增加，左室舒张末压下降（LVEDP），心率减慢。小檗碱静脉注射对清醒状态大鼠也有一定的强心作用。

小檗碱可促进心肌细胞外Ca^{2+}内流，使细胞内Ca^{2+}浓度增加，其正性肌力作用的机理与增加心肌细胞内Ca^{2+}浓度有关。值得注意的是，小檗碱增强心肌收缩力的作用仅在小剂量范围内明显，用量过大反而抑制心肌收缩力。

②负性频率：小檗碱静脉注射，可使清醒大鼠心率先加快而后缓慢持久地减慢。小檗碱300μmol/L可使离体豚鼠右心房自发节律减慢15%。小檗碱对肾上腺素引起的心率加快有非竞争性拮抗作用。

③对心肌电生理特性的影响：a.对慢反应细胞（兔窦房结、房室结细胞），小檗碱0.1、1、10、30μmol/L能剂量依赖性地降低动作电位4相除极化速率，降低自律性；降低0相除极化最大速率（V_{max}）及振幅，减慢传导；延长动作电位时程及有效不应期，消除折返冲动。小檗碱对兔窦房结的抑制作用不被阿托品所拮抗。b.对快反应细胞（右心房界嵴细胞）小檗碱也有延长动作电位时程和有效不应期作用，但需较高浓度，对动作电位振幅及V_{max}的影响不明显。犬静脉注射小檗碱1mg/kg，继以每分钟0.2mg/kg恒速静脉输入，可使心房及心室有效不应期及功能不应期延长。

④抗心律失常：小檗碱具有显著的抗心律失常作用，可对抗多种原因诱发的实验性心律失常。例如，小檗碱可使$CaCl_2$诱发的小鼠室性早搏（VE）、室性心动过速（VT）、室性纤颤（VF）的发生率降低，增加诱发VE、VT、VF以及心室停搏所需乌头碱的用量，对$BaCl_2$、肾上腺素诱发的大鼠室性心律失常、$CSCl_2$-Ach诱发的小鼠房颤（扑）也均有对抗作用，并能提高电刺激所诱发的家兔室颤阈值。小檗碱还能降低结扎冠状动脉引起的犬缺血性心律失常（室早、室颤）的发生率。另外，药根碱也有抗心律失常作用。

小檗碱抗心律失常作用机制可能与前述降低心肌自律性、延长动作电位时程及有效不应期，消除折返冲动有关。哇巴因诱发的心律失常与其抑制Na^+-K^+-ATP酶，使心肌细胞内Na^+增加有关，小檗碱能选择性地对抗哇巴因诱发的动物室性心律失常，提示其抗心律失常作用可能与抑制心肌Na^+内流作用有关。大剂量小檗碱可抑制豚鼠心乳头状肌缓慢内向离子电流（Isi），显示Ca^{2+}通道阻滞作用。

⑤降压：小檗碱静脉给药，对麻醉犬和清醒大鼠均能产生明显的降压作用。降

压同时伴后负荷和心率下降，而左室心肌收缩力加强，说明心率减慢及外周阻力降低是小檗碱降压作用主要环节。利用大鼠肛尾肌标本及兔主动脉条标本，发现小檗碱 0.3、1、3μmol/L 可使去氧肾上腺素（α 受体激动剂）引起的平滑肌收缩累积量-效曲线平行右移，最大效应不变，提示小檗碱对 α 受体有竞争性拮抗作用，但其作用强度不如哌唑嗪。药根碱对麻醉、清醒大鼠以及肾性高血压大鼠亦有显著的降压作用，其降压作用的机理也与 α 受体阻断作用有关。

⑥抗心肌缺血：小檗碱腹腔注射能显著缩小大鼠冠脉结扎后 24 小时的心肌梗死范围，抑制血清游离脂肪酸的增高，降低梗死后病理性 Q 波的发生率，对缺血性心肌具有保护作用。

体外细胞实验发现，小剂量盐酸小檗碱（10μg/mL）对缺氧性损害心肌细胞的搏动、乳酸脱氢酶释放、细胞存活率、细胞超微结构均有较明显的保护作用，而大剂量（30μg/mL）盐酸小檗碱则可加重缺氧引起的心肌细胞损害。

此外，近年大量实验室研究结果显示，小檗碱还具有抗心肌肥厚、心脏保护以及抑制血管内膜增生与血管重塑等多方面心血管活性。

（2）抗脑缺血　采用激光多普勒流量仪动态监测软脑膜微循环的变化，发现小檗碱能扩张麻醉小鼠脑膜血管，增加局部血流量。小檗碱能提高动物缺血再灌流早期（120 分钟）海马 CA_1 区神经元内线粒体、粗面内质网和高尔基体对缺血的耐受性，减轻缺血再灌流晚期（7 天）海马 CA_1 区迟发性神经元死亡程度，降低继发性癫痫的发生率，对缺血再灌注引起的脑组织损伤有明显的保护作用。小檗碱抗脑缺血作用还与抗氧自由基作用及抑制“缺血”性损伤诱导的神经细胞内游离钙浓度（$[Ca^{2+}]_i$）异常有关。小檗碱能显著升高脑缺血时 SOD、GSH-Px 活力，降低丙二醛（MDA）含量，对缺氧/缺糖诱导的$[Ca^{2+}]_i$ 的升高有明显的抑制作用。

小檗碱还有抗血小板聚集、调节胃肠运动、保肝、抗肺损伤、改善学习记忆等作用。

【毒理与不良反应】　小檗碱口服不易吸收，因而口服给药时毒性很小。大剂量（15mg/kg）静脉注射可使麻醉兔出现全心抑制，在 16 只兔中有 4 只兔出现结性心律，心脏的传导系统严重受抑。以 0.1%小檗碱给犬静脉恒速滴注，小剂量时兴奋心脏，给药至 180~270 分钟时，动物血压下降，心肌收缩抑制而死亡。小鼠腹腔注射盐酸小檗碱的 LD_{50} 为 24.3mg/kg，灌胃给药 LD_{50} 为 392mg/kg。

小檗碱口服治疗心律失常，14%患者可出现上腹部不适，便秘或腹泻等胃肠道症状，肝功能、血常规及尿常规均无异常改变。口服小檗碱片或肌内注射小檗碱偶可引起过敏性反应，出现药疹、皮炎、血小板减少症，曾报道肌肉注射出现过敏性休克。

【现代应用】

1. 感染性疾病　单味黄连及小檗碱治疗细菌性痢疾，疗效肯定。盐酸小檗碱现为治疗痢疾肠炎的常用药。黄连水煎液局部浸泡，治疗有窦道的指骨骨髓炎有效。黄连酒外用滴耳治疗单纯性中耳炎疗效满意。小檗碱口服治疗衣原体或支原体引起的尿道炎，有一定疗效。小檗碱口服慢性胆囊炎。

2. 糖尿病　小檗碱片口服治疗 2 型糖尿病。

3. 心脑血管性疾病　如心律失常（包括室早、房早、结早、房颤等）、动脉硬化性脑梗死、高脂血症等。

4. 烧伤　将无菌敷料蘸黄连煎液覆盖创面，治疗Ⅱ度烧伤，用药 12~23 日，均获痊愈。

5. 胃及十二指肠溃疡、萎缩性胃炎　小檗碱口服有效。与维酶素、雷尼替丁三联治疗幽门螺杆菌阳性十二指肠球部溃疡，疗效满意。

黄连复方还用于治疗呼吸道感染、急性肾盂肾炎、焦虑症及失眠等。

苦　参

本品为科植物苦参 *Sophora flavescens* Ait. 的干燥根。主要成分为生物碱和黄酮类化合物。现已分离出的生物碱多达 20 余种，目前认为具有药理活性的 5 种主要生物碱是：苦参碱（matrine）、氧化苦参碱（oxymatrine）、槐果碱（脱氢苦参碱，sophocarpine）、槐胺碱（sophoramine）及槐定碱（sophoridine）。其他生物碱还有槐醇碱（sophoranol）、N-甲基野靛碱（N-methylcytisine）、臭豆碱（anagyrine）、赝靛叶碱（baptifoline）。黄酮类化合物如苦参醇（kurarinol）、苦醇 A-O（kushenol A-O）、苦参素（kusherin）等。苦参中还含有二烷基色原酮、醌类和三萜皂苷以及多种游离氨基酸、脂肪酸、蔗糖、芥子酸十六酯等。苦参味苦，性寒。归心、肝、胃、大肠、膀胱经。

【药动学】　苦参碱和氧化苦参碱在家兔体内的药动学过程符合二室模型，分布相半衰期（$t_{1/2\alpha}$）分别是 4.4 分钟和 5.8 分钟，消除相半衰期（$t_{1/2\beta}$）分别是 79.2 分钟和 29.6 分钟；表观分布容积（V_d）分别是 3.93L/kg 和 1.94L/kg。氧化苦参碱大鼠体内药动学过程与家兔体内过程相似。

【药理作用】

1. 与功效主治相关的药理作用　苦参具有清热燥湿、杀虫、利尿功效，主治热痢便血，黄疸，尿闭，赤白带下，阴肿阴痒，湿疹，湿疮，皮肤瘙痒，疥癣麻风。《本经》云:"主心腹气结,癥瘕积聚,黄疸、溺有余沥,逐水,除痈肿。"

(1)抗病原体

①抗菌:苦参对金黄色葡萄球菌、乙型溶血性链球菌、痢疾杆菌、大肠杆菌、变形杆菌及结核杆菌、麻风杆菌等均有抑制作用,主要活性成分为苦参碱、氧化苦参碱等。苦参水煎液体外可抑制多种皮肤真菌,如毛癣菌、黄癣菌、小芽孢癣菌和红色表皮癣菌等。苦参醇、氧化苦参碱对引起口腔龋齿的变形链球菌有较明显的抗菌作用。苦参醇浸膏于体外能杀灭阴道滴虫。

②抗病毒:苦参碱于体内、外均有抗柯萨奇 B 组病毒作用,能消除该病毒引起的细胞病变,延长病毒感染小鼠的存活时间,作用与药物浓度存在剂量依赖关系。

苦参、苦参碱、氧化苦参碱制剂能抑制乙型肝炎病毒(HBV)复制,改善肝炎患者的症状与体征。氧化苦参碱对 HBV 基因表达有直接的抑制作用,具体表现为:a. 抑制含 HBV 基因转染的 Hep-G22. 2. 15 细胞分泌 HBsAg 和 HBeAg;b. 抑制乙肝病毒转基因小鼠抗原的表达;c. 显著降低鸭 HBV(DHBV)感染鸭血清 DHBV-DNA 水平。

此外,氧化苦参碱可明显降低丙型肝炎患者细胞内 HCV RNA 水平,抑制 HCV 增殖。

苦参及其生物碱的抗病毒作用与其诱导白细胞产生 α-干扰素有关。

(2)抗炎　苦参水煎液及苦参生物碱均有显著的抗炎作用。苦参注射液、氧化苦参碱腹腔注射,均能抑制大鼠蛋清性足肿胀。苦参碱肌肉注射,可明显对抗巴豆油诱发小鼠及大鼠耳壳肿胀性炎症,对角叉菜胶诱发的大鼠后肢肿胀、腹腔注射冰醋酸诱发的毛细血管通透性增加也有显著的抑制作用。苦参碱对大鼠棉球肉芽组织增生性炎症,或无明显影响,或产生抑制作用,出现两种不同报道。

苦参碱及氧化苦参碱对正常小鼠以及摘除肾上腺小鼠均显示抗炎作用,提示苦参碱的抗炎作用与垂体-肾上腺系统无明显关系。苦参碱能降低小鼠腹腔毛细血管通透性,抑制红细胞的溶血现象,对细胞膜产生稳定作用,提示苦参的抗炎作用可能与膜稳定作用有关。

(3)调节免疫　苦参具有双向免疫调节作用。苦参碱、氧化苦参碱、槐果碱、槐胺碱及槐定碱一般均呈现免疫抑制作用,对 T 细胞介导的免疫反应有不同程度的抑制效应,亦可显著抑制依赖 T 细胞的致敏红细胞(SRBC)抗体反应。氧化苦参碱对Ⅰ~Ⅳ型过敏反应均有抑制作用。比较 5 种生物碱(苦参碱、槐胺碱、氧化苦参碱、槐定碱、槐果碱)的免疫抑制作用,其中苦参碱的免疫抑制作用较强,而槐果碱作用较弱。

同时氧化苦参碱也可明显提高荷瘤小鼠免疫功能并产生抑瘤效应，可抑制丝裂霉素C引起的小鼠外周血中白细胞的减少，对放射治疗肿瘤引起的白细胞减少有升高作用。氧化苦参碱可使低反应性的人扁桃体淋巴细胞增殖能力提高，而对高反应性的人扁桃体淋巴细胞及正常小鼠脾细胞增殖则表现为抑制作用，显示双向调节。

(4)抗肿瘤　苦参生物碱对多种实验性肿瘤均有抑制作用，仅在作用强度和瘤株上有所差别。对小鼠艾氏腹水癌，苦参碱、脱氧苦参碱、氧化苦参碱和苦参总生物碱均有较显著的抑制作用，能延长荷瘤小鼠生存时间，其中氧化苦参碱的作用最强。苦参对小鼠肉瘤S180、小鼠实体性宫颈癌(U14)也有不同程度的抑制作用。苦参提取液作诱导分化剂，有促人红白血病细胞株K562向粒系和红系分化成熟的作用。复方苦参水溶液体外对结肠癌细胞SW480有明显的抑制作用，而且这种抑制作用呈现浓度和时间的依赖性，光镜及电镜下可见胞核固缩，荧光染色增强，胞核碎裂，凋亡小体形成等凋亡形态学变化。苦参及其成分抗肿瘤作用环节可能包括：①诱导癌细胞凋亡；②促进癌细胞分化；③抑制癌细胞DNA合成；④直接细胞毒作用；⑤抑制肿瘤转移。

用苦参碱治疗各种晚期癌肿，能减轻症状，延长存活期，且不破坏正常白细胞的产生，甚至能升高白细胞，提高机体抵抗力。其作用具有低毒性、无抑制骨髓、无机体免疫功能抑制等抗肿瘤化疗药无可比拟的优点。

(5)解热　苦参注射液或氧化苦参碱给家兔静脉注射，可抑制四联菌苗引起的体温升高，有明显解热作用，给正常大鼠腹腔注射，可使体温显著降低，产生降温作用。

(6)止泻　苦参主治热痢便血，苦参碱灌胃能明显延长灌服炭末小鼠黑便排出潜伏期，延缓蓖麻油性湿粪排出时间，减少小鼠排粪量，但对小鼠小肠推进功能未见明显影响。

2. 其他药理作用

(1)抗心律失常　给大鼠静脉注射苦参总碱，能显著提高诱发心律失常及心脏停搏乌头碱用量，推迟心律失常发生的时间；使引起豚鼠室性心动过速、心室纤颤及心脏停搏哇巴因用量明显高于对照组。苦参总碱对氯化钡诱发的大鼠心律失常及氯仿、肾上腺素诱发的猫心室纤颤也有一定的对抗作用。静脉注射苦参碱能显著对抗乌头碱、氯化钡、结扎冠脉所致心律失常，减慢心率，明显延长心电图P-R及Q-T间期。苦参碱能减慢离体右心房自动频率，使左房最大驱动频率降低，抑制乌头碱、哇巴因和儿茶酚胺(肾上腺素、去甲肾上腺素、异丙肾上腺素)诱发的心房节律失常。氧化苦参碱对离体兔心房的兴奋性无明显影响，但能缩短功能不应期(FRP)，减少右心房的自动节律，并使氯化钙引起的正性频率降低。

槐定碱、槐胺碱及槐果碱也有抗实验性心律失常作用，但作用强度不如前者。此外，苦参总黄酮也有抗实验性心律失常作用。

苦参碱型生物碱抗心律失常作用与降低异位节律点自律性及消除折返冲动(减慢传导)有关。苦参碱及氧化苦参碱能对抗儿茶酚胺引起的离体心房自律性增加，提示可通过阻断β受体发挥抗心律失常作用。

(2)抗心肌缺血　苦参水煎醇沉液、苦参总碱能减轻垂体后叶素引起的急性心肌缺血，可增加冠脉流量，并改善ST段下降和T波低平等缺血性心电图变化。苦参注射液能使离体兔耳灌流量明显增加，认为其抗心肌缺血作用可能与扩张冠脉及外周血管，增加心肌血氧供应和降低心肌耗氧量有关。

(3)其他　苦参及其生物碱还具有抗动脉粥样硬化、抗心肌肥大、抗心血管重构、镇静、平喘、抗溃疡、抗糖尿病以及保肝、抗肝纤维化等作用。

【毒理与不良反应】　苦参急性中毒的主要表现是对中枢神经系统的影响，苦参总碱0.5~1.82g/kg灌胃，小鼠出现间歇性抖动和痉挛，进而出现呼吸抑制，数分钟后心跳停止。认为呼吸麻痹是苦参中毒致死的主要原因。

苦参注射液小鼠尾静脉注射的LD_{50}为5.29mL/kg(含氧化苦参碱大于10μg/kg)；苦参总碱小鼠腹腔给药LD_{50}为(147.2±14.8)mg/kg，灌胃给药LD_{50}为(586.2±80.46)mg/kg；苦参碱小鼠肌肉注射的LD_{50}为(74.15±6.14)mg/kg；氧化苦参碱小鼠肌注LD_{50}为(256.74±57.36)mg/kg；苦参总黄酮小鼠静脉注射的LD_{50}为(103.1±7.66)g/kg。

亚急性毒性实验结果显示，苦参注射液，苦参混合生物碱静脉注射和腹腔注射，均未显示明显毒性作用，小鼠体重、血象和脏器基本正常。给犬肌肉注射苦参结晶碱0.5g，每日1次，连续2周，多数动物出现食量减少，体重减轻，但肝、肾功能和血象无明显毒性改变。

【现代应用】

1. 急慢性肠炎，如急性菌痢、滴虫性肠炎、梨形鞭毛虫病以及慢性结肠炎等。
2. 滴虫性阴道炎、霉菌性阴道炎。
3. 皮肤病：苦参片、苦参总碱、苦参注射液治疗急慢性湿疹、荨麻疹、药物性剥脱性皮炎、大疱松解坏死性皮炎以及肛门周围皮肤炎(外用)。
4. 心律失常。
5. 肿瘤。

6. 病毒性肝炎：可降低血清谷丙转氨酶和总胆红素，并清除病毒。

三、清热解毒药

金银花

本品为忍冬科木质藤本植物忍冬 *Lonicera japonica* Thunb. 的干燥花蕾或带初开的花。主要化学成分为绿原酸类化合物，即绿原酸（chlorogenic acid）和异绿原酸（isochlorogenic acid）。另外还含有黄酮类化合物如木犀草素（luteolin）、木犀草素-7-O-葡萄糖苷、忍冬苷，以及肌醇、挥发油、皂苷等。金银花味甘，性寒。归肺、心、胃经。

【药理作用】

1. 与功效主治相关的药理作用　金银花具有清热解毒功效，主治外感发热、疮痈疖肿、热毒泻痢。《本草纲目》云："一切风湿气，及诸肿毒、痈疽、疥癣、杨梅诸恶疮，散热解毒。"

（1）抗病原体　金银花具有广谱抗菌作用。在体外对多种革兰阳性菌如金黄色葡萄球菌、溶血性链球菌、肺炎球菌，革兰阴性菌如脑膜炎双球菌、淋球菌、痢疾杆菌、大肠杆菌、伤寒杆菌、百日咳杆菌、铜绿假单胞菌等有不同程度的抑制作用，也可抑制结核杆菌。金银花于体内也有抗菌作用，能降低铜绿假单胞菌感染小鼠死亡率，减轻大肠杆菌引起的实验性腹膜炎。连翘、青霉素等合用，抗菌作用互补或增强。金银花的抗菌成分主要为绿原酸和异绿原酸，黄酮类及挥发油也可能有一定抗菌活性。

金银花水提物于体内及体外均有明显的抗病毒活性。体外实验显示金银花能抑制流感病毒京科 68-1 株、孤儿病毒 ECHO11 株、单纯疱疹病毒等所致细胞病变，体内给药能提高动物抗病毒感染能力，减轻炎症反应，降低死亡率。

（2）抗内毒素　金银花可减少内毒素引起的小鼠死亡数，对内毒素引起的发热有解热作用，并加速内毒素从血中清除。

（3）抗炎　金银花对角叉菜胶和新鲜鸡蛋清引起的大鼠足跖肿胀以及大鼠巴豆油性肉芽囊肿均有明显抑制作用，可减少炎性渗出、抑制肉芽增生。

（4）解热　金银花及其复方制剂银翘散、银黄注射液等具有一定解热作用。

（5）提高免疫功能　金银花能提高小鼠腹腔炎性细胞及外周血白细胞的吞噬能力，增加小鼠血清溶菌酶的活性，从而提高机体的非特异性免疫功能。

2. 其他药理作用　金银花有效成分绿原酸类化合物有明显的利胆作用；金银

花煎剂可减少胆固醇在肠道的吸收,降低血清胆固醇水平;绿原酸能缩短凝血及出血时间,有止血作用;金银花醇提物对小鼠、犬、猴等均有抗早孕作用;金银花水及醇浸液对肉瘤和艾氏腹水癌有一定的细胞毒作用,具抗肿瘤活性。

【毒理与不良反应】　金银花水浸剂口服,未见对实验动物呼吸、血压、尿量等有明显影响,提示无明显毒性。幼年大鼠灌服绿原酸的 LD_{50} 大于 1g/kg,腹腔注射大于 0.25g/kg。

临床应用金银花一般不良反应较少,但曾有金银花注射液引起过敏性休克的报道,银黄注射液也可引起过敏反应,故使用含金银花的注射剂应注意过敏反应。

【现代应用】

1. 急性上呼吸道感染　金银花及其多种复方制剂广泛用于治疗感冒、流感、上呼吸道感染等,退热快,疗效明显。

2. 小儿肺炎　金银花注射液或与黄芩配伍,治疗小儿肺炎逾百例,疗效显著。

3. 急性扁桃体炎　采用金银花注射液治疗,可使体温较快下降,局部红肿渗出等炎症反应消退。

4. 其他　金银花与黄连、黄芩、连翘等配伍治疗多种感染性疾病,如急性菌痢、皮肤化脓性感染、急慢性湿疹、钩端螺旋体病等。

大青叶　板蓝根

大青叶为十字花科植物菘蓝 *Isatis indigotica* Fort. 叶。板蓝根为菘蓝的根。大青叶的主要化学成分有菘蓝苷(大青素 B, isatan B)、靛蓝(indigo)、靛玉红(indirubin)、色胺酮(tryptanthrine),以及挥发油等。靛蓝(indigo)为菘蓝苷的水解产物。板蓝根主要化学成分为靛蓝、靛玉红,但含量不及大青叶,另含多糖等。大青叶、板蓝根味苦,性寒。归心、胃经。

【药理作用】

1. 与功效主治相关的药理作用　大青叶、板蓝根具有清热解毒、凉血消斑功效,主治热毒入血,发斑神昏,咽喉肿痛,丹毒口疮等。《本草正》云:"治温疫热毒发狂,风热斑疹,痈疡肿痛,除烦渴。止鼻衄、吐血,凡以热兼毒者,皆宜蓝叶捣汁用之。"

(1)抗病原体　大青叶对多种细菌如金黄色葡萄球菌、肺炎球菌、链球菌、白喉杆菌,以及伤寒杆菌、大肠杆菌、流感杆菌、痢疾杆菌等均有抑制作用。还能抑制乙型脑炎病毒、腮腺炎病毒及钩端螺旋体等。所含的色胺酮对多种致病性皮肤真菌有抑制作用。

板蓝根对细菌、病毒、钩端螺旋体、真菌等多种病原体有抑制作用。板蓝根抗病毒作用突出，对流感病毒、腺病毒、出血热肾病综合征病毒（HFRSV）、乙型肝炎病毒（HBV）等多种病毒均有抑制或杀灭作用。其抗病原体的主要有效成分为靛蓝和靛玉红。

（2）提高机体免疫功能　板蓝根多糖能提高机体免疫功能，作用表现包括：①增加正常小鼠脾脏重量，并可对抗氢化可的松所致脾脏萎缩，但对胸腺无明显影响；②增加正常小鼠外周血白细胞、淋巴细胞数，并可对抗氢化可的松的抑制作用；③提高网状内皮系统的吞噬能力，促进炭粒廓清；④促进溶血素抗体生成；⑤增强二硝基氟苯诱导的小鼠迟发型变态反应等。

（3）保肝　大青叶、板蓝根均有显著的保肝作用，靛蓝混悬液灌胃对四氯化碳引起的动物肝损伤有明显保护作用。

2. 其他药理作用　板蓝根注射液及靛玉红有抗白血病作用，板蓝根多糖有降血脂作用。

【毒理与不良反应】　大青叶、板蓝根口服不良反应较少，偶有胃肠道反应。板蓝根注射液可引起过敏，主要为皮肤过敏反应，但曾有过敏性反应致死的报道，需加以注意。

【现代应用】

1. 上呼吸道感染　大青叶、板蓝根是治疗上呼吸道感染的常用中药。板蓝根对病毒性感冒尤为常用，退热效果显著。常用板蓝根制剂有板蓝根片、板蓝根冲剂、板蓝根注射液等。

2. 扁桃体炎、咽炎　板蓝根冲剂治疗慢性滤泡性咽炎、干燥性咽炎、慢性扁桃体炎等，疗效显著。

3. 急性传染性肝炎　大青叶煎剂、板蓝根各种制剂均为常用，能明显缓解症状，促进肝功能好转。板蓝根穴位注射对乙型肝炎病毒表面抗原携带者，可促进HBsAg、HbeAg转阴。

4. 流行性乙型脑炎及流行性脑脊髓膜炎　大青叶、板蓝根，或与其他清热药配伍应用，可使体温下降，症状改善。大青叶与板蓝根及各种板蓝根制剂，也常用于带状疱疹、单纯疱疹、疱疹性口腔炎等病毒感染性疾病。

四、清虚热药

青 蒿

本品为菊科植物黄花蒿 *Artemisia annua* L. 的干燥地上部分。主要含倍半萜类的青蒿素(artemisinin),青蒿甲、乙、丙、丁、戊素(artemisinin Ⅰ~Ⅴ),青蒿酸(artemisic acid),青蒿酸甲酯(methyl arteannuate),青蒿醇(artemisinol)等,此外还有黄酮香豆素类成分及挥发性成分。青蒿味苦、辛,性寒。归肝、胆经。

【药动学】 给小鼠灌服 3H-青蒿素后很快吸收,血药浓度 0.5~1 小时达高峰,4 小时下降一半,72 小时血中仅有微量残留。药后 0.5 小时即可分布到各组织,1 小时达高峰,以肝、肾含量较高,其次为肺、脾、心、脑。4 小时各组织中的药物浓度均明显下降,但脑内药物浓度比较稳定。给药 8 小时后,有 27%从尿中排出;24 小时后,有 84%从尿、粪排出。

给小鼠腹腔注射青蒿素后,体内过程符合二室开放模型,$t_{1/2\alpha}$ 为 0.95 小时,$t_{1/2\beta}$ 为 1.87 小时。

【药理作用】

1. 与功效主治相关的药理作用　青蒿具有清热解暑,除蒸,截疟功效。主治暑邪发热,阴虚发热,夜热早凉,骨蒸劳热,疟疾寒热,湿热黄疸等。《本草新编》谓本品:“专解骨蒸劳热,尤能泻暑热之火。”《本草纲目》曰:“青蒿治疟疾寒热。”

(1)抗疟原虫　青蒿素是青蒿的抗疟有效成分,具有高效、速效、低毒等特点。青蒿素的衍生物蒿甲醚、青蒿酯钠也具有良好抗疟作用,对鼠疟、猴疟和人疟均有明显的抑制作用。体内试验证明,青蒿素对疟原虫红细胞内期有直接杀灭作用,但对红细胞前期和外期无影响。

青蒿抗疟机理主要是影响疟原虫的膜结构,首先是抑制疟原虫表膜、食物胞膜、线粒体膜,其次是核膜、内质网膜;并对核内染色物质有一定的影响。其作用方式主要是影响了表膜-线粒体的功能,阻断以宿主红细胞质为营养的供给。青蒿素分子结构中所独有的过氧基是产生抗疟作用的必要基团。

(2)抗菌、抗病毒　青蒿水煎液对葡萄球菌、卡他球菌、炭疽杆菌、白喉杆菌有较强的抑菌作用,对金黄色葡萄球菌、痢疾杆菌、铜绿假单胞菌、结核杆菌等也有一定的抑菌作用。青蒿酸乳剂对枯草杆菌、金黄色葡萄球菌、白色葡萄球菌有一定的抑菌作用。青蒿酯钠对金黄色葡萄球菌、福氏痢疾杆菌、大肠杆菌、卡他球菌、甲型和乙型副伤寒杆菌及铁锈色小孢子癣菌、絮状表皮癣菌均有一定的抑菌作用。1%

的青蒿挥发油对多种皮肤癣菌有抑杀作用。

另外,青蒿素对流行性出血热病毒、流感病毒有抑制作用。青蒿中的谷甾醇和豆甾醇也有一定的抗病毒的效果。

(3)解热、镇痛、抗炎 青蒿水提物、乙酸乙酯提取物、正丁醇提取物均有明显的解热作用,能使实验性发热动物的体温下降,青蒿水提物还可使正常动物的体温下降。在花前期采的青蒿解热作用强,提示青蒿的解热活性物质在花前期含量较高。

青蒿水提物对化学刺激法和热刺激法引起的疼痛反应有明显抑制作用。

青蒿水提物对大、小鼠蛋清性、酵母性关节肿胀和二甲苯所致小鼠耳壳肿胀有明显的抑制作用。莨菪亭是其抗炎成分之一。

(4)调节免疫 目前认为青蒿素及其衍生物对免疫系统主要表现为抑制作用。实验室和临床研究结果证实,青蒿素、青蒿素类衍生物(如青蒿琥酯)以及以青蒿为主的中药复方对多种免疫性疾病有显著疗效,如红斑狼疮、风湿或类风湿性疾病、免疫性肠炎、光敏性皮肤病等,可有效改善临床症状和实验室指标,并减少激素用量。

青蒿素类衍生物也具有免疫增强作用,如对皮质激素所致免疫功能低下的动物,青蒿素可使降低的淋巴细胞转化率增高,又可使升高的血浆 cAMP 降低;在高疟原虫血症时,又可使低下的血浆 cAMP 升高。

青蒿琥酯可促进 Ts 细胞增殖,抑制 Th 细胞产生,阻止白细胞介素和各类炎症介质的释放,从而起到免疫调节作用。

2. 其他药理作用

青蒿素对血吸虫成虫具有明显的杀灭作用;青蒿琥酯、青蒿酸有抗肿瘤作用;青蒿素有抑制心脏、降压等作用。

【毒理与不良反应】 青蒿油乳剂给小鼠灌胃的 LD_{50} 为 2.10g/kg。青蒿素给小鼠灌胃的 LD_{50} 为 5.10g/kg。青蒿琥酯能诱发孕鼠骨髓细胞微核,抑制骨髓造血,而且能通过胎盘屏障损伤胎肝有核细胞。静脉注射青蒿琥酯的 LD_{50} 小鼠为 0.77g/kg,大鼠为 0.55g/kg。青蒿酯钠还有明显的胚胎毒作用。

少数病人口服青蒿浸膏片后出现恶心、呕吐、腹痛、腹泻等消化道症状。青蒿注射液偶可引起过敏反应。

【现代应用】

1. 疟疾 青蒿素制剂及青蒿素治疗间日疟、恶性疟有良好疗效,特别是对抗氯喹疟疾和脑型恶性疟疗效突出。在疗效、低毒方面优于氯喹和其他抗疟药。缺点是复发率高。

2. 高热　青蒿水煎液或注射液对各种发热均有一定的疗效。

3. 皮肤真菌病和神经性皮炎　青蒿油搽剂外用，对手、足、体、股癣和神经性皮炎均有效。

4. 其他　青蒿及其有效成分对慢性支气管炎、鼻衄、口腔黏膜扁平苔癣、盘形红斑狼疮、尿潴留等均有一定的治疗效果。

第三节　常用方剂

白虎汤

《伤寒论》

【组成】 石膏、知母、甘草、粳米。

【功效与主治】 具有清热泻火、生津止渴功效。主治阳明经热盛或温病热入气分，证见身大热，汗大出，大烦渴，脉洪大或滑数之“四大症”者，也可用于胃火亢盛之头痛、牙痛、消渴等。

【药理作用】

1. 解热　本方有明显的解热作用，可使由内毒素致发热的家兔体温下降。应用白虎汤治疗大叶性肺炎引起的高热不退、小儿外感发热、风湿热等，临床疗效较好。

2. 抗病原体　白虎汤煎剂对葡萄球菌、溶血性链球菌、肺炎双球菌、伤寒杆菌、痢疾杆菌、大肠杆菌、霍乱弧菌等有不同程度的抑制作用，并能显著降低感染流行性乙型脑炎病毒小鼠的死亡率。

白虎汤对支原体有抑制作用，通过透射电镜观察白虎汤对鸡毒支原体(MGPG31)的形态和超微结构的影响，发现白虎汤主要作用于繁殖期支原体，影响细胞膜通透性和形态而起到抑制作用。对于感染 MGPG31(MG)的艾维茵鸡，白虎汤可保护肺Ⅱ型上皮细胞和支气管 Clara 细胞，从而维持肺组织结构。

3. 抗炎　白虎汤可抑制大鼠角叉菜胶足跖肿胀，单味药中知母抗炎作用最强，两两配伍中，知母石膏组作用最强，3 味药材配伍作用提高，但去知母的白虎汤抗炎作用减弱，与单味药及不同药物配伍比较，全方抗炎作用最强，体现组方配伍的合理性。

通过对白虎汤及其配伍组 HPLC 指纹图谱与抗炎作用进行相关分析，发现来源于知母的色谱峰与抗炎强度呈正相关性，进一步说明，知母是白虎汤发挥抗炎作用的重要基础。

4. 其他作用

(1)提高免疫　白虎汤水煮醇沉剂能增强小鼠腹腔巨噬细胞吞噬功能，提高血清溶菌酶的含量，促进淋巴细胞转化。

(2)降血糖、降血脂　白虎汤加减方对链脲佐菌素(STZ)、四氧嘧啶糖尿病小鼠有降血糖作用，除明显降低血糖值以及降低糖化血红蛋白、红细胞山梨醇含量外，还可改善血管内皮细胞功能，提示可用于治疗糖尿病血管并发症；白虎汤可降低血清总胆固醇和三酰甘油。

【现代应用】

1. 发热　如小儿高热、外感发热、流行性出血热、风湿热、癌性发热等。

2. 麻疹逆证　根据患者临床症状加减，并按患者体质及年龄调整药量，每日服用 1 剂，连服 2 日，疹回期用益气养阴、清解余邪法。

3. 固定正牙引起的口腔不良反应　白虎汤加味煎液漱口，可有效缓解口腔灼痛、异味和牙龈炎、牙龈增生等症状。

4. 2 型糖尿病。

5. 老年性痴呆　能改善患者失语、失认、阅读书写障碍等症状。

6. 急性脑出血和重型颅脑损伤　在常规治疗基础上加用白虎汤，可使体温明显下降，神经功能缺损评分改善，长期生存质量明显提高。

7. 银屑病　白虎汤加减治疗本病，具有清热、泻火、解毒、滋阴的功效。

8. 其他　白虎汤加减还可治疗重症药物性皮炎、婴儿病毒性肠炎、三叉神经痛、精神性食欲亢进等。

黄连解毒汤

《外台秘要》

【组成】　黄连、黄芩、黄柏、栀子。

【功效与主治】　具有泻火解毒功效，被认为是清热解毒的代表方。主治实热火毒、三焦热盛，证见壮热烦狂、口燥咽干、错语不眠，或热病吐血、衄血；或热甚发斑、痈肿疔毒、舌红苔黄、脉数有力，也用于湿热黄疸、痢疾等病证。

【药动学】　黄连解毒汤中盐酸小檗碱、黄芩苷、栀子苷在正常大鼠体内的药代动力学研究结果显示：盐酸小檗碱和黄芩苷在大鼠血浆中的药-时过程符合一室开放模型，栀子苷在大鼠血浆中的药-时过程符合二室开放模型。

在病理状态下,黄连解毒汤中的药动学参数有所变化,如黄芩苷在糖尿病大鼠体内的 C_{max}、AUC 明显增加,$t_{1/2}$ 显著延长。而栀子苷在脑缺血状态下的血药浓度及吸收效果均优于正常状态,且消除较慢,在体内停留的时间延长。

【药理作用】

1. 抗菌、抗内毒素　黄连解毒汤对多种细菌有抑制作用,其中对金黄色葡萄球菌、表皮葡萄球菌、乙型链球菌、变形杆菌、痢疾杆菌等的抑制作用较强。对甲型链球菌、大肠杆菌、伤寒杆菌、铜绿假单胞菌、沙雷菌等抑制作用弱。用琼脂平板稀释法测定黄连解毒汤的最小抑菌浓度值(MIC)为 1600μg/mL。方中各药在抗菌作用上具有协同效果,单用黄连或小檗碱,金黄色葡萄球菌、痢疾杆菌易产生抗药性,耐药菌可在原抑菌浓度 32 倍环境生长。用本方则可提高抗菌作用,耐药菌株仅能在 4 倍抑菌浓度环境生长,说明细菌对黄连解毒汤较之小檗碱难于形成耐药性。

黄连解毒汤能对抗内毒素所致低血糖,并可使内毒素血症时肾、脑等重要生命脏器的营养性血流量增加,并能降低内毒素所致大、小鼠的休克死亡率。黄连解毒汤可提高网状内皮系统的吞噬功能,加速内毒素的廓清,并可直接中和细菌毒素。

2. 抗炎　黄连解毒汤水煎剂可显著抑制醋酸致小鼠腹腔毛细血管通透性增加及二甲苯所致小鼠耳肿胀,并抑制角叉菜胶所致小鼠气囊内白细胞的游出,减少 PGE_2 的生成。在体外实验中,黄连解毒汤显著抑制 Con A 所致的内毒素血症小鼠淋巴细胞的增殖。

黄连解毒汤的抗炎作用主要与抑制炎症因子生成有关,如 IL-1、IL-2、NO、PGE_2、TNF-α、TNF-β 等。黄连解毒汤含药血清既可抑制非致炎状态下中性粒细胞与血管内皮细胞的黏附作用,也可抑制致炎因子所诱导的中性粒细胞与血管内皮细胞的黏附,这可能是其抗炎作用机制之一。

3. 解热　黄连解毒汤对多种发热性疾病如中风后高热、关节炎发热等均显示较好解热疗效,对啤酒酵母、五联疫苗等致热的模型动物均有明显解热作用,且作用持续时间长。

4. 抗脑缺血、缺氧　黄连解毒汤提取物可缩小单侧大脑中动脉阻塞大鼠的脑梗死范围,减轻神经症状,也可对抗结扎大鼠双侧颈总动脉造成的急性不完全性脑缺血损伤,降低缺血引起的脑水肿、提高 SOD 活力、降低过氧化脂质含量。黄连解毒汤能提高小鼠缺氧条件下对氧的利用能力,显著延长小鼠存活时间。其所含黄芩提取物能减少缺氧状态下脑线粒体能量的消耗,同时还能保护线粒体膜的完整性。

5. 改善学习记忆　黄连解毒汤煎剂对东莨菪碱所致记忆获得障碍、$NaNO_2$ 所致记忆巩固障碍、乙醇所致记忆再现障碍、D-半乳糖所致衰老性记忆障碍以及脑缺血再灌注导致的记忆障碍均有显著改善,并能显著增加脑血流量。

6. 抗肿瘤 黄连解毒汤可抑制小鼠移植性肝癌H22实体瘤的生长,其含药血清体外可显著抑制人结肠癌Swille、人肺腺癌SPC-A-1、人胃癌SGC-7901及人乳腺癌细胞MCF-7的生长。

7. 降血糖、降血脂 黄连解毒汤能对抗四氧嘧啶诱导的小鼠血糖升高,也明显降低链尿佐菌素(STZ)所致糖尿病大鼠血糖,调节胰岛素抵抗大鼠脂质代谢,且可增强胰岛素敏感性并促进胰岛素释放。

8. 其他作用

(1)促进创面愈合 黄连解毒汤具有清热解毒,消肿生肌功效,能将受损组织中代谢产物及时排除,解除微循环障碍,祛腐生新为组织提供营养,促进创面愈合。其作用环节包括:①改善微循环,加速新陈代谢,调节结缔组织代谢,抑制异样组织增生;②抗炎镇痛,并可防止创面感染,减轻局部炎症反应性水肿;③本身含有多种营养物质,可直接参与局部营养,为黏膜生长及创面愈合提供所需物质。

(2)抑制血小板聚集、抗凝血 黄连解毒汤提取物能明显延长血浆凝血酶原时间、白陶土活化部分凝血活酶时间及凝血酶时间,并显著抑制ADP诱导的血小板聚集。

(3)保肝 黄连解毒汤可抑制D-半乳糖胺所致的肝损伤,可抑制肝损害进展,其作用与抑制肝甘油三酯蓄积、肝细胞膜损伤、中性粒细胞浸润以及脂质过氧化有关。

【现代应用】

1. 多器官功能障碍综合征 多器官功能障碍综合征(MODS)患者的中医证型以实热证、实热兼腑气不通证为主要表现,加味黄连解毒汤结合西医治疗能明显改善MODS患者器官功能,延缓器官衰竭的进一步恶化,降低MODS患者病死率。

2. 支原体肺炎及外感发热。

3. 老年性痴呆 口服黄连解毒汤可改善老年性痴呆(心肝火旺型)患者的智力和生活能力。

4. 脑血管疾病及脑血管障碍后遗症 包括脑梗死、脑出血及中风后高热等,黄连解毒汤可降低神经功能缺损评分。

5. 心血管疾病 如急性病毒性心肌炎,高血压病。

6. 消化系统疾病 如肝炎、十二指肠溃疡,出血性胃炎、肠炎,溃疡性结肠炎,急性上消化道出血等。

7. 神经精神疾病　对创伤后应激紊乱引起的心理障碍，可改善焦躁症状；对精神分裂症、躁狂抑郁症、癫痫性精神病患者的兴奋、失眠有效。对精神分裂症恢复期患者的抑郁、罪恶感、被害幻想、兴奋症状等有特效。

8. 外科疾病　如急性白血病化疗后骨髓抑制期肛周感染、急性化脓性淋巴结炎、顽固性鼻出血等。

9. 皮肤病　如特异性皮炎、荨麻疹、痤疮、皮肤瘙痒、银屑病、尖锐湿疣、口唇疱疹、顽固性湿疹、带状疱疹等。

10. 急性痛风性关节炎、过敏性紫癜。

11. 妇科病症　如青春期功能性子宫出血、继发性闭经、更年期综合征、经前紧张症等。

第七章　泻下药

第一节　概　述

凡能引起腹泻或润滑大肠,促进排便的药物称为泻下药。泻下药具有泻下通便、消除积滞、通腑泄热、祛除水饮等功效。主要用于热结便秘、寒积便秘、肠胃积滞、实热内结,以及水肿停饮等所表现的里实证。泻下药药性多苦寒或甘平,多入胃、大肠经。根据泻下强度,泻下药一般可分为:润下药,如火麻仁、郁李仁等;攻下药,如大黄、芒硝、番泻叶、芦荟等;峻下逐水药,如芫花、甘遂等。

里实证主要是由于肠胃实热内结、阴亏津枯,或水饮内停所引起的一类证候。现代医学认为肠胃实热内结的病因是胃肠道蠕动功能减弱、急性单纯性肠梗阻、粘连性肠梗阻、蛔虫性肠梗阻、急性胆囊炎、急性阑尾炎、急性胰腺炎等急腹症。也见于急性感染性疾病引起的高热、神昏、谵语、烦躁、惊厥等证候。所谓阴亏津枯引起的肠推进性蠕动减弱所致的便秘,多见于老年人、幼儿,以及产后便秘者、大病后期和术后体弱者。水饮内停的证候与现代医学的胸膜炎、肝硬化腹水、右心功能不全的表现相似,主要表现为胸腹部积水。

里实证的主要病因是胃肠道蠕动功能减弱,或病原微生物感染等,其病理过程包括便秘、发热、腹痛、炎症等。药物的泻下作用是泻下药治疗里实证的药理学基础,同时该类药物还具有抗炎、抗菌、抗病毒、利尿、抗肿瘤等作用。主要药理作用如下。

1. 泻下　本类药物虽成分有别,但都能通过不同的作用机制刺激胃肠道黏膜,使肠蠕动增加而致泻。根据作用特点,泻下药可分为:刺激性泻药,如大黄、番泻叶、芦荟、牵牛子、巴豆、芫花等;容积性泻药,如芒硝;润滑性泻药,如火麻仁、郁李仁。大黄、番泻叶、芦荟的致泻成分为结合型蒽醌苷,该成分口服后抵达大肠,在细菌酶的作用下水解成苷元,刺激大肠黏膜下神经丛,使肠蠕动增加而排便。牵牛子中的牵牛子苷,巴豆中的巴豆油,芫花中的芫花酯均能刺激肠黏膜,产生剧烈的泻下作用。芒硝的主要成分是硫酸钠,在肠内不易被吸收,致使肠内渗透压升高,大量水分保留在肠腔,使肠容积增大,肠管扩张,机械性的刺激肠壁引起肠蠕动增加而致泻。火麻仁、郁李仁则因含脂肪油可润滑肠道,加之脂肪油在碱性肠液中能产生脂肪酸,温和的刺激肠壁使蠕动增加,促进排便。

2. 利尿　芫花、大戟、商陆、牵牛子、大黄等均有不同程度的利尿作用。用芫花煎剂给大鼠灌胃,明显增加尿量,同时尿中钠的排出量亦增加。大戟对大鼠实验性腹水模型亦有明显的利尿作用。大黄中所含的蒽醌有轻度利尿作用,其机制与抑制肾小管上皮细胞 Na^{+}-K^{+}-ATP 酶有关。

3. 抗感染　大黄、芦荟中含有的大黄素、大黄酸、芦荟大黄素等对多种致病菌,以及某些真菌、病毒和阿米巴原虫有抑制作用。商陆煎剂,芫花水、醇提取物,以及番泻叶、巴豆等对肺炎球菌、流感杆菌、痢疾杆菌、某些皮肤真菌有不同程度的抑制作用。甘遂、大戟对革兰阴性菌、革兰阳性菌中的多种细菌有效,且对某些病毒、真菌以及致病性原虫均有抑制作用。

4. 抗炎　大黄、商陆有明显的抗炎作用,能抑制炎症早期水肿及后期的肉芽组织的增生。大黄素可抑制单核细胞、吞噬细胞分泌肿瘤坏死因子 α(TNT-a),白细胞介素1、6、8(IL-1、IL-6、IL-8)等炎症因子,同时还能抑制由内毒素诱导的上述细胞因子的分泌。商陆皂苷能兴奋垂体-肾上腺皮质系统,从而发挥抗炎作用。大黄的抗炎机制可能与抑制花生四烯酸代谢有关。

芦荟、芒硝也有一定的抗炎作用。

5. 抗肿瘤　大黄、芦荟、商陆、大戟、芫花均有抗肿瘤的作用。大黄酸、大黄素、芦荟大黄素能抑制小鼠黑色素瘤、乳腺癌、艾氏腹水癌。芫花酯甲对小鼠白血病 P388、商陆对小鼠肉瘤 S180 有抑制作用。其机理可能与抑制肿瘤细胞蛋白质的合成有关。

综上所述,泻下药具有泻下、利尿、抗菌、抗炎、抗肿瘤、免疫调节等多种药理作用,从而消除六腑之瘀、热、结、厥等里实证的病理变化。

第二节　常用药物

大　黄

本品为蓼科植物掌叶大黄 *Rheum palmatum* L.、唐古特大黄 *Rheum tanguticum* Maxim. ex Balf. 或药用大黄 *Rheum officinale* Baill. 的干燥根及根茎。大黄根、根茎主要成分为蒽醌苷及游离蒽醌衍生物,约占 2%~5%。蒽醌苷和二蒽酮苷为大黄的主要泻下成分，以其中的番泻苷(sennoside)A、B、C、D、E、F的泻下作用最强。少部分为游离形式的苷元如大黄酸(rhein)、大黄酚(chrysophanol)、大黄素(emodin)、芦荟大黄素(aloe-emodin)和大黄素甲醚(physcion)等。此外，大黄还含有大量的鞣质，如没食子酸、*d*-儿茶素，以及多糖等。大黄味苦，性寒。归脾、胃、大肠、肝、心包经。

【药动学】 大黄蒽醌衍生物口服易吸收，人和动物口服大黄素、大黄酸2~3小时血药浓度达高峰。主要分布在肝、肾、胆囊。在肝脏进行氧化、结合代谢，非极性基团转化为极性基团，然后与葡萄糖醛酸结合，排出体外。大黄蒽醌衍生物主要通过尿和粪便排泄，约50%在体内被破坏。

【药理作用】

1. 与功效主治相关的药理作用　大黄具有泻热通肠，凉血解毒，逐瘀通经等功效。用于发热谵语，温热瘴疟，下痢赤白，腹痛里急，黄疸水肿，癥瘕积聚，留饮宿食，心腹痞满，二便不通，吐血衄血，血闭血枯，损伤积血等证。《本草经》谓："大黄可荡涤胃肠、推陈致新、通利水谷，调中化食、安和五脏。主下瘀血，破癥瘕积聚……"《本草纲目》："下痢赤白，里急腹痛，小便淋沥，实热燥结，潮热谵语，黄疸，诸火疮。"《本草正义》谓大黄"迅速善走，直达下焦，深入血分，无坚不破，荡涤积垢，有犁庭扫穴之功"。

(1)泻下　大黄有泻下作用，致泻的主要有效成分为结合型蒽醌苷如番泻苷A、B、C等，其在胃和小肠中被吸收后在肝中分解，分解产物经血循环而兴奋胃肠神经节以收缩大肠，引起腹泻。大黄口服后，6~8小时产生泻下作用，排出软泥状便。大黄泻下作用与下列因素有关：①蒽酮有胆碱样作用，加快肠蠕动；②结合型的蒽醌苷水解成苷元，刺激肠黏膜及肠壁肌层内的神经丛，促进胃肠蠕动；③抑制肠平滑肌上的Na^+-K^+-ATP酶，使肠的容积增大，机械性刺激肠壁，使肠蠕动加快；④部分原形蒽苷经肝转化后，由血液或胆汁运至大肠发挥致泻作用。因大黄致泻作用部位主要在大肠，不影响小肠对营养物质的吸收。

大黄的致泻作用受煎煮的时间及炮制方法的影响。久煎及炮制后，结合型蒽醌减少，致泻作用减弱。生大黄的致泻作用比酒炒大黄及醋炒大黄强，大黄炒炭后，几乎没有致泻作用。

因大黄含鞣质及没食子酸类，具有收敛作用。大剂量使用时，先泻后便秘；若煎药时间过长蒽醌苷分解，而鞣质成分保留，因此只有便秘作用。研究表明长期服用大黄可引起肌间神经丛及肌间丛Cajal间质细胞变性，导致结肠电慢波频率减慢，即"泻剂结肠"。动物实验发现，大鼠用大黄灌胃10~12周后，结肠壁一氧化氮

(NO,肠神经抑制性递质)含量升高,肌间丛一氧化氮合酶阳性神经元增多,这可能与“泻剂结肠”的发生有关。

(2)保肝、利胆　大黄对实验性的肝损伤有保护作用,明显降低 ALT 值,减轻肝细胞肿胀、变性和坏死等病理改变。大黄保肝作用机制包括:能促进肝细胞 RNA 的合成和肝细胞的再生;刺激人体产生干扰素,抑制病毒的繁殖;增加肝脏血流量,改善微循环。大黄能促进胆汁的分泌,增加胆红素的排泄,并能促进胆囊的收缩,松弛胆囊奥狄括约肌,使胆汁的排出量增加,降低黄疸指数。

(3)保护胃黏膜　大黄对胃黏膜具有保护作用,增加胃壁前列腺素 E_2(PGE_2)的含量,增强胃黏膜的屏障功能。大黄鞣质降低实验性胃溃疡大鼠胃液分泌量、胃液游离酸及胃蛋白酶的活性,但酒炖大黄无此作用。大黄酸、大黄酚、大黄素、芦荟大黄素对幽门螺杆菌有抑制作用。

(4)抗急性胰腺炎　大黄的有效成分对多种胰酶有抑制作用,如大黄素对胰蛋白酶、芦荟大黄素对胰弹性蛋白酶、大黄酸对胰激肽酶、大黄酚和大黄素甲醚对胰蛋白酶和胰激肽释放酶有较强的抑制作用。大黄对实验性急性胰腺炎有促进其恢复作用,这种作用可减轻胰酶对胰腺细胞的自我消化。大黄在临床上治疗急性胰腺炎,疗效迅速可靠,能有效治疗和预防糜蛋白酶或酒精诱发的急性水肿型、出血坏死型胰腺炎的发生和发展。大黄能促进急性胰腺炎模型动物病理损伤的恢复,用药后胰腺细胞胞体充盈,腺泡细胞间隙紧密,纤维化明显减轻,胞核内质网、线粒体接近正常。细胞内无自噬体,RNA、DNA、MAO(单胺氧化酶)、SDH(琥珀酸脱氢酶)无异常。

(5)利尿、改善肾功能　大黄、大黄酸、大黄素、芦荟大黄素有利尿作用,并增加 Na^+、K^+的排出,给药 2~4 小时利尿作用达高峰。大黄利尿作用与其抑制肾髓质部 Na^+-K^+-ATP 酶,使 Na^+的重吸收减少,排出增加有关。

大黄对慢性肾功能衰竭和氮质血症病人有治疗作用,能降低血中尿素氮(BUN)和肌酐(Crea)水平。大黄治疗氮质血症的机理可能是:①大黄的泻下作用使肠内氨基酸吸收减少;②血中必需氨基酸的增高使蛋白质的合成增加;③大黄抑制体蛋白质的分解从而减少 BUN 的来源;④大黄促进尿素和肌酐随尿液排泄;⑤大黄抑制肾代偿性肥大、缓解高代谢状态。大黄能抑制肾小球系膜细胞的生长,也能明显抑制系膜细胞 DNA 和蛋白质的合成,减少系膜上纤维连接蛋白的沉积,延缓肾衰的发展,改善其功能。

(6)对血液系统的影响　①止血:大黄能明显缩短出血和凝血时间,其止血的有效成分为没食子酸、*d*-儿茶素。大黄促进血小板的黏附和聚集,有利于血栓的形成;降低抗凝血酶(AT-Ⅲ)的活性;降低毛细血管的通透性,增加局部血管的收缩性,使血小板数和纤维蛋白的含量增加,均与其止血作用有关。②改善微循环:大黄抑制细胞膜 Na^+-K^+-ATP 酶的活性,提高血浆的渗透压,组织内水分向血中转移,使血液稀释,从而降低血液的黏度、改善微循环障碍。③降血脂:大黄可使高脂血症模型动物血清和肝脏总胆固醇(TC)、甘油三酯(TG)、低密度脂蛋白(LDL)、极低密度脂蛋白(VLDL)、过氧化脂质(LPO)水平降低。有效成分为蒽醌类、没食子酸等化合物。

(7)抗炎、抗菌　大黄对早期炎症的渗出、肿胀和后期的肉芽增生均有抑制作用。其抗炎作用与垂体肾上腺皮质系统无关,目前认为大黄抗炎作用的药理学基础与抑制花生四烯酸有关,大黄可抑制环氧化酶,使 PGE 的合成减少,并抑制白三烯 B_4 的合成。大黄对多种细菌都有抑制作用,其中以葡萄球菌、链球菌最敏感;白喉杆菌、枯草杆菌、伤寒和副伤寒杆菌以及痢疾杆菌等也较敏感。抑菌的有效成分为蒽醌衍生物,其中以大黄、大黄素和芦荟大黄素的作用最强。此外,大黄对多种真菌,如许兰毛癣菌、趾间毛癣菌、红色表皮癣菌等也有抑制作用。

(8)免疫调节　大黄明显提高感染模型动物的免疫功能,诱导机体生成干扰素,增强小鼠腹腔巨噬细胞的吞噬功能。但在内毒素血症时,大黄抑制内毒素诱导的巨噬细胞分泌细胞因子的功能。在大鼠烫伤和内毒素二次打击模型中,大黄使动物血和肝中 TNF-α 浓度下降,血浆 IL-6 水平降低。

2. 其他药理作用

(1)抗肿瘤　*d*-儿茶素等对淋巴肉瘤有较强的抑制作用;大黄粗提取物、大黄素或大黄酸对小鼠 S-37、黑色素瘤、乳腺瘤、艾氏腹水癌等均有抑制作用。其作用机制可能是:①抑制癌细胞的呼吸和氨基酸/糖代谢中间产物的氧化和脱氢过程;②抑制癌细胞 DNA、RNA 和蛋白质的合成,而对正常细胞无明显影响。

(2)抗自由基　大黄有一定清除自由基和抗氧化功能,抑制·OH 诱导的小鼠肝 LPO 的生成,其作用是生品>酒炙品>清炒品。

此外,大黄还有抗精神病、强心等作用。

【毒理与不良反应】　研究发现大黄重复给药 6 个月产生毒性反应的剂量为 10g/(kg·d),无明显毒性反应的剂量为 2.5/g(kg·d)[相当于临床常用剂量 10g 的 15 倍,换算成人的等效剂量约为 0.4g/(kg·d)],对 SD 大鼠的主要毒性表现为动物排稀便、软便、体重增长抑制,被毛脏乱、红染,精神不振等,血液 BUN 略有升高,病理检查发现大黄引起大鼠肾小管上皮细胞内色素沉积和水样变性、肝细胞轻度萎缩、肠黏膜轻度增厚。

大黄毒性低，但生大黄尤其鲜大黄过量使用，可引起恶心、呕吐、腹痛、头昏、小便黄染等。大黄蒽醌衍生物部分可从乳汁分泌，授乳妇女服用，可致乳婴腹泻，故应慎用。

【现代应用】

1. 便秘　大黄、大黄通便冲剂对一般的便秘有效。大黄为主药的复方对习惯性便秘、损伤性便秘效果很好。

2. 急性胆囊炎　大黄水煎液对急性胆囊炎有较好的疗效。

3. 胃溃疡　大黄片治疗慢性胃炎、胃溃病疗效较好。

4. 急性胰腺炎　单味大黄及大黄的复方治疗急性胰腺炎，疗效显著。

5. 急、慢性肾功能衰竭　在急性尿闭期，有人采用大黄制剂灌肠有较好的疗效。长期服用小剂量的大黄制剂能有效延缓肾功能衰竭。

6. 各种出血性疾病　单味大黄粉或大黄醇提片有效。

7. 治疗急性糜烂性胃炎　用制大黄浸泡半小时左右，液体变黄色服用，可取得较好的疗效。

8. 治疗急性菌痢、急性肠炎　用单味大黄，大便恢复正常平均时间为3~4日，细菌转阴时间平均为8.4日。

9. 高脂血症　大黄粉、大黄浸膏片、大黄醇提片、大黄冲剂治疗高血脂有较好的疗效。

芫　花

本品为瑞香科植物芫花 *Daphne genkwa* Sieb. et Zucc. 的干燥花蕾。芫花主要成分为芫花素(genkwanin)、羟基芫花素(hydroxygenkwanin)、芫花酯甲(yuanhuacine)、芫花酯乙(yuanhuadine)、二萜原酸酯(diterpene esters)、芫花酯丙(yuanhuafine)、二萜原酸酯-12-苯甲酰氧基瑞香毒素(12-benzoxydaphnetoxin)、芹菜素(apigenin)等。此外，芫花尚含谷甾醇、苯甲酸、黄嘌呤氧化酶及刺激性有毒油状物等。芫花味苦、辛，性温。归肺、脾、肾经。

【药理作用】

1. 与功效主治相关的药理作用　芫花具有泻水逐饮，解毒杀虫功效。用于水肿胀满，胸腹积水，痰饮聚积，气逆喘咳，二便不利；外治疥癣秃疮，冻疮。《本经》中记载芫花"主咳逆上气，喉鸣喘，咽肿短气，鬼疟，疝瘕，痈肿。"《纲目》曰："治水饮痰辩，胁下痛。"现代药理作用如下。

(1)利尿　大鼠口服芫花煎剂适量可引起尿量增加，排钠量亦有所增加，增加口服剂量,尿量反有减少。芫花、大戟与甘草同用时,利尿和泻下作用明显减弱,并有使芫花毒性增强的倾向。

(2)泻下 实验表明小剂量芫花对兔离体回肠有兴奋作用,随着剂量加大,则呈现抑制作用。芫花刺激性油状物对家兔离体十二指肠先兴奋后抑制,对大鼠离体十二指肠则产生强直性收缩。芫花素能刺激肠黏膜引起剧烈的水泻和腹痛。生芫花与醋芫花的醇浸剂在小鼠与大鼠均无导泻作用,在兔有轻度导泻作用,在犬则发生呕吐和轻度导泻。

(3)对子宫平滑肌的作用 芫花对妊娠子宫的平滑肌有兴奋作用,芫花酯甲、乙、丙、丁及芫花萜是兴奋子宫的主要有效成分。芫花对子宫的作用局部用药强于静脉给药。给孕期3~5个月的孕猴,羊膜腔内注入芫花萜乳剂0.2~8mg,均在1~3天内完全流产,娩出死胎。胎盘主要改变为炎症和蜕膜变性坏死。如给动物服用消炎痛,能延长其分娩时间,故认为可能使蜕膜细胞变性坏死,释放出大量内源性前列腺素,引起宫缩所致。另有报道,芫花根的醇和石油醚的提出物,对动物未孕及已孕子宫平滑肌也有兴奋作用,使子宫肌收缩,但以妊娠子宫比较敏感。

2.其他药理作用

(1)镇咳、祛痰 醋芫花的醇水提取液和苯制芫花醇水提取液以及羟基芫花素均有一定的镇咳、祛痰作用,羟基芫花素是镇咳、祛痰的主要有效成分。其祛痰作用可能是与药物降低痰液的黏滞性有关。

(2)抗菌 醋芫花及苯制芫花醇水提取液对肺炎球菌、溶血链球菌均有抑制作用。芫花水浸液对许兰毛癣菌、奥杜盎小孢子菌、星形奴卡菌等有抑制作用。芫花煎剂对金黄色葡萄球菌、伤寒杆菌、铜绿假单胞菌和大肠杆菌有抑制作用。

(3)抗肿瘤 芫花有抗肿瘤作用。芫花烯对小鼠P388淋巴细胞白血病有显著的抗白血病活性。

此外,芫花还有镇静、镇痛、抗惊厥、降温、降压等作用。

【毒理与不良反应】 芫花为中国植物图谱数据库收录的有毒植物,全株有毒,以花蕾和根毒性较大。大鼠腹腔注射花蕾的煎剂 LD_{50} 为9.25g/kg,死亡前有惊厥现象,多死于呼吸衰竭;小鼠腹腔注射 LD_{50} 为1.470g/kg,出现活动减少、伏地、肌松、后肢无力,最后衰竭死亡,死前未见惊厥。人服用芫花过量可引起呕吐、泄泻、血尿等;芫花引产可致软产道损伤、弥散性血管内凝血(DIC)、发热、寒战、羊水栓塞等,有些也可出现溶血性的尿毒血症。孕妇禁用。

【现代应用】

1.水肿、腹水 芫花可用于各种高度水肿,多与甘遂等配伍使用,用于腹水、胸水及其他水肿。

2. 引产　芫花多种制剂可用于中、晚期的引产，多采用羊膜腔给药。

3. 传染性肝炎　黄芫花、芫花水浸膏片对急慢性肝炎有促使丙氨酸转氨酶值趋于正常和自觉症状改善的作用，特别对转氨酶持续不降病例，用药一定时间后可获得改善，但对其他肝功能指标改变不明显。

第三节　常用方剂

大承气汤

《伤寒论》

【组成】　大黄、厚朴、枳实、芒硝。

【功效与主治】　峻下热积。主治阳明腑实证（大便不通，频转矢气，脘腹痞满，腹痛拒按，按之硬，甚或潮热、谵语。舌苔黄燥起刺，脉沉实）；热结旁流（下利清水，色纯青，脐腹疼痛，按之坚硬有块，口舌干燥，脉滑实）；里热实证之热厥、痉病或发狂等。

【药理作用】

1. 泻热通便　本方为通里攻下的代表方，能急下实热燥结，承顺胃气之下行，使塞者通、闭者畅。此功效与下列药理作用有关。

（1）促进胃肠运动　研究表明大承气汤对离体肠管呈明显的兴奋作用，该兴奋作用不因阻断平滑肌内神经节、M胆碱受体和黏膜表面神经感受器而影响，说明大承气汤增强肠蠕动的作用可能是直接作用于肠壁所致。整体小鼠肠管炭末推进实验证明，大承气汤对整体小鼠的胃肠道推进功能呈增强作用，该作用也不因切断双侧迷走神经和摘除肾上腺而减弱。大承气汤能够增加腹膜炎家兔在体小肠蠕动速度，并加大其振幅。研究认为大承气汤促进肠管平滑肌细胞运动的机制，是由于结肠带平滑肌细胞膜去极化，慢波电位发放和峰电位值增强，直接增加平滑肌电兴奋性的结果。

（2）增加肠容积　大承气汤能增大肠容积，无论在正常小鼠，腹膜炎大鼠均得到证实，其机制与大承气汤抑制小肠葡萄糖转运电位的作用和芒硝增加肠道内的渗透压作用有关。

（3）抑制结肠平滑肌$^{45}Ca^{2+}$内流　结肠梗阻时结肠平滑肌$^{45}Ca^{2+}$内流显著增加，大承气汤能明显抑制梗阻结肠平滑肌中$^{45}Ca^{2+}$的内流，而对正常结肠平滑肌$^{45}Ca^{2+}$

内流无明显影响。由此而认为肠梗阻的发生、发展和肠道平滑肌组织内$^{45}Ca^{2+}$浓度升高有关。大承气汤治疗肠梗阻似与抑制结肠平滑肌$^{45}Ca^{2+}$内流、减少细胞内$^{45}Ca^{2+}$浓度有一定的关系。这有利于减轻$^{45}Ca^{2+}$升高对肠道组织的损伤，从而缓解与肠梗阻的有关症状。

(4)降低血去甲肾上腺素(NA)水平　血浆NA水平升高是肠梗阻时的病理机制之一，大承气汤能降低不完全性梗阻家兔模型血浆NA水平。

2. 活血化瘀，疏通血脉　里实热证患者胃肠常有瘀血阻滞表现，本方能通过下列作用改善血运障碍。

(1)增加脏器血流量　在犬离体肠袢实验中观察到，经肠腔内注入大承气汤后，能显著增加肠血流量；腹膜炎兔的肾、空肠、回肠、胃黏膜、胃浆膜层的血流量大幅度降低，而给大承气汤的模型家兔，上述诸脏器的血流量增加至正常水平。

(2)降低血管通透性　①抑制透明质酸酶：本方抑制透明质酸酶，可防止连接毛细血管内皮细胞黏合质透明质酸的解聚，从而降低毛细血管通透性，减少炎性渗出，缩小炎症病灶。②抑制血管活性肠肽(VIP)：肠梗阻时VIP增高是导致肠壁充血、水肿及肠腔渗出液增加等病理改变的重要因素之一，大承气汤降低VIP对促进肠梗阻病理过程的恢复起到一定的作用。③抑制组胺释放：肠梗阻后肠腔压力上升，肠组织缺血、缺氧，组胺从肥大细胞、肠嗜铬细胞、嗜碱性粒细胞内向外释放。大承气汤能促进肠管蠕动，加速肠血流量，从而减少组胺释放。

3. 泻实热、抗感染

(1)抗菌作用　大承气汤对于多种革兰阳性细菌和阴性细菌有抗菌效应，包括乙型副伤寒杆菌、伤寒杆菌、福氏志贺痢疾杆菌、肠炎沙门菌。方中大黄对厌氧菌，包括在大肠中占绝对优势的脆弱拟杆菌属有强大的抗菌作用。脆弱类杆菌属在肠源性感染和肝、胆、胰疾患中具有重要作用。

(2)抗内毒素作用　细菌繁殖产生大量内毒素(LPS)入血，形成内毒素血症。大承气汤对内毒素有直接灭活作用，其机制为大承气汤直接破坏内毒素链性结构，使其被分解成无毒的亚单位或被聚合为胶态分子。体外实验证明高浓度的承气合剂(大黄、枳实、厚朴等)可抑制LPS刺激小鼠腹腔巨噬细胞产生TNF。大承气汤体内对内毒素所致家兔的发热与白细胞(WBC)升高有明显的治疗作用。

综上所述，大承气汤通过抗菌，减少内毒素产生，加上它的攻下作用使大量细菌和内毒素随肠内容物排出体外，并直接灭活内毒素，减少内毒素诱生细胞因子形成等效应，是其治疗感染性疾病的药理学基础。

4. 通腑护脏，改善肺功能

（1）对“肺与大肠相表里”的理论研究　用结扎直肠、肠系膜上动脉及大量服用次碳酸铋等方法造成肠功能损害模型，即大肠燥屎内蕴、实热邪滞。在这一类动物模型中出现了特异性的肺脏病理改变，如肺充血、肺出血、肺坏死，Ⅰ、Ⅱ型肺泡上皮和巨噬细胞的肿胀，以及肺泡巨噬细胞功能及肺免疫力的下降，这印证了中医“肺与大肠相表里”的理论。大承气汤通过峻泻热结增强肺的肃降功能，使模型动物的上述肺病理变化明显好转。大承气汤的这种“通腑护脏”作用，可以认为是其治疗肺部急性感染性疾病，呼吸窘迫综合征等机制所在。

（2）对呼吸窘迫综合征的实验研究　呼吸窘迫综合征（RDS）是指创伤后，在肺泡水平的气体交换有效性能受损的一种综合征，它与中医学阳明腑实喘满证相似。静脉注入油酸可复制 RDS 家兔模型，经大承气汤治疗后，模型家兔的肺部组织病变明显减轻，动脉血氧分压（PaO_2）上升。由于 RDS 出现肺水肿、肺出血致使肺气郁闭，宣降失常，扰乱了“肺与大肠相表里”的生理状态，从而引起胃肠道的气机不畅，加重了肺气郁闭。大承气汤为泻下通腑方剂，具有增强胃肠蠕动，增加胃肠道容积，改善胃肠道血液循环，降低毛细血管通透性等作用，这些作用对于改善 RDS 肺组织病变，提高肺的通气功能有积极的意义。

【毒理与不良反应】　大承气汤虽为峻下剂，但一般未见严重的毒性反应报道。然而，如果用量大常可引起较重的腹痛、腹泻。表证未解者不宜使用；孕妇忌用或禁用；舌苔色黑而润者不宜用；全身状况明显不良，肠梗阻属于绞窄、坏死、坏疽、有穿孔先兆或应用本方后局部病变反而加剧导致炎症扩散者，均当禁用；且不宜用于虚寒证。

【现代应用】

1. 外科疾病　①肠梗阻以本方加莱菔子、赤芍为治疗方，在常规胃肠减压及对症治疗的基础上，胃管内注入大承气加减方 150mL，治疗老年性肠梗阻 192 例，多于 8～12 小时攻下成功，症状缓解，痛胀消失。②急性胰腺炎及其引起的腹胀，大承气汤能有效地改善急性胰腺炎引起的腹胀。③胆道感染用大承气汤加莱菔子制成“通腑合剂”用作保留灌肠，同时内服大柴胡汤加减方，治疗急性胆道感染 144 例，结果除 4 例无效转手术外，其余都有效。④化脓性阑尾炎用大承气汤加败酱草、白花蛇舌草、红藤、虎杖、丹参、桃仁，配合甲硝唑和维生素 B_6，结果大承气汤加减方组疗效明显优于抗生素治疗组。⑤铅中毒腹绞痛用大承气汤加减方治疗，同时配合静滴或静注依地酸二钠。⑥胆道蛔虫患者先饮米醋，再服大承气汤水煎剂。⑦其他：X 线快速肠道造影；肠道清洁；术后腹胀；保留灌肠等。

2. 内科疾病　包括皮质醇增多症（库欣综合征），精神病，脑卒中，感染性休克,内毒素血症,胃石症,脾(肝)曲综合征,严重创伤呼吸 RDS 等。

3. 骨科疾病　脊椎损伤性气鼓症。气鼓症是脊椎损伤常见并发症,有人对脊椎骨折后腹部胀满上下不通者,投以大承气汤每获良效。

4. 儿科疾病　小儿肺炎用大承气汤加杏仁、桔梗、连翘;小儿肺炎合并中毒性肠麻痹,以大承气汤加桃仁、木香等结合常规对症和支持疗法治疗;小儿肠套叠,大承气汤加 5%~10%浓度的钡剂,灌肠。

5. 传染科疾病　用大承气汤去厚朴,加桃仁、生地、麦冬,治疗流行性出血热少尿期病人 77 例,总有效率高达 99.51%。

6. 术后应用　残胃无张力症,即胃大部切除后残胃无张力;腹部手术后的应用,大承气汤加减方对促进手术后肠蠕动的恢复具有良好的疗效。

7. 急性大面积脑梗死　大承气汤对急性大面积脑梗死有显著治疗作用。

第八章 祛风湿药

第一节 概 述

凡以祛除风湿、解除痹痛为主要作用的药物称祛风湿药。祛风湿药有祛除风湿、舒筋活络、清热、止痛及强筋骨等功效,临床主要用于治疗痹证。

痹证是因机体正气不足感受风寒湿邪、风湿热邪、邪气流注或痹阻经络而发病。以肌肉、筋骨、关节发生酸痛、麻木、屈伸不利,或关节肿大灼热等为主要临床症状。机体免疫功能异常、内分泌功能紊乱以及感染是主要发病因素。

根据祛风湿药的主要性能,将本类药物分为三类:祛风散寒药,如雷公藤等;祛风清热药,如秦艽等;祛风湿强筋药,五加皮等。祛风湿药的主要药理作用如下:

1. 抗炎　祛风湿药对多种实验性炎症有抗炎作用。秦艽、五加皮、独活和粉防己等能降低毛细血管的通透性,故能抑制炎症渗出从而消除炎症肿胀。秦艽、五加皮、雷公藤、防己、豨莶草、独活等对甲醛、蛋清和角叉菜胶等所致大鼠足肿胀均有抑制作用。粉防己碱能减少嗜中性白细胞的游出和β-葡萄糖醛酸酶的释放,对多形核白细胞的游走呈剂量依赖性抑制作用。

2. 镇痛　秦艽、细柱五加、防己、独活、青风藤等均有镇痛作用。青风藤碱化学结构与吗啡相似,镇痛作用弱,且无成瘾性,但有快速耐药性产生,停药后消失。粉防己碱镇痛效力为吗啡的1/8。木防己碱镇痛作用在中枢。

3. 对免疫功能的影响　祛风湿药如雷公藤、五加皮、豨莶草、独活和青风藤等对机体免疫功能均有抑制作用。雷公藤总碱和木防己碱可使动物胸腺萎缩。青风藤碱可降低小鼠的胸腺重量和抑制小鼠腹腔巨噬细胞吞噬功能,对以溶血素为反应指标的体液免疫和以心脏植入及肿瘤相伴免疫为指标的细胞免疫均有明显抑制作用。豨莶草和细柱五加等也可明显抑制小鼠腹腔巨噬细胞吞噬功能。雷公藤红素可逆性抑制T淋巴细胞的增生。雷公藤总苷可部分抑制局部同种移植抗宿主反应(GVHR),可降低IgM和IgG水平,也可明显降低小鼠血浆和脾脏环磷酸鸟苷(cGMP)含量、提高cAMP/cGMP比值。部分祛风湿药有免疫增强作用,如细柱五加总苷能促进小鼠网状内皮系统的吞噬功能,并能提高小鼠血清抗体滴度。

4. 其他作用

(1)降压:粉防己、秦艽、青风藤、独活、臭梧桐、蝮蛇、川乌等有降血压作用,其中大部分药物有直接扩张血管作用。

(2)抗肿瘤:粉防己、木瓜、川乌、马钱子、寻骨风等有抗肿瘤作用。

第二节　常用药物

一、祛风散寒药

雷　公　藤

本品为卫矛科雷公藤属植物雷公藤 *Tripterygium wilfordii* Hook. f. 的干燥根。雷公藤主要成分为生物碱类、二萜类、三萜类,如雷公藤碱(tripterygine)、雷公藤次碱(wilforine)、雷公藤甲素(triptolide)、雷酚内酯(triptophenolide)、雷公藤红素(tripterine)等。雷公藤味苦、辛,性寒;有大毒。归心、肝经。

【药动学】 雷公藤甲素给大鼠口服和静注后,药物在体内的分布和消除速率大体相似,均以肝中浓度为最高,依次为脾、肺、肾、肠,心和脑,体内消除较缓慢。血浆蛋白结合率为64.7%。口服后24天内,尿粪总排泄量为给药量的67.5%,其中粪占52.4%;静注后为61.9%,粪占25%。24小时内胆汁排泄为6.73%。提取尿、粪和胆汁经TLC、放射性测定及放射自显影分析,结果表明药物以原型排泄为主。

雷公藤甲素给Beagle犬分别静脉注射0.05mg/kg,灌胃0.05、0.08和0.1mg/kg,进行药代动力学和绝对生物利用度研究。结果表明,静注雷公藤甲素0.05mg/kg后,$t_{1/2\beta}$为(2.5±0.8)小时。灌胃给药三个剂量组,T_{max}、$t_{1/2\alpha}$和$t_{1/2\beta}$,经检验无统计学差异。AUC和C_{max}与剂量之间线性相关,其中,灌胃0.05mg/kg后,绝对生物利用度为(75±17)%。

【药理作用】

1. 与功效主治相关的药理作用　雷公藤具有祛风除湿,活血通络,消肿止痛,杀虫解毒功效。用于风湿痹痛、疔疮肿毒、皮肤瘙痒等。主要影响免疫系统功能,并具有抗炎、杀虫、抗菌、抗肿瘤、抗生育等功能。

(1)对免疫系统的影响　雷公藤的多种成分均有免疫抑制作用,如雷公藤甲素、雷公藤红素、雷公藤春碱、雷公藤新碱、雷酚内脂、雷公藤总苷等。雷公藤对非特异性免疫、细胞免疫和体液免疫都有抑制作用,可用于预防器官移植排斥反应,其中,雷公藤总苷可部分抑制局部同种移植抗宿主反应(GVHR),雷公藤红素可逆性抑制T淋巴细胞的增生,雷公藤总苷可降低IgM和IgG水平,雷公藤总生物碱及总二萜内酯能显著延长小鼠尾皮移植的存活时间。雷公藤甲素能诱导ConA活化的$CD4^+T$细胞凋亡,推测雷公藤甲素可能诱导$CD4^+T$细胞凋亡减少其细胞数量,进而减少其细胞因子的表达和分泌,是其免疫调制作用的重要机制。同时研究还表明,雷公藤甲素诱导刺激ConA活化的$CD8^+T$细胞凋亡,与其诱导$CD4^+T$细胞凋亡的作用无显著差别,表明诱导细胞凋亡的作用是非特异性的。雷公藤甲素能够明显地升高淋巴细胞内环磷酸腺苷(cAMP)浓度,增加细胞内PKA酶活性,说明抑制淋巴细胞增殖,诱导细胞凋亡的作用可能与此相关。应用腺苷酸环化酶(AC)抑制剂SQ2236能够拮抗雷公藤甲素这一作用,说明其影响细胞内cAMP水平的作用是通过其对细胞内AC活力的影响而实现的。另外,雷公藤红素抑制免疫功能的药理学基础与抑制白细胞介素-1(IL-1)、白细胞介素-2(IL-2)活性和抑制细胞释放前列腺素E_2(PGE_2)有关。

(2)抗炎　雷公藤的多种化学成分均具有抗炎作用,如雷酚内酯、雷公藤红素、雷公藤总苷、雷公藤甲素等。雷公藤甲素在剂量范围0.05~0.3mg/kg时,无论是皮下注射、腹腔注射还是灌胃,均能明显抑制大鼠腹腔毛细血管通透性增加,对大鼠角叉菜胶性和甲醛性前足肿胀具有明显的抑制作用,表明药物对渗出性和增殖性炎症均有疗效。研究结果还证明,雷公藤甲素在剂量为0.2mg/kg时,腹腔注射对炎症组织释放PGE含量没有影响,而消炎痛在0.3mg/kg剂量时,腹腔注射则能够明显地抑制炎症组织释放PGE,说明雷公藤甲素的抗炎作用机制与抑制PGE的合成和释放无关。另外研究发现,雷公藤总苷抗炎作用通过兴奋垂体-肾上腺皮质系统产生。总结现有资料发现,雷公藤所含有效成分的抗炎作用是通过多个环节实现的,例如兴奋垂体-肾上腺皮质系统,抑制炎症细胞趋化,抑制细胞释放PGE_2和其他炎症介质,抑制血小板聚集及炎症后期的纤维增生等都与其抗炎作用相关。

(3)抗菌与杀虫　雷公藤对金黄色葡萄球菌、枯草杆菌、无核杆菌等均有明显的抑制作用。雷公藤对革兰阴性菌、真菌也有抑制作用。雷公藤水煎剂、醇浸液、醚提液、雷公藤红素和雷公藤生物碱能杀虫、蝇、蚕等。

(4)抗肿瘤　研究表明雷公藤甲素是一种广谱肿瘤抑制剂,60种肿瘤细胞株可以被雷公藤甲素抑制,其中以直肠癌细胞株HCT116和乳腺癌细胞株MCF7最为敏感,而中枢神经系统的肿瘤细胞株 SNB19 和 U251 则次之。雷公藤甲素、雷公藤内酯二醇对小鼠淋巴细胞白血病 L1210 和 P388 细胞株有抑制作用。小鼠腹腔接种肉瘤 S180、肝腹水癌 H220、艾氏腹水癌及乳腺癌后,腹腔注射雷公藤浸膏提取物(不含雷公藤甲素、雷公藤内酯二醇等),能延长小鼠生存期。雷公藤内酯和雷公藤羟内酯的抗肿瘤作用与其抑制癌细胞的 RNA 和蛋白质的合成以及使 DNA 复制过程中所必需的 RNA 聚合酶失活,从而干扰 DNA 的复制有关。

(5)抗生育　雷公藤制剂及其多种成分有不同程度的抗生育作用。雷公藤总苷长期灌胃给药,可使雌性大鼠的性周期由正常变为不规则,卵巢的形态大致正常,子宫减重,部分子宫平滑肌纤维变细变薄,血浆雌二醇及孕激素水平无改变,动物仍可出现排卵现象。雷公藤总苷 30mg/kg 给大鼠长期灌服,可出现不育,动物睾丸和附睾重量减轻,精子数量显著减少、失活。大鼠灌服雷公藤七周,脑垂体前叶黄体生成细胞胞浆着色加深,类似"阉割细胞"样变,提示其抗生育作用类似去性腺效应。此外,雷公藤苷、雷酚内酯、总生物碱、总萜均有抗生育作用。

2. 其他药理作用

(1)对血管和血液系统的作用　雷公藤可促进血管内皮细胞外基质成分的合成,抑制整合素的活性,并能轻度的提高钙依赖性粘连分子的活性,从而调控血管的新生过程。雷公藤能降低佐剂性关节炎大鼠全血和血浆的黏度、红细胞压积、纤维蛋白原的含量及血小板的最大聚集率。

(2)抗过敏　雷公藤煎剂及总碱、总苷等对迟发性过敏反应有抑制作用,如可对抗 2,4-二硝基氯苯(DNCB)引起的小鼠过敏性皮炎和豚鼠变应性接触性皮炎。

此外,雷公藤还有降压、改善血液流变性、改善微循环等作用。

【毒理与不良反应】　小鼠腹腔及经口给药雷公藤甲素,LD_{50} 分别为 0. 725mg/kg 和 0. 788mg/kg,肉眼尸检死亡小鼠各主要脏器,两种给药途径均出现胃底部明显充血、肠道无规则散在溃疡。肝脏呈灰白色,颗粒状,其他脏器示见明显异常。昆明种小鼠每 48 小时腹腔注射一次雷公藤甲素(A 组:0. 025mg/kg; B 组:0. 05mg/kg;C 组:0. 1mg/kg)进行亚慢性毒性实验 60 小时,结果发现肾脏病变除肾小管上皮细胞变性、坏死外,肾小管管腔内出现蛋白管型,最后处死的所有实验组动物的 90%以上肾小球囊壁上皮不同程度地增生。BUN 检测结果表明,B 组和 C 组均显著性升高($P<0.05$),提示有发展成肾功能衰竭的趋势,说明雷公藤甲素对小鼠的肾损害可能是亚慢性中毒者的主要死亡原因之一。另外,睾丸病变明显,表现为睾丸萎缩,脏器系数降低,各级生精细胞变性、坏死、数量减少。其中以精子、精子细胞和次级精母细胞最敏感,并且对睾丸具有蓄积毒性。

SD大鼠腹腔注射给予0.725mg/kg雷公藤甲素，分别于0.5、1、2、4、8、12、16、20小时等不同时间观察大鼠的心电变化。测定sALT、sGST活性、肝ATPase活性、肝糖原含量、血清尿素氮及肌酐含量、血清TNF及NO含量，免疫组织观察CD68（吞噬细胞表面标志性抗原）、iNOS（诱导型一氧化氮合成酶）在肝组织中的表达。结果显示，大鼠肝脏见大灶性坏死，肾脏仅见轻度水肿，其他脏器未见明显异常。生化测定可见sALT、sGST活性、血清TNF及NO含量明显升高，肝ATPase活性、肝糖原含量明显下降，CD68、iNOS表达显著上调，认为急性毒性主要以急性肝坏死为主。

雷公藤的副作用以胃肠道反应最多见，出现恶心、呕吐、食欲不振、食管下部烧灼感、口干、肠鸣、腹痛、腹泻、便秘、便血。造血系统可见白细胞及血小板减少，但较轻，与皮质激素合用常不出现。神经系统出现头晕、乏力、嗜睡等。内分泌系统可见月经紊乱及闭经。生殖系统主要影响睾丸生殖上皮，抑制精原细胞减数分裂，停药后可恢复。心血管系统表现为心悸、胸闷、心律不齐、心电图异常。还可出现皮肤黏膜反应。

中毒表现为：剧吐、腹绞痛、腹泻、心音弱快、心电图改变、血压下降、体温降低、休克、尿少、浮肿、尿液异常；后期发生骨髓抑制、黏膜糜烂、脱发等。主要死因为循环衰竭及肾功能衰竭。

【现代应用】

1. 治疗类风湿性关节炎　雷公藤糖浆、浸膏片、雷公藤片、雷公藤总苷等均对类风湿性关节炎有较好疗效，饭后服，疗程一般三个月以内。

2. 治疗肾脏疾病　雷公藤煎剂、雷公藤片、雷公藤多苷片、雷公藤浸膏片等对本类疾病有效，但对慢性肾炎高血压型基本无效。

3. 治疗顽固性疼痛　雷公藤煎剂有镇痛作用，作用缓慢持久，其痛阈提高率与罗通定无明显差异。

4. 治疗红斑性狼疮　应用雷公藤制剂治疗本病，有较好疗效。

5. 治疗皮肤病　雷公藤治疗皮肤病变，适用范围十分广泛。对银屑病、玫瑰糠疹、神经性皮炎、皮肤血管炎、红皮病、带状疱疹、脓疱病、斑秃等有较好疗效。

6. 治疗白塞综合征　雷公藤是目前治疗白塞病较好的药物，煎剂和总苷有效，但煎剂副作用大。

二、祛风清热药

秦　艽

本品为龙胆科植物秦艽 *Gentiana macrophylla* Pall.、麻花秦艽 *Gentiana straminea* Maxim.、粗茎秦艽 *Gentiana crassicaulis* Duthie ex Burk. 或小秦艽 *Gentiana dahurica* Fisch. 的干燥根。秦艽含有大量的裂环烯醚萜苷类，包括龙胆苦苷（gentiopicroside）、当药苦苷（swertiamarin）、当药苷（sweroside）。研究表明，秦艽根本身不含生物碱，在提取分离过程中使用氨水，使得化学很不稳定的龙胆苦苷（裂环烯醚萜类）与氨水反应，形成矫作物（artifacts）：秦艽碱甲素（龙胆碱，gentianine）、秦艽碱乙素（龙胆次碱，gentianidine）及秦艽碱丙素（龙胆醛碱，gentianal）等。另外，秦艽含有挥发油。秦艽味辛、苦，性平。归胃、肝、胆经。

【药动学】　采用健康家兔，实验前禁食 1 天，将秦艽浸泡液（每 6g 药材加 40mL 水，浸泡 48 小时）给家兔灌胃，灌胃后分别于 0.5、0.75. 1、2、3、4、6、9、24 小时，耳缘静脉采血 2.5mL，经过提取分离以后采用 β-CD 包含荧光法研究龙胆苦苷体内药代动力学过程，结果显示，龙胆苦苷在兔体内符合二房室模型，各主要药代动力学参数分别是，$t_{1/2\alpha}$ 戈 1.0134 小时，$t_{1/2\beta}$ 为 6.7257 小时，T_{max} 为 1.335 小时，*AUC* 为 21.67μg/（mL·h）。

【药理作用】

1. 与功效主治相关的药理作用　秦艽具有祛风湿，清湿热，止痹痛等功效。用于风湿痹痛，筋脉拘挛，骨节酸痛，日晡潮热，小儿疳积发热。具有抗炎、解热、镇痛、镇静、抗菌、降压等作用。

（1）抗炎　秦艽有明显的抗炎作用。秦艽醇提液对二甲苯引起的小鼠耳郭肿胀、蛋清引起的小鼠足趾肿胀和冰醋酸所致小鼠腹腔毛细血管通透性增加有明显的对抗作用。甘肃秦艽提取物对大鼠佐剂性关节炎及足肿胀、耳部红斑、尾部结节具有明显的预防和治疗作用，其作用与直接抑制前列腺素 E_2（PGE_2）释放以及抑制环氧化酶 2（COX_2）活性从而降低炎症部位 PGE_2 的合成有关。秦艽碱甲对大鼠甲醛、蛋清所致的足跖肿胀和关节肿也均有显著的抑制作用。秦艽碱甲能兴奋下丘脑、垂体，使 ACTH 分泌增多，增强肾上腺皮质功能，这些作用是秦艽碱甲抗炎的药理学基础。

（2）镇痛、镇静、解热　秦艽煎液具有镇静、镇痛、解热作用。秦艽煎液小剂量灌服或腹腔注射对大鼠和小鼠有镇静作用，还能增强戊巴比妥钠的催眠作用，但较大剂量(腹腔注射 364mg/kg 以上)时则有中枢兴奋作用,最后导致试验鼠麻痹而死亡。秦艽碱甲能明显提高痛阈,具有镇痛作用。光热刺激法试验表明,秦艽碱甲能提高大鼠的痛阈,但作用时间短暂,腹腔注射秦艽碱甲 90mg/kg,20 分钟后,大鼠痛阈比给药前提高 47%,但 40 分钟后作用即消失。热板法试验研究表明,秦艽碱甲对小鼠有镇痛作用,如与天仙子、延胡索、草乌等配伍,可使镇痛作用增强,作用时间延长;但与吗啡合用时,无相互增强作用。秦艽有效成分当药苦苷具有抑制中枢神经及抗炎、退热、抗惊厥作用。秦艽对酵母所致实验性发热大鼠有退热作用。

(3)抗过敏　秦艽碱甲具有抗过敏性休克和抗组织胺作用。给兔腹腔注射秦艽碱甲 90mg/kg,能明显减轻蛋清所致的过敏性休克症状,降低毛细血管通透性。同样剂量给豚鼠腹腔注射亦能明显地减轻组织胺喷雾引起的哮喘及抽搐,且能对抗组胺等引起的离体豚鼠回肠平滑肌的收缩。秦艽水煎剂,喂服实验小鼠 30g/kg,连续 7 日,结果表明,秦艽能明显降低小鼠的胸腺指数。

(4)保肝　龙胆苦苷对化学性及免疫性肝损伤有明显保护作用。龙胆苦苷明显降低 CCl_4、TAA(thioethanolamine)、D-GaL 急性肝损伤,CCl_4 慢性肝损伤及豚鼠同种免疫性肝损伤动物的血清转氨酶,能不同程度地减轻肝组织的片状坏死、肿胀及脂肪变性,且可促进肝脏的蛋白质合成。灌胃给药龙胆苦苷后能明显降低 CCl_4 急性肝损伤小鼠血清 ALT、AST 水平,并且能够增加肝组织中谷胱甘肽过氧化物酶活力,可使大鼠胆流量明显增加,胆汁中胆红素浓度提高。龙胆苦苷的保肝机制可能为:保护肝细胞膜,抑制在肝脏发生的特异性免疫反应,促进吞噬功能及在肝损伤状态下刺激肝药酶的活性,加强对异物的代谢和处理等。

(5)抗菌　秦艽乙醇浸液对痢疾杆菌、伤寒杆菌、肺炎球菌、副伤寒杆菌、霍乱杆菌、炭疽杆菌等有抑制作用。

2. 其他药理作用

(1)降压　静脉注射秦艽碱甲,可引起麻醉兔、犬的血压下降,同时使其心率减慢,作用因剂量增加而增强,但仅持续 2~10 分钟即消失,降压作用无快速耐受现象。切断迷走神经或静脉注射阿托品均不能阻断其降压效果,表明降压与迷走神经无关。由于秦艽碱甲有较强的心脏抑制作用,故推测其降压作用可能与直接抑制心脏有关。

(2)升高血糖　秦艽碱甲对大鼠和小鼠均有升高血糖的作用,腹腔注射龙胆碱甲 30 分钟后血糖升高,持续 3 小时,且升高作用与剂量成正相关,在血糖升高的同时,肝糖原明显降低。切除动物肾上腺则升血糖作用消失。

此外,秦艽还有利尿等作用。

【毒理与不良反应】 取20只小鼠腹腔注射秦艽水煎醇沉液(1g/mL)0.5mL/10g，1小时后未见异常，同剂量每隔1小时重复给药1次，共3次，最后1次给药，可见小鼠腹腔胀大明显，有4只小鼠出现扭体反应，10分钟内逐渐恢复。

秦艽碱甲临床用于风湿性关节炎时，口服后可出现恶心、呕吐等胃肠道反应，偶见一过性心悸反应。

【现代应用】

1. 风湿性或类风湿性关节炎 秦艽总碱灭菌水溶液肌内注射，治疗效果好。

2. 流行性脑脊髓膜炎 秦艽注射液肌内注射有较好疗效。

此外，重用秦艽退黄疸，有较好疗效。

三、祛风强筋药

五加皮

本品为五加科植物细柱五加 *Acanthopanax gracilistylus* W. W. Smith 的根皮，亦称南五加皮。五加皮含丁香甘，刺五加甘 B_1，右旋芝麻素，16α-羟基-(-)-贝壳松-19-酸，左旋对映贝壳松烯酸，β-谷甾醇，β-谷甾醇葡萄糖苷，硬脂酸，棕榈酸，亚麻酸及维生素A、B等，还含有挥发油。五加皮味辛、苦，性温。归肝、肾经。

【药理作用】

1. 与功效主治相关的药理作用 五加皮具有散风祛湿，利水消肿，益肝肾壮筋骨之功效。与功能主治相关药理作用包括抗应激、调节免疫、抗肿瘤、调节中枢神经系统功能等。

(1)抗应激 细柱五加的乙醇浸膏灌胃能明显延长45℃热应激小鼠的存活时间。南五加总皂苷给小鼠灌胃，可延长动物在1℃～2℃下的存活时间。细柱五加乙醇浸膏、五加皮总苷灌胃给药能显著延长小鼠持续游泳时间。红毛五加具有显著的耐缺氧、抗疲劳、中枢抑制等作用，并能增强学习和记忆能力，促进肝脾组织核酸代谢和吞噬等功能，提高肾上腺内维生素C的含量和幼鼠的睾丸重量。

(2)对免疫系统的影响 红毛五加多糖可增强T淋巴细胞、B淋巴细胞的生物学功能，并能促进小鼠T淋巴细胞、B淋巴细胞增殖。红毛五加多糖连续腹腔注射3天，可显著促进脾IgM分泌细胞生成，明显提高NK细胞活性，增强ConA刺激脾细胞产生HL-2，表明红毛五加多糖具有增强免疫功能的作用。细柱五加总苷能促进小鼠网状内皮系统的吞噬功能，并能提高小鼠血清抗体滴度。

(3)抗肿瘤 红毛五加粗多糖200mg/kg能抑制S180肿瘤生长。红毛五加挥发油成分对体外培养人白血病细胞生长有明显抑制作用,流式细胞分光光度计测定提示该药可抑制癌细胞增殖各期,阻断 DNA 的合成。五加皮中分离得到的次黄嘌呤对从原发性肝癌病人腹水分离出的一种脂解因子毒激素-L 诱导的脂解有显著的抑制作用。

(4)对中枢神经系统的影响　红毛五加醇提取物有明显镇痛作用,并能降低家兔正常及蛋白胨所致发热体温,但对霍乱弧菌引起的发热体温无影响。红毛五加醇提取物和水提取物有明显的中枢抑制作用,可以减少小鼠的自发活性,协同戊巴比妥钠的中枢抑制作用,并能拮抗苯丙胺的中枢兴奋作用,其中枢抑制作用与安定有区别,与利血平相似。

(5)对循环系统的影响　五加经乙醇处理后剩余物的水煎液,可延长乌头碱所致小白鼠心律失常的潜伏期,能使氯化钡所致的大白鼠心律失常立即转为窦性心律,但维持时间甚短,仅使心律失常得以改善。红毛五加的提取物和丁醇提取物对离体豚鼠的心脏冠脉流量有较明显增加作用,增加百分率分别为 32.6%和 21.4%。红毛五加的水、丁醇和乙酸乙酯提取物对离体豚鼠心脏肌收缩幅度均有增加作用,但水和乙酸乙酯提取物给药后,心肌出现一过性心肌收缩力减弱,而后心肌收缩幅度加大。

(6)对消化系统的影响　南五加对大鼠幽门结扎型和无水乙醇型溃疡模型均具有良好保护作用,可显著升高幽门结扎大鼠胃液中的氨基多糖含量,但对胃液分泌和胃蛋白酶活性无明显影响。

第三节　常用方剂

独活寄生汤

《备急千金要方》

【组成】 独活、桑寄生、杜仲、牛膝、细辛、秦艽、茯苓、肉桂心、防风、川芎、人参、甘草、当归、芍药、干地黄。

【功效与主治】 具有祛风湿、止痹痛、益肝肾、补气血的功效。主治痹证日久,肝肾两虚,气血不足证,腰膝疼痛,关节屈伸不利或麻木不仁,畏寒喜温,心悸气短,舌淡苔白,脉细弱。

【药理作用】

1. 抗炎　给小鼠灌服独活寄生汤(10g/kg 和 20g/kg 连续 7 日)或外涂左耳(0.1mL/只),对二甲苯或巴豆油混合致炎液所致的小鼠耳郭炎症反应有明显的抑制作用;给大鼠灌服独活寄生汤(8g/kg,连续 7 日)对大鼠角叉菜胶性关节炎,呈明显抑制作用;对棉球肉芽增生,两种剂量均无明显作用;大鼠左后肢踝关节至足尖处趾外涂独活寄生汤(0.5mL/只),每日 1 次,连续 6 日,可明显降低 1%甲醛溶液所致足跖炎性肿胀。给小鼠灌服本方(10g/kg,15g/kg,20g/kg),每日 1 次,连续 7 日,三种剂量对 0.5%醋酸所致腹腔毛细血管通透性增加,均有明显抑制作用。

2. 镇痛　给小鼠灌服独活寄生汤 0.13g/kg,采用热板法和扭体法测定其镇痛作用。在给药后 30 分钟,小鼠热板痛阈值即有明显提高,90 分钟痛阈值提高非常显著,直至 180 分钟仍维持显著镇痛作用;小鼠扭体反应的抑制率在给药后 40 和 50 分钟分别为 40.4%和 33%。表明独活寄生汤有较明显的镇痛作用。

3. 免疫调节　给大鼠灌服独活寄生汤 8g/kg 剂量,连续 7 日,可明显增加胸腺和脾脏重量,对肾上腺重量无明显影响;小鼠灌服 10g/kg 剂量,连续 7 天,可显著增加单核巨噬细胞对血中胶粒碳的廓清速率,提高单核巨噬细胞吞噬功能。独活寄生汤(10g/kg)对 2,4-二硝基甲苯(DNCB)所致的小鼠迟发性皮肤过敏反应有明显抑制作用,其作用强度与氢化可的松(25mg/kg)相似。

4. 扩血管、改善微循环　独活寄生汤能显著增加麻醉猫、狗脑血管阻力,增加脑血流量。对于猫,该方药 1.4g/kg 和 2.8g/kg,其脑血流量峰值平均达(188±86)mL/(100g·min),和(175±78)mL/(100g·min),比给药前增加 18.23%和 18.29%,作用维持 30 分钟以上;相应脑血管阻力降低,两个剂量峰值比给药前分别降低 26.7%和 25.8%。对于狗,该方药 0.7g/kg 和 1.4g/kg,其脑血流量峰值平均达(257±115)mL/(100g·min)和(215±80)mL/(100g·min),比给药前增加 26.8%和 16.8%;相应脑血管阻力比给药前分别降低 35.6%和 16.4%。

独活寄生汤对正常小鼠微循环及肾上腺素引起的微循环障碍均有明显改善作用,明显增加毛细血管管径,增加毛细血管开放数,延长肾上腺素引起血管的潜伏期,对抗肾上腺素引起的毛细血管闭合。

5. 抗肿瘤　S180 肉瘤细胞接种小鼠第 6 天,灌胃给予独活寄生汤煎剂,连续 10 天,对荷瘤小鼠的肿瘤生长均有一定的抑制作用。病理切片结果显示,给药组肿瘤组织不同程度的变性坏死,给药组荷瘤小鼠的脾指数、胸腺指数明显高于生理盐水组。独活寄生汤明显促进荷瘤小鼠腹腔 M 中细胞的活性,小鼠脾细胞增殖加快,增强荷瘤小鼠 NK 细胞活性,提示对荷瘤小鼠的细胞免疫功能、非特异性免疫功能及与肿瘤免疫相关的细胞因子均有一定的促进作用,这可能是抑制小鼠移植性肿瘤生长的重要机制之一。

【毒理与不良反应】 本品毒性低,小鼠灌服,最大耐受量为50g/kg。

【现代应用】

1. 骨及关节病　独活寄生汤对风湿性关节炎、类风湿性关节炎、腰椎间盘突出、中老年腰腿疼、强直性脊柱炎、颈椎病、肩周炎有明显的疗效。

2. 各种神经痛　独活寄生汤对坐骨神经痛、产后身痛、糖尿病周围神经病变疗效显著。

3. 癌症治疗　独活寄生汤治疗恶性肿瘤骨转移患者,临床取得一定效果。

4. 阳痿　独活寄生汤对阳痿有一定疗效,但是长期疗效需要采用通经活络等措施巩固。

第九章　芳香化湿药

第一节　概　述

凡是气味芳香，具有化湿运脾作用的药物，称为芳香化湿药。芳香化湿药具有疏畅气机、宣化湿浊、健脾醒胃等功效，主要用于湿阻中焦证，此外，湿温、暑湿等证，也可选用。芳香化湿药辛香温燥，多入脾、胃、肺、大肠经。

湿性重浊黏滞，脾恶湿而喜燥，湿浊内阻中焦，则脾胃运化失常。脾为湿困，可出现脘腹痞满、呕吐泛酸、大便溏薄、食少体倦、口甘多涎、舌苔白腻等证。从现代医学角度看，湿阻中焦证与消化系统疾病加急慢性胃肠炎、痢疾、胃肠过敏、溃疡病、胃无力或胃下垂。胃肠神经官能症、消化不良等疾病相似。

芳香化湿药的主要药理作用如下。

1. 调整胃肠运动功能　芳香化湿药均含有挥发油，具有健胃祛风作用，故有刺激或调整胃肠运动功能的作用。佩兰、白豆蔻能提高肠道紧张度，砂仁有促进肠管推进运动作用。另一方面，对乙酰胆碱、氯化钡等引起的动物离体肠肌痉挛，厚朴、苍术、砂仁等则有程度不等的解痉作用。芳香化湿药对胃肠运动的不同影响，与机体的机能状态有关，如苍术煎剂既能对抗乙酰胆碱所致小肠痉挛，又能对抗肾上腺素所致平滑肌抑制。此外，药物作用的不同与剂量也有一定关系，如厚朴煎剂对小鼠和豚鼠离体肠管，在小剂量下表现为兴奋，而大剂量则为抑制。

2. 促进消化液分泌　厚朴、广藿香、白豆蔻、草豆蔻、草果等均含有挥发油，通过刺激嗅觉、味觉感受器，或温和地刺激局部黏膜，反射性地增加消化腺分泌。

3. 抗溃疡　苍术、厚朴、砂仁等芳香化湿药，具有较强的抗溃疡作用。其主要作用环节包括：①增强胃黏膜保护作用。从苍术中提取的氨基己糖具有促进胃黏膜修复作用。关苍术提取物还能增加氨基己糖在胃液和黏膜中的含量；砂仁能促进胃黏膜细胞释放前列腺素，保护胃黏膜免遭许多外源性因素的损伤。②抑制胃酸分泌过多。厚朴酚能明显对抗四肽胃泌素及氨甲酰胆碱所致胃酸分泌增多；茅苍术所含 β-桉叶醇有抗 H_2 受体作用，能抑制胃酸分泌，并对抗皮质激素对胃酸分泌的刺激作用。

4. 抗病原微生物　芳香化湿药具有不同程度的抗病原微生物作用。体外实验研究表明，厚朴酚、苍术提取物、广藿香酮对金黄色葡萄球菌、溶血性链球菌、肺炎球菌、百日咳杆菌、大肠杆菌、枯草杆菌、变形杆菌、痢疾杆菌、铜绿假单胞菌等具有抑制或杀灭作用。其中尤以厚朴抗菌力强，抗菌谱广。苍术对黄曲霉菌及其他致病性真菌，藿香的乙醚及乙醇浸出液对白色念珠菌、许兰黄癣菌、趾间及足跖毛癣菌等多种致病性真菌有抑制作用。厚朴、苍术、广藿香、砂仁、白豆蔻对腮腺炎病毒、流感病毒等有抑制作用。

综上所述，与芳香化湿药疏畅气机、宣化湿浊、健脾醒胃等功效相关的药理作用为调整胃肠运动功能、促进消化液分泌、抗溃疡、抗病原微生物等。主要有效成分是所含挥发油。

本类药的药理作用多与所含挥发性成分有关，因此入药不宜久煎。

第二节　常用药物

苍　术

本品为菊科植物茅苍术 *Atractylodes lancea*（Thunb.）DC. 或北苍术 *Atractylodes chinensis*（DC.）Koidz. 的干燥根茎。茅苍术根茎挥发油含量约5%~9%，北苍术根茎含挥发油1.5%。挥发油的主要成分为苍术醇(atractylol)，为β-桉叶醇(β-eudesmol)和茅术醇(hinesol)的混合物，此外，还含有苍术酮(atractylone)、苍术素(atractylodin)等。苍术味辛、苦，性温。归脾、胃、肝经。

【药理作用】

1. 与功效主治相关的药理作用　苍术具有燥湿健脾，祛风湿的功效。主治湿阻中焦，风寒湿痹，脚膝肿痛，痿软无力，雀目夜盲。《珍珠囊》曰："能健胃安脾，诸湿肿非此不能除。"《本草纲目》曰："治湿痰留饮……及脾湿下流，浊沥带下，滑泻肠风。"《新修本草》称其能"利小便"。主要影响胃肠道功能，并具有抗溃疡、保肝、抑菌等药理作用。

(1)对胃肠道功能的影响　苍术煎剂、苍术醇提物在一定剂量范围内能明显缓解乙酰胆碱所致家兔离体小肠痉挛，而对肾上腺素所致小肠运动抑制，则有一定的对抗作用。苍术醇提物还能对抗乙酰胆碱、氯化钡所致大鼠离体胃平滑肌痉挛，而对正常大鼠胃平滑肌则有轻度兴奋作用。苍术丙酮提取物、β-桉叶醇及茅术醇对氨甲酰胆碱、Ca^{2+}及电刺激所致大鼠在体小肠收缩加强，均有明显对抗作用。苍术丙酮提取物对小鼠炭末推进运动则有明显促进作用。对番泻叶煎剂所制“脾虚泄泻”模型大鼠的小肠推进运动亢进，苍术煎剂有明显对抗作用。

（2）抗溃疡　苍术有较强的抗溃疡作用。实验发现，茅苍术及北苍术对幽门结扎型溃疡、幽门结扎-阿司匹林溃疡、应激性溃疡有较强的抑制作用，两种苍术均能显著抑制溃疡、动物的胃液量、总酸度、总消化能力，并能减轻胃黏膜损害。研究认为，苍术抗溃疡作用机理主要有两个方面：①抑制胃酸分泌。北苍术挥发油中的苍术醇能抑制留体激素的释放，减轻甾体激素对胃酸分泌的刺激；茅苍术所含β-桉叶醇有抗H_2受体作用，能抑制胃酸分泌，并对抗皮质激素对胃酸分泌的刺激作用。②增强胃黏膜保护作用。北苍术可使胃黏膜组织血流量增加；从苍术中提取的氨基己糖具有促进胃黏膜修复作用；关苍术（*A. japonica*）还能明显增加氨基己糖在胃液和黏膜中的含量，从而增强胃黏膜保护作用。

（3）保肝　苍术及β-桉叶醇、茅术醇、苍术酮能够显著预防四氯化碳（CCl_4）及D-氨基半乳糖对体外培养的鼠肝细胞损害。此外，苍术煎剂对小鼠肝脏蛋白质合成有明显促进作用。

（4）抑菌　苍术提取物具有消除耐药福氏痢疾杆菌R质粒的作用，能降低细菌耐药性的产生。利用95%乙醇浸泡苍术10小时，取出苍术，放在准备消毒的手术室地面上，点燃，直到苍术化为灰为止，消毒后比消毒前空气中菌落数明显减少。另外，早期体外研究未发现苍术水煎液有明显抗菌作用。

2. 其他药理作用

（1）对血糖的影响　苍术煎剂灌胃给药或醇浸剂皮下给药，可使正常家兔血糖水平升高，但对四氧嘧啶性糖尿病家兔则有降血糖作用。苍术水提物灌胃可使链脲佐菌素诱发的大鼠高血糖水平降低。

有研究认为，苍术有效成分和腺嘌呤核苷酸在同一线粒体上起竞争性抑制作用，从而抑制细胞内氧化磷酸化作用，干扰能量的转移过程。

（2）抗缺氧　苍术丙酮提取物750mg/kg灌胃，能明显延长氰化钾所致缺氧模型小鼠的存活时间，并降低小鼠相对死亡率。苍术抗缺氧的主要活性成分为β-桉叶醇。

（3）中枢抑制　茅苍术、北苍术、β-桉叶醇、茅术醇对小鼠有镇静作用，能抑制小鼠自发活动。茅苍术提取物和挥发油，小剂量使脊髓反射亢进，较大剂量则呈抑制作用，终致呼吸麻痹而死。茅苍术和北苍术的提取物能增强巴比妥促睡眠作用，其药理活性成分主要是β-桉叶醇和茅术醇。

(4)抗肿瘤　苍术挥发油、茅术醇、β-桉叶醇,在体外对食管癌细胞有抑制作用,其中茅术醇作用较强。

(5)促进骨骼钙化　苍术中含有维生素 D,其挥发油具有促进骨骼钙化作用。北苍术挥发油对患佝偻病的白洛克雏鸡,能在一定程度上改善其症状。

(6)对心血管系统的影响　苍术对蟾蜍心脏有轻度抑制作用,对蟾蜍后肢血管有轻度扩张作用。苍术浸膏小剂量静脉注射,可使家兔血压轻度上升,大剂量则使血压下降。

综上所述,与苍术燥湿健脾功效相关的药理作用为调整胃肠运动功能、抗溃疡、保肝、抑菌等。苍术主要有效成分是以 β-桉叶醇及茅术醇为代表的挥发油。苍术对血糖的影响、抗缺氧、中枢抑制、抗肿瘤、促进骨骼钙化及对心血管系统的影响等作用,则是其药理作用的现代研究进展。

【毒理与不良反应】　苍术挥发油对昆明小鼠灌服给药的急性毒性试验得 LD_{50} 为 2245.87mg/kg,95%可信限为 1958.3~2575.7mg/kg。根据化学物急性毒性(LD_{50})剂量分级表,苍术挥发油分级为低毒。试验过程中小鼠出现少动、运步失调、呼吸减慢等中毒表现,表明苍术挥发油具有一定的毒性。

【现代应用】

1. 小儿腹泻　用苍术、胡黄连粉 9~10g,以糯米酒糟捣泥,与药粉共捏作圆饼状,外敷于患儿脐部神阙穴,外用塑料薄膜覆盖,绷带固定,每日敷贴 1~2 次,每次 4~6 小时,有较好疗效。

2. 佝偻病　用苍术挥发油微囊(每粒含北苍术挥发油 0.033mL)治疗 2~3 岁儿童佝偻病每次 2 粒,每日 3 次,初期病例连用 1 周,急性期病例连用 2 周,停药后 1 个月复查。用苍术糖浆(每 10mL 含苍术 9g,鸡蛋皮粉 lg)治疗小儿佝偻病,每次 5mL,每日 2 次,连续 15 天,均有较好疗效。

3. 预防水痘及上呼吸道感染　在居住环境点燃苍术艾叶消毒香(每 $45m^3$ 点香一盘),有一定预防和治疗效果。

4. 其他　苍术挥发油注射液肌注治疗皮肤瘙痒症、多形性渗出性红斑、急慢性荨麻疹等皮肤病;苍术注射液肌注治疗窦性心动过速;单用苍术或与猪肝、羊肝合用治疗夜盲症;复方苍术片有预防晕车的作用。

厚　朴

本品为木兰科植物厚朴 *Magnolia officinalis* Rehd. et Wils. 或凹叶厚朴 *Magnolia officinalis* Rehd. et Wils. var. *biloba* Rehd. et Wils. 的干燥干皮、根皮及枝皮。厚

朴主要含木脂素类、生物碱类及挥发油等成分。木脂素类成分主要有厚朴酚（magnolol）、四氢厚朴酚（tetrahydromagnolol）、异厚朴酚（isomagnolol）及和厚朴酚（honokiol），生物碱类成分主要为木兰箭毒碱（magnoocurarine），挥发油主要为β-桉叶醇（β-eudesmol）。厚朴味苦、辛，性温。归脾、胃、肺、大肠经。

【药动学】 经用^{14}C同位素示踪技术研究厚朴酚在大鼠的体内过程，结果表明静脉给药1小时后，厚朴酚主要分布在肠、肺、肝、肾和脾。厚朴酚口服给药主要分布在胃肠道、肝和肾，其他组织也有少量分布。在大鼠粪便中可检出厚朴酚的代谢产物。

【药理作用】

1. 与功效主治相关的药理作用　厚朴具有燥湿、消积、行气的功效。主治湿滞伤中，脘痞吐泻，食积气滞，腹胀便秘，痰饮喘咳。《名医别录》谓本品“消痰下气，疗霍乱及腹痛胀满”。《药性论》谓本品“主疗积年冷气，腹内雷鸣，虚吼，宿食不消，除痰饮，去结水……消化水谷，止痛。大温胃气，呕吐酸水，主心腹满”。主要影响胃肠道功能，并具有抗溃疡、保肝、抑菌等药理作用。

（1）调整胃肠运动功能　厚朴煎剂对兔离体肠肌有兴奋作用。能在一定剂量范围内对小鼠离体肠管产生兴奋作用，但加大剂量则产生抑制作用。对豚鼠离体肠管的作用与小鼠基本一致，但兴奋作用不明显，而抑制作用更显著。厚朴酚对组织胺所致十二指肠痉挛有一定的抑制作用。

（2）促进消化液分泌　厚朴所含挥发油，通过刺激嗅觉、味觉感受器，或温和地刺激局部黏膜，能反射性地增加消化腺分泌。

（3）抗溃疡　生品厚朴煎剂、姜炙厚朴煎剂、厚朴酚及和厚朴酚对大鼠幽门结扎型溃疡及应激型溃疡均有明显抑制作用。厚朴乙醇提取物对盐酸-乙醇所致大鼠胃溃疡有显著抑制作用。厚朴酚还能明显对抗因应激，或静脉注射胃泌素、氨甲酰胆碱所致胃酸分泌增多。厚朴抗溃疡作用与其抑制胃酸分泌过多有关。

（4）保肝　厚朴对小鼠实验性病毒性肝炎有一定保护作用，可减轻细胞变性坏死等实质性病理损害。所含厚朴酚为抗肝炎病毒的有效成分。厚朴酚对急性实验性肝损伤，具有降血清ALT作用。厚朴酚能对抗免疫性肝纤维化损伤，能明显防止肝纤维化及肝硬化的形成，并能提高免疫性肝纤维化大鼠血浆SOD活性，降低LPO含量。

（5）抗病原微生物　厚朴所含成分厚朴酚对革兰阳性菌、耐酸性菌、类酵母菌和丝状真菌均有显著的抗菌作用。厚朴酚体外对各种变形链球菌及乳酸杆菌均有抑制作用。厚朴中所含的酚性成分、乙醚及甲醇提取物，对牙病中致龋齿的变形链球菌有十分显著的抗菌作用，能抑制该菌在牙平滑面上的附着。厚朴酚对引起人类恶性脓疮和绒毛状模块疾病的炭疽杆菌有明显抗菌活性，厚朴注射液对感染炭疽杆菌的豚鼠可明显延长其生存时间。构效关系研究发现，厚朴酚、和厚朴酚及其代谢产物四氢厚朴酚、四氢和厚朴酚，由于联苯环上的羟基及烯丙基可产生抗菌活性，均有极强的抗菌作用。

厚朴对小鼠实验性病毒性肝炎有一定程度的抑制作用，可减轻细胞变性坏死等实质性病理损害。厚朴中所含新木脂素对 Epstein-Barr 病毒激活有抑制作用。

(6)抗炎、镇痛　厚朴乙醇提取物对醋酸引起的小鼠腹腔毛细血管通透性升高、二甲苯所致耳壳肿胀、角叉菜胶引起的足肿胀均有明显的抑制作用，对小鼠醋酸所致扭体反应及热痛刺激甩尾反应也呈现抑制作用。

2. 其他药理作用

(1)中枢抑制和肌松作用　厚朴酚、和厚朴酚及厚朴乙醚提取物有明显的中枢抑制作用，小鼠腹腔注射可明显减少自主活动，并可对抗甲基苯丙胺或阿扑吗啡所致的中枢兴奋。

厚朴提取物对脑干网状结构激活系统及丘脑下前部的觉醒中枢有抑制作用。厚朴酚能显著抑制中枢兴奋性氨基酸谷氨酸的作用而产生脊髓抑制。厚朴酚及和厚朴酚具有中枢性肌松作用，能明显抑制脊髓反射，作用可被大剂量的士的宁所拮抗，认为它们属于非箭毒样的肌松剂。厚朴碱静脉注射能阻断动物神经运动终板的传递功能，使横纹肌松弛，且无快速耐受现象，此作用与静脉注射筒箭毒碱相似，静脉注射新斯的明可对抗其肌松效应，因而推测，厚朴碱可能属非去极化型骨骼肌松弛剂，具有筒箭毒碱样肌松作用。

(2)抑制血小板聚集　厚朴酚与和厚朴酚能明显抑制胶原、花生四烯酸所诱导的家兔血小板血浆的聚集，并抑制 ATP 释放。其抑制作用与抑制血栓烷素 A_2(TXA_2)的合成及细胞内的 Ca^{2+}流动有关。

(3)松弛血管平滑肌、降压　低于肌松剂量的厚朴碱注射给药有明显的降低血压作用，这一作用不能被抗组胺药异丙嗪所对抗，表明并非由于组织胺释放所致。厚朴提取物中活性成分厚朴酚及和厚朴酚，能对抗 K^+、Ca^{2+}、去甲肾上腺素等所引起的大鼠主动脉条收缩，此作用可能与钙通道阻滞作用有关。另外，厚朴提取物尚有抗过敏、抗肿瘤作用。

综上所述，与厚朴燥湿、消积、行气功效相关的药理作用为调整胃肠运动、促进消化液分泌、抗溃疡、保肝、抗菌、抗病毒、抗炎、镇痛等作用。主要有效成分是以厚朴酚为代表的木脂素类成分。厚朴的中枢抑制、肌松、钙通道阻滞、抑制血小板聚集、降压等作用，则是其药理作用的现代研究进展。

【毒理与不良反应】 厚朴煎剂、木兰箭毒碱给小鼠腹腔注射的 LD_{50} 分别为 6.12mg/kg 和 45.55mg/kg。厚朴在一般肌松剂量下，对实验动物心电图无影响，大剂量可致呼吸肌麻痹而死。比较不同炮制方法对毒性的影响，将未发汗品、发汗品厚朴水煎剂对小鼠腹腔注射，其中厚朴干皮未发汗品、发汗品 60g/kg 口服 3 天均无明显毒性，腹腔注射 LD_{50} 厚朴干皮未发汗品为(24.21±4.5)g/kg，发汗品为(2.67±0.45)g/kg，提示厚朴干皮未发汗品的毒性低于发汗品。

临床上针麻全子宫切除病人口服厚朴粉 5～10g，病人血压、呼吸、心率均无明显异常。以厚朴酚凝胶预防龋齿，用药周期 1 年左右，也未见明显不良反应发生。厚朴中有毒成分主要是木兰箭毒碱，其在肠中吸收缓慢，吸收后即经肾脏排泄，血中浓度较低，故口服毒性较小。

【现代应用】

1. 胃肠道炎症、夏日感冒、抗菌　藿香正气散(苍术、陈皮、厚朴、白芷、茯苓、大腹皮、生半夏、甘草浸膏、广藿香油、紫苏叶油)治疗急慢性胃肠炎、消化不良、胃肠过敏、夏日感冒。用厚朴粉 4.5～9g，每日 2～3 次，或制成注射剂(每毫升含生药 1g)，每次肌注 2mL，每日 2～3 次，治疗菌痢有较好疗效。

2. 防治龋齿　用厚朴酚凝胶(厚朴酚结晶、分子量为 400 的聚乙二醇、木糖醇，以羟乙基纤维素为基质，加适量调味剂)约 0.4g，涂于两侧下颌乳磨牙面，作咀嚼动作，并任其自然吞下，半小时内不进水、不进食。厚朴牙膏亦有预防龋齿发生的作用。用 0.06%厚朴酚或 0.09%和厚朴酚含漱液早晚漱口，均有较好疗效。

3. 肌强直　用厚朴 9～15g，加水分煎 2 次，顿服，治疗肌强直，有一定疗效。

第三节　常用方剂

藿香正气散

《太平惠民和剂局方》

【组成】 藿香、白芷、茯苓、大腹皮、半夏、甘草、紫苏叶、陈皮、厚朴、白术、生姜、大枣等。

【功效与主治】 其功效是解表化湿，理气和中。用于外感风寒，内伤湿滞，头痛昏重，胸膈痞闷，脘腹胀痛，呕吐泄泻。

【药理作用】

1. 对胃肠道的影响

(1)解痉　藿香正气水对离体豚鼠十二指肠的收缩,以及由组胺、乙酰胆碱、氯化钡引起的回肠收缩均有明显的抑制作用,其拮抗组胺、乙酰胆碱的作用成量效关系,抑制率随藿香正气水的浓度增高而加大。藿香正气水对肠平滑肌的抑制作用不受妥拉唑林对抗,说明其抑制作用并非通过兴奋 α 受体。但此机制是否与阻断 H 受体或 M 胆碱受体有关,尚待证实。

(2)调节胃肠功能　藿香正气软胶囊能增加正常小鼠的小肠推进功能,对阿托品抑制小鼠小肠运动有明显的兴奋作用;对新斯的明所致小鼠小肠运动有明显的抑制作用。这表明藿香正气软胶囊对小鼠小肠具有双向调节作用。藿香正气软胶囊还能明显延长番泻叶所致小鼠腹泻的潜伏期,减少小鼠的腹泻次数。藿香正气软胶囊对小鼠的胃排空作用无明显影响,但有止呕作用,可以延长家鸽呕吐的潜伏期,减少呕吐次数。

2. 镇吐　藿香正气胶囊溶液给家鸽灌服,5 分钟后用硫酸铜诱发呕吐,结果表明,藿香正气胶囊能延长呕吐潜伏期,减少呕吐次数,表现镇吐作用。

3. 镇痛　采用化学刺激法以及小鼠扭体法做镇痛实验,发现藿香正气水的镇痛作用十分显著。用热板法证明藿香正气口服液用药后有显著提高小鼠痛阈。

4. 抗菌　用平皿内药液稀释法证明,藿香正气水对藤黄八叠球菌、金黄葡萄球菌、甲乙型副伤寒杆菌、痢疾杆菌及沙门菌等 8 种细菌均有不同程度抗菌作用,其中尤对藤黄八叠球菌及金黄葡萄球菌作用较强。

【现代应用】

1. 感冒　适用于四时感冒,外有风寒、寒热头痛,内有痰湿中阻、胸膈满闷、心腹疼痛、呕吐泄泻等症。对流感属湿滞脾胃者疗效良好。

2. 胃肠道疾患　用藿香正气加减,治疗胃及十二指肠球部溃疡,急、慢性结肠炎等消化道疾病均有良好的疗效。

3. 酸中毒　藿香正气散加减治疗酸中毒,包括急性胃肠炎失水性酸中毒,糖尿病酮症酸中毒,急性肾炎尿毒症酸中毒,总有效率 87.7%,其中以失水性酸中毒疗效最佳。

4. 荨麻疹　用藿香正气散治疗荨麻疹有可靠的疗效。

第十章　利水渗湿药

第一节　概　述

凡能通利水道，渗泄水湿，以治疗水湿内停病证为主要作用的药物，称利水渗湿药。利水渗湿药具有利水消肿，利尿通淋，利湿退黄等功效，主要用于小便不利、水肿、淋证、黄疸、湿疮、泄泻、带下、湿温、湿痹等水湿内停所致的各种病证。利水渗湿药味多甘淡。根据利水渗湿药的主要性能，大体分为利水消肿药、利尿通淋药、利湿退黄药三类。

水液自胃的受纳，脾的传输，肺的通调而下归于肾，通过肾阳气化而分清浊，清者上升复归于肺而为津，浊者下出膀胱而为尿。若外邪侵袭，饮食起居失常或劳倦内伤，则可导致肺不通调，脾失转输，肾失开合，终至膀胱气化无权，三焦水道失畅，水湿停聚。水湿致病，或泛滥于全身而水肿，或侵犯脾胃而为湿阻；或同其他外邪（如湿热）相夹杂，湿热熏蒸而发黄。从现代医学角度看，水湿所致的各种症状，应包括泌尿系统感染或结石、消化系统感染或消化功能低下、变态反应性疾患、肾脏病变、代谢异常、慢性支气管炎时的痰液积留以及胸水，腹水等体腔内的异常液体和各种原因所致的水肿等疾病。

现代药理研究证明，利水渗湿药的主要药理作用为：

1. 利尿　本类药物中的大多数如茯苓、猪苓、泽泻、玉米须、半边莲、车前子、通草、木通、篇蓄、瞿麦、金钱草、茵陈等均具有不同程度的利尿作用。其中猪苓、泽泻的利尿作用较强。利水渗湿药的利尿作用机理，不同的药物不尽相同，如猪苓、泽泻抑制肾小管对钠离子的重吸收；茯苓素抗醛固酮；泽泻增加心钠素的含量等。

2. 抗病原微生物　本类药物中的多数药物具有抗病原微生物作用，如茯苓、猪苓、茵陈、金钱草、木通、篇蓄、半边莲等具有抗菌作用；车前子、茵陈、地肤子、萹蓄、木通等具有抗真菌作用；茵陈等具有抗病毒作用。

3. 利胆保肝　本类药物中茵陈、半边莲、玉米须、金钱草等均具有明显的利胆作用。泽泻、茵陈、猪苓、垂盆草等有保肝作用。

4. 抗肿瘤、增强免疫功能　茯苓多糖和猪苓多糖具有显著的抗肿瘤作用，能抑制多种实验性移植性肿瘤的生长。二者还能提高机体的非特异性及特异性免疫功能。

综上所述，与利水渗湿药的利水消肿、利尿通淋、利湿退黄等功效相关的药理作用为利尿、抗病原微生物和利胆保肝，以及抗肿瘤、增强免疫功能等。

第二节　常用药物

泽　泻

本品为泽泻科植物泽泻 *Alisma orientalis*（Sam.）Juzep. 的干燥块茎。泽泻主要含有泽泻萜醇 A、B（alisol A、B），泽泻萜醇 A、B、C 的醋酸酯，表泽泻萜醇 A（epi-alisol A），泽泻醇（alismol），泽泻素（alismin）等化学成分。味甘、淡，性寒。归肾、膀胱经。

【药理作用】

1. 与功效主治相关的药理作用　泽泻具有利小便，清湿热功效。用于小便不利，水肿胀满，泄泻尿少，痰饮眩晕，热淋涩痛。《别录》云：泽泻"补虚损五劳，除五脏痞满，起阴气，止泄精、消渴、淋沥，逐膀胱三焦停水。"

（1）利尿　泽泻利尿作用显著。泽泻水煎剂给家兔灌胃或泽泻流浸膏兔腹腔注射，均可使尿量增加。健康人口服临床剂量的泽泻水煎剂，可使尿量和排钠量分别增加 63% 和 34%。

泽泻利尿作用的强弱因采集季节，药用部位及炮制方法的不同而异。冬季采集者作用强，春季采集者作用稍差；泽泻须（冬季产的）稍有利尿作用，泽泻草根则无利尿作用；生泽泻，酒制、麸制泽泻均有一定的利尿作用，而盐泽泻则无利尿作用。

泽泻的利尿作用机理可能包括：①直接作用于肾小管的集合管，抑制 K^+ 的分泌，同时抑制 Na^+ 的重吸收；②增加血浆心钠素的含量；③抑制肾脏 Na^+-K^+-ATP 酶的活性，减少 Na^+ 重吸收等。

（2）抗实验性肾结石　泽泻水提液能明显抑制乙二醇与活性维生素 D_3 诱导的大鼠实验性肾结石的形成。其作用是通过明显降低肾钙含量和减少肾小管内草酸钙结晶形成来实现的。

（3）抗炎　泽泻水煎剂能明显减轻二甲苯引起的小鼠耳郭肿胀，抑制大鼠棉球肉芽组织增生而呈现对急、慢性炎症的抑制作用。其抗炎作用机制可能是直接作用,不是通过兴奋垂体-肾上腺皮质系统间接发挥作用。

2. 其他药理作用

(1)降血脂　泽泻的多种粗制剂(粗提液、醇浸膏、醇浸膏的乙酸乙酯提取物、乙酸乙酯浸膏等)可降低实验性高脂血症动物(家兔、大鼠)的血清胆固醇、甘油三酯和低密度脂蛋白(LDL),明显降低肝内脂肪含量。从泽泻中分离出的不同萜醇类化合物对实验性高脂血症大鼠血清胆固醇含量有显著降低作用,其中以泽泻萜醇A醋酸酯的降低胆固醇的作用最为显著,泽泻萜醇C、B醋酸酯,泽泻萜醇A也有显著作用。

泽泻提取物降低胆固醇的作用机制可能为降低小肠胆固醇的吸收率及抑制小肠胆固醇的酯化。

(2)抗动脉粥样硬化　泽泻提取物能使实验性动脉粥样硬化家兔的动脉内膜斑块明显变薄,内膜下泡沫细胞层数和数量明显减少,血管平滑肌细胞增生及炎细胞浸润减轻,从实验结果表明,泽泻具有抗实验性动脉粥样硬化作用。

泽泻抗动脉粥样硬化的机理与其降血脂,升高高密度脂蛋白(HDL),调节PGI_2/TXA_2的动态平衡,抗氧化,抑制动脉壁内钙异常升高,以及改善血液流变性等多种作用有关。

此外,泽泻还具有降压、抗血小板聚集、降血糖、松弛离体家兔主动脉平滑肌、提高纤溶酶活性等作用。

综上所述,与泽泻利小便,清湿热功效相关的药理作用为利尿,抗实验性肾结石和抗炎等作用。

【毒理与不良反应】　小鼠泽泻煎剂腹腔注射的LD_{50}为36.36g/kg、静脉注射醇提取物的LD_{50}为1.27g/kg。泽泻含有刺激性物质,内服可引起胃肠炎,贴于皮肤引起发泡。

【现代应用】

1. 高脂血症　泽泻浸膏片对Ⅱa、Ⅱb、Ⅳ和Ⅴ型高脂蛋白血症均有一定疗效。

2. 梅尼埃病　泽泻汤治疗梅尼埃病,治疗三个疗程后,总有效率为97.6%。

茯　苓

本品为多孔菌科真菌茯苓 *Poria cocos* (Schw.) Wolf 的干燥菌核。茯苓主要含有β-茯苓聚糖(β-pachyman)约占干重的93%。另含三萜类茯苓酸(tumulosic acid)、茯苓素(poriatin)等化学成分。味甘、淡,性平。归肺、脾、肾经。

【药动学】 ^3H-茯苓聚糖给小鼠灌胃,其药-时曲线符合开放二室模型。大鼠静脉注射^3H-茯苓素,药-时曲线符合二室模型,分布相半衰期为0.32小时,消除相半衰期为1.43小时。^3H-茯苓素静注后,肾排泄占全部放射剂量的56.72%,肠道排泄为33.10%,体内存在肝肠循环。静注后组织中的放射剂量以肝、肾、肺含量最高。

【药理作用】

1.与功效主治相关的药理作用　茯苓有利水渗湿、健脾宁心功效。用于水肿尿少、痰饮眩悸、脾虚食少、便溏泄泻、心神不宁、惊悸失眠等病证。《本经》云:茯苓"主胸胁逆气、忧恚、惊邪恐悸、心下结痛、寒热、烦满、咳逆、口焦舌干、利小便。"

(1)利尿　茯苓具有一定程度的利尿作用,但其利尿作用受动物种属、给药途径等因素影响。茯苓对健康人利尿作用不明显,但对肾性和心性水肿病人利尿作用显著。近年研究发现,茯苓素是茯苓利尿作用的有效成分,具有和醛固酮及其拮抗剂相似的结构,可与大鼠肾小管细胞质膜的醛固酮受体结合,拮抗醛固酮活性,提高尿中 Na^+/K^+ 比值,产生利尿作用。推测茯苓素可能是一种醛固酮受体拮抗剂。

(2)免疫调节作用　茯苓多糖具有显著增强机体免疫功能的作用。对机体非特异性免疫功能,能增加免疫器官胸腺、脾脏、淋巴结的重量;增强正常小鼠腹腔巨噬细胞的吞噬功能,并能对抗免疫抑制剂醋酸可的松对巨噬细胞吞噬功能的抑制作用;对抗^{60}Co照射引起小鼠外周血白细胞的减少;增加ANAE阳性淋巴细胞数。对机体特异性免疫功能,可使玫瑰花结形成率及PHA诱发的淋巴细胞转化率升高;使小鼠脾脏抗体分泌细胞数(PFC)明显增多。茯苓多糖增强机体免疫功能的作用机理可能与其诱导产生IL-2(T细胞生长因子)有关。

茯苓素具有免疫抑制作用,对PHA、LPS和ConA诱导的淋巴细胞转化及对小鼠血清抗体及脾细胞抗体产生能力均有显著抑制作用。茯苓素对IL-2的产生呈剂量依赖性的抑制作用,这种作用可能是其免疫抑制作用的机理之一。

(3)抗肝硬化　采用复合因素(皮下注射CCl_4、高脂低蛋白膳食、饮酒)刺激建立大鼠肝硬化模型,在肝硬化形成后,皮下注射给茯苓醇75mg/kg,连续3周,给药组实验动物肝硬化明显减轻、肝内胶原含量降低、尿羟脯氨酸排出量增多,说明茯苓醇具有促进实验性肝硬化动物肝脏胶原蛋白降解,使肝内纤维组织重吸收的作用。

(4)对胃肠功能的影响　茯苓对家兔离体肠管有直接松弛作用,对大鼠幽门结扎所形成的溃疡有预防作用,并能降低胃酸。

2. 其他药理作用

抗肿瘤 茯苓多糖与茯苓素有明显的抗肿瘤作用,能抑制小鼠实体瘤 S180 生长,延长艾氏腹水癌小鼠存活时间。茯苓多糖对体外培养的小鼠腹水型肉瘤 S180 细胞和人慢性骨髓性白血病 K562 细胞增殖有显著抑制作用,而茯苓素对体外培养的小鼠白血病 L1210 细胞的增殖有显著抑制作用。茯苓多糖抗肿瘤作用机制包括提高宿主的免疫系统功能及直接的细胞毒作用(如改变肿瘤细胞膜磷脂生化特性)两个方面。茯苓素抗肿瘤作用机制可能是通过抑制肿瘤细胞的核苷转运而抑制肿瘤细胞 DNA 合成,并提高巨噬细胞产生肿瘤坏死因子(TNF)的能力,增强杀伤肿瘤细胞作用。

此外,茯苓还具有抗菌、促进造血功能、镇静等药理作用。

综上所述,与茯苓利水渗湿、健脾宁心功效相关的药理作用为利尿、免疫调节、抗肝硬化、对胃肠功能的影响,以及镇静等作用,主要有效成分是茯苓素、茯苓多糖等。

【现代应用】

1. 水肿 茯苓饼干治疗水肿病人 30 例,有较好疗效。

2. 婴幼儿腹泻 单味茯苓粉治疗由轮状病毒感染所致婴幼儿秋冬季腹泻 93 例,总有效率为 93.6%。

3. 精神分裂症 茯苓水煎剂治疗慢性精神分裂症病人 53 例,总有效率为 56.6%。

茵 陈

本品为菊科植物滨蒿 *Artemisia scoparia* Waldst. et Kit. 或茵陈蒿 *Artemisia capillaris* Thunb. 的干燥地上部分。春季采收的习称“绵茵陈”,秋季采割的称“茵陈蒿”。茵陈主要含有香豆素类如 6,7-二甲氧基香豆素(6,7-dimethoxycoumarin);色原酮类如茵陈色原酮(capillarisin);黄酮类如茵陈黄酮(areapillin)、蓟黄素(cirsimanitin);香豆酸及其他有机酸类如茵陈香豆酸 A、B(capillartemisin A、B),绿原酸(chlorogenic acid)和挥发油类如茵陈二炔、茵陈二炔酮、β-蒎烯等化学成分。从滨蒿中提得对羟基苯乙酮。茵陈味苦、辛,性微寒。归脾、胃、肝、胆经。

【药动学】 大鼠静脉注射 6,7-二甲氧基香豆素,血浆药-时曲线呈一室开放模型,血浆消除半衰期为 11 分钟,整体清除率为每分钟 44mL/kg。

【药理作用】

1. 与功效主治相关的药理作用 茵陈具有清湿热、退黄疸之功效。主治黄疸尿少,湿疮瘙痒等。《本经》云:茵陈“主风湿寒热邪气、热结黄疸。”《医学入门》云:茵陈“消遍身疮疥。”

(1)利胆　茵陈水煎液口服,连续5日,可使胆石症病人胆汁流量明显增加,胆汁中胆固醇含量降低,可预防胆固醇结石的形成。茵陈水煎剂、水浸剂、去挥发油水浸剂、挥发油、醇提取物等,无论对正常实验动物(如慢性胆囊造瘘犬、急性胆道插管大鼠),还是对 CCl_4 所致肝损伤大鼠,均有促进胆汁分泌和排泄作用。茵陈利胆作用的有效成分达10多种,茵陈香豆酸A、B, 6,7-二甲氧基香豆素,茵陈色原酮,茵陈黄酮,茵陈二炔,茵陈二炔酮,茵陈炔内酯,绿原酸,咖啡酸,对羟基苯乙酮等均能使胆汁流量增加,胆汁排泄加速,同时能扩张胆管、收缩胆囊。对羟基苯乙酮等还能增加大鼠胆汁中的胆酸、胆固醇等成分的分泌量。

(2)保肝　茵陈煎剂对 CCl_4 所致动物实验性肝损伤有保护作用,能减轻肝细胞肿胀、气球样变、脂肪变和坏死程度,降低血清转氨酶活性。茵陈煎剂能增加小鼠肝脏微粒体中 P_{450} 的含量,具有诱导肝药酶的作用,可使异戊巴比妥钠诱导的睡眠时间缩短,使安替比林消除半衰期t1/2明显缩短。茵陈还能抑制β葡萄糖醛酸酶活性,减少葡萄糖醛酸的分解,增强肝脏的解毒功能。茵陈色原酮、6,7-二甲氧基香豆素、茵陈黄酮等成分,均有保肝作用。此外,茵陈中的锌、锰等微量元素含量相当高,而锌参与200多种酶的合成,锌、锰等元素能直接参与机体的核酸、糖、脂肪、蛋白质代谢。因此,茵陈的保肝作用机理可能为:诱导肝药酶、增强肝脏的解毒功能、保护肝细胞膜的完整和促进肝细胞的再生。

(3)抗病原微生物　茵陈体外对金黄色葡萄球菌有明显的抑制作用,对痢疾杆菌、溶血性链球菌、肺炎双球菌、白喉杆菌、牛型及人型结核杆菌、大肠杆菌、伤寒杆菌、铜绿假单胞菌、枯草杆菌、病原性丝状体,以及黄曲霉菌、杂色曲霉菌等皮肤真菌有一定的抑制作用。茵陈抗菌活性成分主要是茵陈炔酮、对羟基苯乙酮和其他挥发油成分。茵陈水煎剂对ECHO11病毒有抑制作用,茵陈乙醇提取物对流感病毒有抑制作用。

(4)降血脂与抗动脉粥样硬化　茵陈煎剂对家兔实验性高胆固醇血症具有降低胆固醇和β-脂蛋白的作用,同时能使高胆固醇血症家兔的主动脉壁中胆固醇含量明显降低,动脉壁粥样硬化斑块病变减轻,内脏脂肪减少,表明茵陈具有降血脂和抗动脉粥样硬化作用。

(5)解热、镇痛、抗炎　20%茵陈水煎剂和20%茵陈醇提物对伤寒混合菌苗所致家兔体温升高均有明显解热作用。6,7-二甲氧基香豆素对鲜啤酒酵母、2,4-二硝基苯酚致热大鼠和伤寒混合菌苗致热家兔均有明显的解热作用。在热板法和醋酸扭体法镇痛实验中,茵陈中6,7-二甲基七叶苷元对小鼠有一定程度的镇痛作用,并对角叉菜胶所致大鼠足趾关节肿胀程度有抑制作用。

2. 其他药理作用

(1)抗肿瘤　茵陈煎剂对小鼠艾氏腹水癌细胞和移植 MethA 细胞有抑杀作用,能延长荷瘤小鼠的存活时间。茵陈中茵陈色原酮和蓟黄素具有显著抑制 Hela 细胞和 Ehrlich 腹水癌细胞增殖作用。另外,茵陈水煎剂对致癌剂黄曲霉毒素 B_1 的致突变作用有显著抑制,并呈剂量效应关系。茵陈水煎剂还对亚硝酸钠和 N-甲基苄胺诱导的 SD 大鼠食道上皮的增生性病变和骨髓微核突变有抑制作用。

(2)对心血管系统的影响　茵陈水浸液、煎剂、醇提取物对离体蟾蜍心脏有抑制作用。茵陈水煎剂、乙醇浸液及挥发油、6,7-二甲氧基香豆素均有降压作用。

茵陈除上述作用外,还具有利尿、兴奋平滑肌、杀灭蛔虫、增强免疫功能等药理作用。

综上所述,与茵陈清湿热、退黄疸功效相关的药理作用为利胆、保肝、抗病原微生物、降血脂,以及解热、镇痛、抗炎等作用。

【毒理与不良反应】　茵陈二炔酮小鼠灌胃的 LD_{50} 为 6.98mg/kg。小鼠灌胃6,7-二甲氧基香豆素的 LD_{50} 为 497mg/kg,死亡前有阵发性惊厥。对羟基苯乙酮小鼠腹腔注射的 LD_{50} 为 0.5g/kg,口服 LD_{50} 为 2.2g/kg。

【现代应用】

1. 高胆固醇血症　茵陈治疗高胆固醇血症病人 82 例,有较好疗效。

2. 胆石症　将以茵陈为主的若干中药制成乳膏剂、贴敷胆石症患者腹部胆囊区,治疗胆石症病人 80 例,有较好疗效。

3. 胆道蛔虫症　茵陈水煎剂治疗胆道蛔虫症病人 78 例,有较好疗效。

4. 痤疮　茵陈治疗痤疮病人 100 例,有较好疗效。

第三节　常用方剂

五苓散

《伤寒论》

【组成】　猪苓、泽泻、白术、茯苓、桂枝。

【功效与主治】　利水之剂,具有温阳化气、利湿行水之功效,常用于小便不利、水肿腹胀、呕逆泄泻。

【药理作用】

1. 利尿　五苓散对健康人及犬、兔、大鼠等动物均有利尿作用。服用本药后正常人尿量增加12%,正常家兔尿量增加47%。给生理盐水负荷大鼠灌服本方,给药1小时排尿率增加,排尿量增加12%,3小时后作用消失。五苓散利尿作用缓和,维持时间长。其利尿作用与本方增加心房肌细胞的心钠素(ANP)释放有关,血浆心钠素的浓度提高,可促进Na^{+}和水的排出。

2. 抑制尿路结石生成　本方水提取液含有类阿利辛兰沉淀(GAGs)物质,为水溶性多糖,在体外和体内对尿结石形成均表现出明显的抑制活性。体外实验显示,五苓散可抑制草酸钙亚过饱和溶液中草酸钙结晶的生长,降低草酸钙结晶生长指数;体内实验发现,肾结石雄性大鼠,饮水中加入28%五苓散水提液,能抑制草酸钙结晶在肾脏生成,减少肾草酸钙含量。尿石症患者口服五苓散水煎液,可明显提高尿石症患者24小时尿中GAGs含量,增加肾小管上皮的GAGs层,抑制尿路结石的生成。

3. 降压　五苓散提取液对肾性高血压大鼠具有利尿、降压作用,且不造成电解质紊乱。五苓散的利尿作用与扩血管作用可能是五苓散的作用机制之一。

4. 保肝　本方能抑制乙醇所致脂肪肝的形成,抑制乙醇性肝损害。肝脏是乙醇代谢的主要场所,给予乙醇,肝脏会因脂肪酸的氧化减少,甘油三酯合成亢进,脂肪代谢异常而致高脂血症脂肪肝。五苓散可使乙醇诱发升高的脂质过氧化物(LPO)、甘油三酯(TG)、总胆固醇(TC)水平明显下降,促进乙醇性脂肪肝的肝内脂肪代谢,对乙醇所致脂肪肝呈保护作用,此作用是由于五苓散增加了乙醇的代谢与氧化速度,从而抑制乙醇所致脂肪肝的形成,防止乙醇引起的细胞损害和溶解。

5. 其他　五苓散具有抗应激性溃疡作用,对水浸寒冷应激性溃疡抑制率为10%。

【现代应用】

1. 水肿　特发性水肿是指颜面、四肢反复水肿,经临床各项检查排除器质性病变的一种疾病。以五苓散加黄芪为主治疗本病56例,总有效率为89.3%。

2. 胸腔积液　应用大剂量五苓散,随症加减治疗各种原因引起的胸腔积液42例,收到满意效果。

3. 急性泌尿系统感染　以五苓散加减,治疗急性泌尿系感染48例,均有良好疗效。

4. 术后尿潴留　以五苓散为基本方,对肛肠病术后尿潴留患者,治疗总有效率96.7%。

5. 高血压　用五苓散加减治疗高血压，可降低血压，并随血压下降，患者心烦、失眠、头痛、头晕、耳鸣、肢体麻木均消失或减轻。

第十一章 温里药

第一节 概 述

凡以温里祛寒、治疗里寒证为主要作用的药物，称为温里药，又称祛寒药。温里药具有辛散温通、散寒止痛、补火助阳等功效，主要用于寒邪内盛，心肾阳衰所呈现的各种里寒证候。温里药性属辛温，多入脾、胃、肝、肾经。

里寒证常见两方面病证，一是寒邪入里，寒邪直中脏腑，脾胃阳气受抑所出现的脾胃受寒或脾胃虚寒证，症见脘腹冷痛、呕吐泄泻等，与现代医学中的消化道疾病相似。寒邪有时也可侵犯肌肉、骨节、经络，其表现与现代医学的头痛、风湿性关节炎、神经痛、腰腿痛等相似。二是心肾阳虚，症见腰膝冷痛、畏寒肢冷、夜尿频多等，而心肾阳衰，症见四肢厥冷、脉微欲绝的"亡阳证"，则与现代医学中的心功能不全、休克相似。总之，里寒证主要与心血管系统、消化系统的病变有关。其病理过程包括了由于心功能不全，甚至是休克等所导致的机体有效的循环血量不足和胃肠道的急慢性炎症、溃疡等。此外，里寒证还与某些神经、肌肉、关节等炎症有关。温里药的主要药理作用如下。

1. 对心血管系统的影响

(1)强心 温里药对心脏的作用主要表现为正性肌力、正性频率和正性传导作用。例如，附子、干姜、肉桂、吴茱萸及其制剂均有强心作用，可使心肌收缩力增强，心率加快，心输出量增加。

(2)抗心律失常 附子对异搏定所致小鼠缓慢型心律失常，能改善房室传导，恢复正常窦性心率；对甲醛所致家兔窦房结功能低下，也有一定的改善作用。干姜也有加快心率作用。

(3)抗心肌缺血 附子、肉桂、吴茱萸等能扩张冠脉，增加冠脉流量，对垂体后叶素及结扎冠状动脉所致的大鼠或犬急性心肌缺血有改善作用。附子和干姜等还能提高耐缺氧能力，延长动物在缺氧条件下的存活时间。

(4)扩血管，改善循环 附子、肉桂、干姜等温里药可扩张心脑血管，增加心脑血流量；部分温里药如胡椒、干姜、肉桂等所含的挥发油或辛辣成分可使体表血管、内脏血管扩张，改善循环，使全身产生温热感。温里药能“助阳”“散寒”，治疗四肢厥逆（冷）主要与其改善循环有关。

（5）抗休克　附子、肉桂、干姜等及其复方对失血性、内毒素性、心源性及肠系膜上动脉夹闭性等休克均能提高动脉压，延长实验动物存活时间和提高存活百分率。此外，对单纯缺氧性、血管栓塞性休克等亦有明显的防治作用。温里药抗休克的作用机理主要与其强心、扩张血管、增加血流、改善微循环有关。

2. 对消化系统的影响　温里药常用于治疗脾胃受寒或是脾胃虚寒，证见水谷不化、脘腹胀痛、泄泻等症，主要与下列药理作用相关。

（1）对胃肠运动的影响　温里药大多具有增强胃肠功能，健胃祛风的作用。干姜、肉桂、吴茱萸、丁香、胡椒等性味辛热，含有挥发油，对胃肠道有温和的刺激作用，能使肠管兴奋，增强胃肠张力，促进蠕动，排出胃肠积气。另一方面，附子、丁香、小茴香等能抑制小鼠的胃排空，吴茱萸、干姜、肉桂能缓解胃肠痉挛性收缩。

（2）促消化　干姜的芳香和辛辣成分能直接刺激口腔和胃黏膜引起局部血液循环改善，胃液分泌增加，胃蛋白酶活性和唾液淀粉酶活性增加，有助于提高食欲和促进消化吸收。丁香、高良姜、草豆蔻可增加胃酸排出量，提高胃蛋白酶活力。

（3）利胆、止吐、抗溃疡　干姜、肉桂、高良姜等还能促进胆汁分泌。干姜浸膏可抑制硫酸铜所致犬的呕吐。吴茱萸、丁香亦有止吐作用。干姜、吴茱萸等还有抗胃溃疡作用。

3. 促进肾上腺皮质系统功能　附子、肉桂、干姜对垂体-肾上腺皮质系统有兴奋作用，可使肾上腺中维生素 C、胆固醇含量降低，促进肾上腺皮质激素合成。附子可兴奋下丘脑，使促肾上腺皮质激素释放激素（CRH）释放增加。

4. 对神经系统的影响　附子、肉桂、吴茱萸等有镇静作用。附子、乌头、花椒有局部麻醉作用。温里药能通过影响植物神经系统及内分泌功能，改善物质代谢，产生热量。如附子、肉桂、干姜能兴奋交感神经，使产热增加；附子煎剂能延缓处于寒冷环境下的小鸡和大鼠的体温下降，延长其存活时间。

5. 抗炎、镇痛　利用热板法、扭体法及电刺激测定法均证明附子、乌头、肉桂、干姜、吴茱萸等有不同程度的镇痛作用。附子、乌头、干姜、丁香、高良姜等均具有抗炎作用。

温里药的强心、扩张血管、增加血流量、抗休克和增强交感-肾上腺系统的功能是其补火助阳、温通血脉的药理学基础。而抗溃疡、增强胃肠功能、调节胃肠运动、抗炎、镇痛等又是其温中止痛的药理学基础。

第二节　常用药物

附　子

本品为毛茛科植物乌头 *Aconitum carmichaelii* Debx. 子根的加工品。其主根为川乌和草乌的块根(即乌头)。附子中含有多种生物碱,其中以乌头碱(aconitine, AC)、中乌头碱(mesaconitine, MAC)、次乌头碱(hypaconitine, HAG)等为主。此外,还分离出具有药理活性的消旋去甲乌药碱(*dl*-demethyl coclaurine)、氯化甲基多巴胺(coryneine chloriole)、去甲猪毛菜碱(salsolinol, SAL)等。附子味辛、甘,性大热。有毒。归心、肾、脾经。

【药动学】 乌头碱微溶于水,易从黏膜吸收,在消化道及皮肤破损处易于吸收。大鼠食道吸收乌头碱的能力明显强于胃。乌头碱主要由唾液和尿中排出。其吸收和排泄均较快,故发生中毒的时间亦快,且无积蓄作用。

【药理作用】

1. 与功效主治相关的药理作用　附子具有回阳救逆,补火助阳,逐风寒湿邪之功效。主治亡阳虚脱,肢冷脉微,阳痿,宫冷,心腹冷痛,虚寒吐泻,阴寒水肿,寒湿痹痛等。《本草汇言》云:"附子,回阳气,散阴寒。……凡属阳虚阴极之候,肺肾无热证者,服之有起死之殊功。"主要与影响心血管系统功能、消化系统功能、肾上腺皮质系统功能、神经系统功能的药理作用有关。

(1)对心血管系统功能的影响

①强心:附子能增强心肌收缩力,加快心率,增加心输出量、心肌耗氧量。附子煎液口服后,动物血清有明显增强心肌收缩力和加快心肌收缩速度的作用。对离体蟾蜍心脏的研究表明,生附子乙醇提取物较制附子乙醇提取物表现出更强的强心作用,使离体心脏收缩幅度明显增加,在低钙状态下尤为明显。静脉滴注戊巴比妥钠,或用 N_2 饱和的灌流液灌注,均可形成急性实验性心力衰竭动物模型,乌头碱、中乌头碱、次乌头碱、去甲乌药碱可使衰竭心脏收缩幅度恢复正常。麻醉犬和豚鼠静脉滴注去甲乌药碱,每分钟 2μg/kg,可使收缩期左心室内压力(LVP)分别上升 12%和 58%,左心室内压力上升的最大速率(dp/dt_{max})分别达 73%和 26%。由此可见,附子及其所含生物碱对离体和在体心脏,正常和衰竭心脏,均具有明显的强心作用。目前研究认为,附子中生物碱乌头碱、中乌头碱、次乌头碱是附子强心的主要成分,去甲乌药碱、氯化甲基多巴胺、去甲猪毛菜碱也有强心作用。乌头

碱正性肌力作用与其使心肌钠通道在静息电位时持续开放，促进心肌钙离子通道开放有关。而去甲乌药碱是β受体部分激动剂，其强心作用与兴奋β受体有关。

②扩血管、改善微循环：附子有扩张血管，增加血流，改善血液循环作用。生附子、制附子对微循环障碍状态下的毛细血管有扩张作用，血液流态有不同程度的改善，并能增加血流速度，增加血流量，改善毛细血管的充盈状况，促使微循环障碍逐渐消除和功能恢复。附子注射液或去甲乌药碱静脉注射有明显扩张血管作用，均可使麻醉犬心排出量、冠状动脉血流量、脑血流量及股动脉血流量明显增加，血管阻力降低，此作用可被心得安所阻滞。附子扩张血管作用与去甲乌药碱兴奋β受体及阻断α_1受体的双重作用有关。亦有研究表明附子扩张血管的作用与血管内皮细胞合成释放NO增多有关。NO是舒张血管的主要因子，NO通过弥散或载体转运至血管平滑肌细胞，激活鸟苷酸环化酶，使cGMP升高而扩张血管。

③抗心律失常：附子有显著的抗缓慢型心律失常作用。附子中生物碱对异搏定所致小鼠缓慢型心律失常有明显防治作用，能改善房室传导，加快心率。对甲醛所致家兔窦房结功能低下症有一定的治疗作用，使窦房结与房室结功能趋于正常。但附子剂量过大，可导致心律失常。

④抗休克：心肾阳衰证所见的四肢厥冷，脉微欲绝，与现代医学的休克所见相似。所以附子回阳救逆之功效主要是以强心、抗休克作用为基础。附子对失血性休克、内毒素性休克、心源性休克及肠系膜上动脉夹闭性休克等均能提高平均动脉压、延长模型动物存活时间及存活百分率。对内毒素休克犬能明显改善每搏输出量、心输出量和心脏指数。对缺氧性、血栓闭塞性休克等亦有明显保护作用。抗休克的有效成分除与其强心的有效成分相关外，去甲猪毛菜碱对β受体和α受体均有兴奋作用，能兴奋心脏，加快心率，收缩血管，升高血压；氯化甲基多巴胺为α受体激动剂，亦有强心升压作用。由此可见，附子的抗休克作用，与其强心、收缩血管、升高血压，以及扩张血管、改善循环等作用有关。

(2)抗寒冷、提高耐缺氧能力　附子冷浸液和水煎液均能抑制寒冷引起的鸡和大鼠的体温下降，延长生存时间，减少死亡数。此作用与附子强心、扩张血管、增加血流量等作用有关。50%附子注射液腹腔注射，能显著提高小鼠对常压缺氧的耐受能力，延长小鼠在缺氧条件下的存活时间。提示其对心、脑有保护作用。

(3)抗炎、镇痛　附子煎剂对急性炎症模型有明显抑制作用。附子煎剂对巴豆油所致小鼠耳部炎症，对甲醛、蛋清、组织胺、角叉菜胶等所致大鼠足跖肿胀均有显著抑制作用。乌头碱类生物碱也有抗炎作用。附子的抗炎作用可能是通过多途径实现的。附子可使动物肾上腺中维生素C和胆固醇含量减少，尿中17-羟类固醇增加，血中嗜酸性粒细胞降低，碱性磷酸酶和肝糖原增加。进一步用放射免疫法观察到，腹腔注射乌头碱，可使大鼠下丘脑促肾上腺皮质激素释放激素(CRH)含量呈剂量依赖性增高。以上说明附子是通过兴奋下丘脑-垂体-肾上腺皮质系统发挥抗炎作用。用免疫组织化学法可见到下丘脑室旁核 CRH 神经细胞及正中隆起神经纤维明显增多增深。提示附子增强肾上腺皮质系统作用，可能是通过兴奋下丘脑 CRH 神经细胞所致。另有实验发现，动物切除双侧肾上腺后，附子仍有抗炎作用，说明附子除兴奋垂体-肾上腺皮质系统外，本身可能还具有皮质激素样作用。

生附子及乌头碱能抑制醋酸所致的小鼠扭体反应。生附子能明显提高小鼠尾根部加压致痛法的痛阈值。附子液腹腔注射和附子水煎醇沉液对热刺激所致小鼠疼痛有显著的镇痛作用。有研究表明，附子的镇痛作用可被 κ-阿片受体阻断剂 nor-BNI 拮抗，提示附子的镇痛作用与增加脊髓后角强啡肽的释放，通过 κ-阿片受体介导而发挥镇痛作用有关。附子中含有的乌头碱是发挥镇痛作用的主要物质。

(4)对消化系统的影响　附子煎剂可抑制胃排空，但却能兴奋离体空肠自发收缩活动，而具有胆碱样、组胺样的作用。生附子、乌头碱对大鼠离体回肠肌则有收缩作用，此作用可被阿托品阻断，故可能与兴奋胆碱能神经系统有关。附子水煎剂还能抑制小鼠水浸应激型和大鼠盐酸损伤性胃溃疡的形成。

2. 其他药理作用

局麻：附子能刺激局部皮肤，使皮肤黏膜的感觉神经末梢呈兴奋现象，产生瘙痒与灼热感。继之麻醉，丧失知觉。

除上述作用外，附子还有镇静、增强免疫、抗血栓形成、抑制脂质过氧化反应、延缓衰老等作用。

综上所述，附子回阳救逆，补阳助火功效主要与其强心、抗心律失常、抗休克、扩张血管、增加血流量等作用相关；逐风寒湿邪又与抗炎、镇痛、抗寒冷、提高对缺氧的耐受能力等作用相关。附子的有效成分是生物碱。

【毒理与不良反应】　附子为毒性较大的中药，其毒性主要由乌头碱类生物碱引起。人口服乌头碱 0.2mg 即可引致中毒，乌头碱的致死量为 3~4mg。未炮制附子小鼠口服、腹腔注射、静脉注射的 LD_{50} 分别是 5.49g/kg、0.71g/kg、0.49g/kg，炮制后 LD_{50} 分别是 161g/kg、11.5g/kg、2.8g/kg，毒性明显降低。中乌头碱的 LD_{50} 为 5.64mg/kg。

【现代应用】

1. 休克　以附子为主组成的回阳救逆方——四逆汤、参附汤，治疗各种休克有肯定的疗效，可使血压恢复正常，明显改善末梢循环。

2. 缓慢型心律失常　附子注射液或以附子为主的复方治疗各种缓慢型心律失常，如病态窦房结综合征、窦性心动过缓、窦房传导阻滞、房室传导阻滞等。

3. 风湿性关节炎、关节痛、腰腿痛、神经痛　用附子或其复方治疗有一定疗效。

4. 偏头痛　用附子治疗均有较好的疗效。

干　姜

本品为姜科植物姜 *Zingiber officinale* Rose. 的干燥根茎。干姜含挥发油，主要成分为姜烯(zingiberene)，占33.99%，还有姜醇(zingiberol)等，辣味成分有姜辣素(姜酚 gingerol)、姜酮(zingerone)、姜烯酚(shogaol)等。干姜味辛，性热。归脾、胃、肾、心、肺经。

【药理作用】

1. 与功效主治相关的药理作用　干姜具有温中散寒，回阳通脉，燥湿消痰之功效。主治脘腹冷痛，呕吐泻泄，肢冷脉微，痰饮喘咳等。《本草纲目》云："其用有四：通心助阳，一也；去脏腑沉寒痼冷，二也；发诸经之寒气，三也；治感寒腹痛，四也。"主要与影响消化系统功能、心血管系统功能、肾上腺皮质系统功能、神经系统功能的药理作用有关。

(1)对消化系统的影响　干姜主治脾胃受寒或脾胃虚寒，症见脘腹冷痛，呕吐泄泻等。其表现与现代医学中的消化系统的急慢性溃疡、急慢性胃炎等病症相似。所以干姜温中散寒功效，主要是以对消化系统的作用为基础。

①抗溃疡：干姜水煎液给大鼠灌服，对应激性溃疡、醋酸诱发胃溃疡、幽门结扎胃溃疡均有明显抑制作用。干姜石油醚提取物能对抗水浸应激性、吲哚美辛加乙醇性、盐酸性和结扎幽门性胃溃疡的形成。干姜抗溃疡活性成分可能是脂溶性物质。

②止泻：干姜浸膏对 Ach、组胺、$BaCl_2$ 所致豚鼠离体肠管平滑肌痉挛有抑制作用。干姜石油醚提物能对抗蓖麻油引起的腹泻，干姜水提物则能对抗番泻叶引起的腹泻，但两种提取物都不影响小鼠胃肠推进运动。两种提取物都有抗炎作用，因此抗炎作用可能是干姜抗腹泻的主要机理之一。

③解痉：干姜挥发油能竞争性拮抗乙酰胆碱、组织胺致离体回肠收缩的效应。提示干姜解痉的药理效应可能与胆碱能受体和组胺受体被阻断有关。姜的辛辣成分如姜酮、姜酚、姜烯酮给家兔灌胃可使肠管松弛，蠕动减少。

④促消化：给犬灌服生姜煎剂能使胃液分泌和游离酸分泌增加，脂肪分解酶的

活性加强。干姜还能增强唾液分泌,加强对淀粉的消化力。

⑤镇吐:犬灌服干姜浸膏能抑制硫酸铜的催吐作用,但对家鸽由洋地黄,犬由阿扑吗啡诱发的呕吐无抑制作用,提示镇吐作用是末梢性的。姜酮及姜烯酮的混合物是镇吐的有效成分。

(2)抗炎、镇痛　干姜的水、醚提取物都有明显的抗炎作用,抑制二甲苯引起的小鼠耳肿胀,可拮抗角叉菜胶引起的大鼠足跖肿胀。姜烯酮能明显抑制组胺和醋酸所致小鼠毛细血管通透性增加,抑制肉芽增生,并使肾上腺重量增加。给大鼠灌服干姜水提物、干姜挥发油或干姜酚酸性部位,也能显著降低肾上腺中维生素 C 的含量,说明干姜的抗炎作用可能是通过促进肾上腺皮质的功能产生的。

干姜醚提物、水提物有镇痛作用,可使乙酸引起的小鼠扭体反应次数减少,延长小鼠热刺激反应潜伏期。

(3)对心血管系统的影响　干姜主治心阳不足、肢冷脉微,与现代医学心功能不全症状相似。所以干姜回阳通脉之功效,主要以其强心、增加血流量为药理学基础。静脉注射姜酚,可使犬心肌收缩力增加 30%。姜酚及姜烯酚能使血管扩张,促进血液循环。姜烯酚能抑制去甲肾上腺素(NA)对肠系膜静脉的收缩作用。

2. 其他药理作用

(1)抗血栓　干姜水提物对 ADP、胶原酶诱导的血小板聚集有明显的抑制作用,使实验性血栓形成延迟,姜烯酮还对家兔血小板环氧化酶活性和 TXA2 的生成有抑制作用。干姜挥发油亦具有抗血栓形成的作用,并能明显延长白陶土凝血活酶时间。

(2)抗病原微生物　姜酮、姜烯酮等对伤寒杆菌、霍乱弧菌、沙门菌、葡萄球菌、链球菌、肺炎球菌等有明显抑制作用。

此外,干姜尚具有镇静、催眠、解热、利胆保肝和促进免疫功能等作用。

综上所述,干姜温中散寒功效主要与促进胃肠消化机能、抗溃疡、胃肠解痉、止吐和抗炎镇痛相关;干姜回阳通脉功效,则主要与其强心、扩张血管、增加血流量等相关。

【毒理与不良反应】　小鼠灌服干姜醇提物的 LD_{50} 为 108. 9g/kg;小鼠灌服干姜醚提物的 LD_{50} 为(16. 3±2. 0)mL/kg。

【现代应用】

1. 呕吐　干姜用于手术后恶心呕吐有较好的疗效,也可用于胃寒呕吐等。

2. 冠心病　干姜胶囊能降低心脾两虚或夹气滞血瘀型冠心病患者血浆 TXB_2 水平,稳定血浆 6-Keto-$PGF_{1\alpha}$ 水平,明显降低全血及血浆黏度。

3. 晕船 干姜粉具有明显的抗晕船作用。

第三节 常用方剂

参附汤

《正体类要》

【组成】 人参、附子。

【功效与主治】 回阳益气固脱,具有强心、增加冠脉流量、抗休克、抗心肌缺血、抗血小板聚集和抗心律失常等作用。

【药理作用】

1. 强心 参附汤可明显抑制戊巴比妥钠所致心衰豚鼠心功能的降低,使平均动脉压、左心室压、左心室压上升最大速率明显升高。并能明显改善实验性心肌梗死犬的血流动力学和心功能。参附注射液能增加培养心肌细胞的搏动强度。对正常大鼠心肌细胞膜 ATP 酶有明显的抑制作用,抑制强度随浓度的增加而加强,而且参附合用较各单味药有更明显的强心作用。

2. 抗心律失常 参附液对乌头碱所致大鼠的室性和室上性心律失常、传导阻滞、结性心律等有明显治疗作用。对氯仿所致小鼠室颤亦有治疗作用,使室颤发生率显著下降。对抗垂体后叶素引起的大鼠各种类型的心律失常,如房室传导阻滞,结性早搏,频发性室性早搏呈二联律、三联律及阵发性室性心动过速等,使心律失常的发生率明显降低。

3. 抗心肌缺血 参附液能使离体兔、大鼠心脏冠脉流量增加,扩张大鼠后肢血管,使心肌供血增加,并降低心脏负荷。

参附注射液能显著对抗垂体后叶素引起大鼠心电图 ST 段下移和心律失常,ST 下移程度和持续时间明显缩短,降低心律失常发生率。参附注射液静脉滴注能改善麻醉开胸术结扎冠脉前降支后的血液动力学变化及心外膜心电图 ST 段变化总点数(NST)和总毫伏数(SST)的异常,减轻心肌缺血程度,缩小心肌梗死范围。

4. 抗休克 参附注射液对休克动物有缓慢而持久的升压作用,同时能明显降低血乳酸和血浆组织蛋白酶活性(PCA)水平。参附青(人参、附子、青皮)注射液对大肠杆菌内毒素休克大鼠有治疗效果,可使血压回升,并能对抗内毒素休克引起的肠系膜微动脉痉挛,减轻休克引起的心、肝、肺组织损害,对血管内皮有一定的保护作用。

5. 其他作用

(1)延长动物耐缺氧时间　参附汤小鼠腹腔注射,能显著延长小鼠常压耐缺氧时间。动物死亡后残余氧分压亦较对照组低。

(2)抗血小板聚集及改善血液流变性　参附汤对 ADP 诱导的血小板聚集有明显的抑制作用。参附注射液能降低或减少正常家兔的全血比黏度、血浆比黏度、红细胞电泳时间、血细胞比容、红细胞聚集性等。即能降低血液黏滞性,增加血液流变性,加快血流速度。

(3)促进免疫功能　参附液能明显提高淋巴细胞转化率,增加玫瑰花瓣形成率,显著增加溶血空斑数,提示对细胞免疫和体液免疫均有促进作用。

【现代应用】

1. 休克　参附注射液静脉滴注对急性心肌梗死所致的休克及低血压状态,感染性、创伤性、中毒性休克及慢性病晚期极度衰竭等均有较好疗效。

2. 心力衰竭　对风湿性、高血压性心脏病所致心力衰竭,尤其这类心衰属于心肾阳虚、阳气欲脱、脉微欲绝、病情危重者,疗效较佳,对用洋地黄有副作用或长期应用洋地黄而效果不佳患者可应用参附汤治疗,均获满意治疗效果。

3. 心律失常　对多种心律失常均有效。

第十二章　理气药

第一节　概　述

理气药能舒畅气机，调整脏腑功能，具有行气止痛、疏肝、降逆平喘等功效，主要用于气滞和气逆等证。理气药味多辛、苦，性温。多入脾、胃、肝、胆、肺经。常用药物有枳实、枳壳、青皮、陈皮、木香、香附、乌药、大腹皮、薤白、沉香、甘松、佛手等。

中医学理论认为，气升降出入运行于全身，是人体生命活动的根本。当人体某一脏腑或经络发生病变，则影响气的疏通，出现气滞或气逆。气滞的临床表现特点为胀、闷、痛，而气逆则表现呕恶、呃逆或喘息。气机阻滞部位不同，可表现不同的临床证候，如脾胃气滞可致脘腹胀满疼痛、嗳气泛酸、恶心呕吐、便秘或腹泻；肝郁气滞可致胁肋疼痛、胸闷不舒、疝气、乳房胀痛或包块以及月经不调；肺气壅滞可致胸闷喘咳等。

从现代医学的角度看，气滞或气逆证多与消化系统疾病如消化不良、溃疡病、肠易激综合征（IBS）、胆道疾病、急性或慢性肝炎、肠炎、痢疾，以及支气管哮喘、痛经、乳腺包块、疝气等的临床症状表现相似。其病因主要是内脏平滑肌的运动功能紊乱，或表现为功能亢进如呕吐、腹泻、喘咳、痛经等，或表现为抑制如胀气、便秘等。

正常的情志活动与人体气血的正常运行有着密切联系。气能化神养神，故称气为“神之母”。气的运行及功能正常则精神守于常态，而七情致病可导致气机失调，会出现情绪不宁、郁闷烦躁、神疲倦怠、失眠、纳差、大便不调等与抑郁症、焦虑症相似的临床表现。

另外，中医理论认为“气为血帅，血为气母”，“气滞则血瘀”，气血之间在生理上相互依存，病理上互相影响，存在着密切的关系。传统的行气活血法，在活血药中加入理气药，强调理气药的动力作用，认为行气能够加强活血作用。

可见理气药具有广泛药理作用，其对消化系统功能、支气管平滑肌、子宫平滑肌、中枢神经系统、血液系统及心血管系统的作用是其行气、止痛、疏肝、降逆功效的主要药理学基础，其具体药理作用及作用机制如下：

1. 对消化系统的影响

（1）调节胃肠运动　理气药具有调畅气机的功效，对胃肠运动表现为兴奋和抑制双向作用，这与胃肠机能状态、药物剂量及实验动物种类等有关。通过理气药的作用，可使紊乱的胃肠运动机能恢复正常。

①抑制胃肠运动：大多数理气药具有松弛胃肠平滑肌的作用。枳实、枳壳、青皮、陈皮、香附、木香、乌药等均可降低离体家兔肠管的紧张性，使收缩幅度减小、节律减慢，且能对抗 M 受体激动剂乙酰胆碱、毛果芸香碱和可直接兴奋肠肌的氯化钡等引起的肠肌痉挛性收缩。在 M 受体阻断剂阿托品降低肠管紧张性的基础上，枳实、青皮、陈皮可使肠肌的紧张性进一步降低。此作用以枳实、枳壳、青皮、陈皮作用最强。

青皮注射液及甲基橙皮苷静脉注射能缓解在体肠肌痉挛。理气药复方木香注射液（木香、枳实、乌药、黄荆子）可抑制离体和在体肠肌运动，该作用可被 α 受体阻断剂酚妥拉明拮抗。理气药的解痉作用机制可能主要是阻断 M 胆碱受体及直接抑制肠肌所致，部分药物的作用与兴奋 α 受体有关。理气药松弛平滑肌作用的有效成分可能为多数药物所含的对羟福林和 N-甲基酪胺。

②兴奋胃肠运动：部分理气药如枳实、枳壳、乌药、大腹皮等能兴奋胃肠平滑肌，增强其运动。枳实、枳壳、乌药对麻醉动物在体肠管平滑肌以及胃瘘、肠瘘动物的胃肠运动，均可使其收缩节律加快、收缩幅度增强、张力增大、蠕动加快。大腹皮煎剂可提高离体肠肌的紧张性，复方木香注射剂灌胃，能明显增强胃肠内容物推进。

（2）调节消化液分泌　因药物含成分及机体所处状态不同，理气药对消化液分泌也呈现促进和抑制双向作用。许多理气药性味芳香，含挥发油，对胃肠黏膜具有轻度刺激作用，可促进消化液分泌，呈现健胃和助消化作用，如陈皮、木香、乌药、佛手等所含挥发油能促进消化液的分泌。但部分理气药又可对抗病理性胃酸分泌增多，如甲基橙皮苷对病理性胃酸分泌增多有降低作用，对幽门结扎性胃溃疡大鼠，可使胃液分泌减少，降低溃疡发病率，具有抗溃疡作用。

（3）调节内脏敏感性　气机不畅可使内脏感觉异常，理气药或其复方能够降低内脏感觉致敏动物的内脏敏感性，可改善肠易激综合征（IBS）患者或模型动物的症状。

（4）利胆　肝的疏泄作用与胆汁排泄功能有关。青皮、陈皮、香附、沉香均有不同程度的利胆作用，能促进实验动物和人的胆汁分泌，使胆汁流量增加，其作用与收缩胆囊平滑肌和松弛胆道括约肌作用有关。青皮和陈皮能显著增加胆汁中胆酸盐含量,其复方具有溶石、排石作用,并减少结石的发生率。

2. 对呼吸系统的影响 枳实、陈皮、甘松、香橼、沉香等多数理气药均有松弛支气管平滑肌作用;青皮、陈皮、香附、木香能对抗组胺所致的支气管痉挛性收缩,可使支气管扩张,肺灌流量增加。其作用机制可能与直接松弛支气管平滑肌、抑制亢进的迷走神经功能、抗过敏介质释放、兴奋支气管平滑肌的 β_2 受体有关。

另外,陈皮、青皮、香橼中所含挥发油尚有祛痰止咳作用。

3. 对子宫平滑肌的作用 理气药具有理气止痛功效,可调节子宫平滑肌张力。枳实、枳壳、陈皮、土木香等能兴奋子宫平滑肌,而香附、青皮、乌药、甘松则抑制子宫平滑肌,使痉挛的子宫平滑肌松弛,张力减小。上述作用常用于治疗痛经、月经不调等妇科疾病。

4. 对神经精神活动的影响 多种理气药及理气药为主组成的复方具有抗抑郁及抗焦虑作用。其抗抑郁作用表现为缩短小鼠强迫游泳试验、悬尾试验的不动时间,拮抗利血平所致的小鼠体温下降、眼睑下垂及运动不能;改善慢性应激模型大鼠的探索行为和兴趣缺失;增加大鼠嗅球损毁模型的旷场直立行为,并改善该模型大鼠在水迷宫中的学习、记忆行为。其作用与增加脑内 5-HT、DA 等单胺类递质含量有关。

部分理气药还可抑制中枢神经系统,并对抗甲基苯丙胺或吗啡所致的兴奋作用,显示抗焦虑作用。

5. 对心血管系统的作用 枳壳、枳实、青皮、陈皮均含对羟福林,枳实、枳壳尚含 N-甲基酪胺,这些理气药制成的注射液静脉给药,对心血管系统有显著的药理活性。枳实注射液能明显升高麻醉犬的血压,应用于休克病人亦有升高血压的作用。青皮、陈皮注射液对猫、兔、大鼠亦有明显升压效应,能收缩血管、提高外周阻力。青皮对各种实验性休克,如创伤性休克、失血性休克、内毒素性休克等有治疗作用,使休克状态的低血压迅速回升。枳实、枳壳、青皮、陈皮尚能兴奋心脏,使心脏收缩力加强,心输出量及冠脉流量增加。以上作用在灌胃给药时均不能呈现。

另外,木香中所含挥发油及其各种内酯成分则有不同程度的抑制心脏、扩张血管及降压作用。

此外,近年研究发现,理气药还具有抑制血小板聚集、调节免疫功能、影响机体能量代谢等作用。

综上所述,理气药抑制胃肠运动是其降逆、止吐、止泻、镇痛作用的药理基础,其兴奋胃肠运动是消除胀满的药理基础,其松弛支气管平滑肌是降逆止喘的药理基础。静脉注射产生的升压抗休克作用，则是理气药研究的新进展。

第二节　常用药物

枳实　枳壳

枳实为芸香科植物酸橙 *Citrus aurantium* L. 及其栽培变种或甜橙 *Citrus sinensis* Osbeck 的干燥幼果。枳壳为酸橙 *Citrus aurantium* L. 及其栽培变种的干燥未成熟果实。主要含有挥发油、黄酮类成分，其中柠檬烯（limonene）占总挥发油 85%以上，黄酮类有新橙皮苷（neohesperidin），水解得橙皮苷（hesperidin）和柚皮苷（naringin）等；此外还含有 N-甲基酪胺（N-methyl-tyramine，MT）和对羟福林（synephrine，辛弗林）。枳实和枳壳味苦、辛、酸，性微寒。归脾、胃经。

【药理作用】

1. 与功效主治相关的药理作用　枳实具有理气宽中、行滞消胀之功效，用于胸胁气滞、胀满疼痛、食积不化、痰饮内停。《本草化义》云："枳实专泄胃实，开导坚结，故主中脘以治血分，疗脐腹间实满，消痰癖，祛停水，逐宿食，破结胸，通便闭，非此不能也。"

（1）影响胃肠平滑肌、调节胃肠运动　枳实、枳壳对胃肠平滑肌和胃肠运动呈双向调节作用。既可兴奋胃肠道平滑肌，使其收缩加强，蠕动加快，又可降低胃肠平滑肌张力，减缓蠕动。

①兴奋胃肠平滑肌：枳实、枳壳煎液给胃瘘、肠瘘犬灌胃给药，可促进其胃肠运动，使胃肠收缩节律增加；枳实水煎液给家兔灌胃，可兴奋兔胃平滑肌，使胃电图幅值、胃电频率明显增高；给绵羊灌胃，可增强其在体回肠、空肠平滑肌的电活动，缩短移行性综合肌电的周期。正常人口服枳壳煎液，能使肠鸣音脉冲幅度增大（反映肠管环状肌收缩力加强），在 X 线下可观察到小肠蠕动加强，蠕动波明显加深。

②抑制胃肠平滑肌：枳实、枳壳对小鼠、豚鼠和家兔离体肠平滑肌皆呈抑制效应，且能对抗乙酰胆碱、氯化钡、磷酸组胺的肠肌兴奋作用。此外，枳实在高浓度时抑制肠平滑肌，低浓度则在短暂抑制后出现兴奋作用。

枳实、枳壳上述对胃肠运动的不同影响，可能与动物种属差异、机体或脏器机能状态及其药物浓度等因素有关。对于胸腹痞满、胃扩张、胃下垂、胃肠无力性消化不良、脱肛、疝气、肠梗阻等机体机能低下的疾病表现，枳实、枳壳兴奋胃肠平滑肌的作用是其治疗作用的药理学基础；而在病理性机能亢进时（如胃肠痉挛、泄泻等)，枳实、枳壳表现抑制效应，调整其恢复，解痉止痛，止泻。

(2)抗胃溃疡　枳实热水提取物对乙醇和阿司匹林大鼠溃疡模型有抑制作用。枳实、枳壳挥发油能显著减少胃液分泌量及降低胃蛋白酶活性，有预防大鼠幽门结扎溃疡形成的作用。

(3)对子宫平滑肌的作用　枳实、枳壳对不同种属动物子宫有不同影响。其水煎液、酊剂、流浸膏对家兔子宫(离体或在体、未孕及已孕)，均呈现兴奋作用，表现为收缩力增强、张力增加、收缩频率加快，甚至出现强直性收缩。但对小鼠离体子宫，不论未孕或已孕，皆呈抑制效应。家兔与人的子宫对药物的反应较为接近，故枳实、枳壳兴奋家兔子宫，为临床治疗子宫脱垂，及《本草备要》谓"枳实孕妇忌用"提供了药理学依据。

(4)镇痛　枳实挥发油能显著减少小鼠醋酸扭体反应次数，表现一定的镇痛作用。

2. 其他药理作用

(1)强心、改善心功能　枳实注射液、对羟福林及N-甲基酪胺对动物离体和在体心脏均有兴奋作用，可增强心肌收缩力，增加心输出量，改善心脏泵血功能，对左室内压最大上升速率($+dp/dt_{max}$)及心脏指数(CI)均有显著增强作用，并能降低左室舒张末压(LVEDP)。低浓度N-甲基酪胺静脉灌注，可显著降低冠脉阻力、增加冠脉流量、心率轻度加快、心肌耗氧量降低，也可使休克缺氧状态的T波改善，表明本品可改善心肌代谢。

β受体阻滞剂烯丙洛尔可拮抗N-甲基酪胺的强心作用，且α受体阻滞剂酚妥拉明与妥拉苏林可减弱N-甲基酪胺及对羟福林的强心作用，表明枳实兴奋心脏的作用与激动α及β受体有关。N-甲基酪胺可使血浆及心肌中cAMP和cGMP含量增加，而对羟福林只提高cGMP含量。由于cAMP和cGMP分别为β受体和α受体兴奋时的细胞内第二信使，即β受体兴奋时细胞内cAMP增加，而α受体兴奋时细胞内cGMP增加，从另一侧面显示N-甲基酪胺对α、β受体皆有兴奋作用，对羟福林主要兴奋α受体。

(2)收缩血管、升高血压　给麻醉犬静脉注射枳实注射液可明显升高血压，1.5g/kg枳实注射液的升压幅度与去甲肾上腺素0.1mg/kg相当，其升压特点为：作用迅速，持续时间较长；呈双峰形上升，然后徐缓下降；连续用药无快速耐受性；无肾上腺素升压时出现的"后扩张"现象；心率无明显加快。其升压作用机理主要与兴奋α受体，使血管收缩，提高总外周阻力有关。兴奋心脏β受体，增强心肌收缩力，增加心输出量，也参与升压作用。

除上述作用外，枳实尚具有镇静、镇痛、利尿、抗炎、抗变态反应等作用。

【毒理与不良反应】 小鼠静脉注射枳实注射液的 LD_{50} 为(71.8±6.5)g(生药)/kg；腹腔注射的 LD_{50} 为(267±37)g(生药)/kg。麻醉犬一次静脉注射剂量过大，升压过高过快(超过180~200mmHg)，可见暂时性异位节律及无尿。

【现代应用】

1. 休克　枳实注射液、对羟福林及N-甲基酪胺治疗感染性休克、过敏性休克、心源性休克、药物性休克等均获较好疗效。但需静脉给药，口服无效。

2. 胃下垂、子宫脱垂、脱肛　单用枳实、枳壳水煎服，或配伍用补中益气汤有效。

木　香

本品为菊科植物木香 *Aucklandia lappa* Decne. 的干燥根。主要含有挥发油、木香碱(saussurine)、菊糖等。挥发油的主要成分为木香内酯(costuslactone)、二氢木香内酯(dihydrocostus lactone)、12-甲氧基二氢木香内酯(12-methoxy-dihydrocostus lactone)等。木香味辛、苦，性温。归脾、胃、大肠、三焦、胆经。

【药理作用】

1. 与功效主治相关的药理作用　木香具有行气止痛，健脾消食功效。用于胸脘腹胀痛，泻痢后重，食积不消，不思饮食。《日华子本草》云："治心腹一切气……呕逆反胃、霍乱、泄泻、痢疾、健脾消食。"

(1)影响胃肠运动及分泌功能　健康志愿者服用木香煎剂，能缩短钡剂的胃排空时间，并明显升高血浆胃动素浓度。木香水煎液、挥发油和总生物碱对大鼠离体小肠先有轻度兴奋作用，随后紧张性与节律性均明显降低。木香提取液能明显增强离体兔肠的蠕动幅度和肌张力。总生物碱、挥发油能对抗乙酰胆碱、组胺与氯化钡所致的肠肌痉挛。木香挥发油还可促进消化液分泌。

(2)抗溃疡　木香丙酮提取物灌胃给药能抑制盐酸与乙醇诱发的大鼠胃溃疡，也能抑制氢氧化钠、氨水诱发的胃溃疡。

(3)促进胆囊收缩　木香煎剂口服能缩小空腹时的胆囊体积，其促进胆囊收缩的作用与血中胆囊收缩素(CCK)或胃动素水平增高有关。

(4)对呼吸系统的影响　木香对支气管平滑肌具有解痉作用。离体实验表明，云木香水提液、醇提液、挥发油、总生物碱可对抗组胺、乙酰胆碱所致的气管、支气管痉挛性收缩；挥发油的内酯成分、去内酯成分和去内酯挥发油也可拮抗组胺、乙酰胆碱、氯化钡所致的支气管收缩。木香水提液、醇提液、挥发油、去内酯挥发油与总生物碱静注对麻醉犬呼吸有一定的抑制作用，可减慢频率、降低幅度，其中挥发油作用较强。

(5)镇痛　木香75%乙醇提取液有一定的镇痛作用。

2. 其他药理作用

(1)对心血管系统的影响　木香挥发油及内酯成分对离体蛙、豚鼠及家兔心脏均有抑制作用，对在体猫心则呈现兴奋作用。木香水提液及醇提液对在体娃心与犬心小剂量使其兴奋，大剂量则抑制。去内酯挥发油、总内酯、12-甲氧基二氢木香内酯有较明显的血管扩张作用。去内酯挥发油、总内酯、二氢木香内酯、去氧木香内酯等静注可使麻醉犬血压中度降低，降压作用时间持续较长。木香降压作用部位主要在外周，与心脏抑制和血管扩张作用有关。

(2)抗菌　体外试验表明，木香挥发油可抑制链球菌、金黄色葡萄球菌及白色葡萄球菌的生长。对多种致病性皮肤真菌也有抑制作用。

(3)抑制血小板聚集　木香水溶性成分对兔血小板聚集有明显抑制作用，并使已聚集的血小板解聚。

【毒理与不良反应】　木香总内酯、二氢木香内酯大鼠腹腔注射的 LD_{50} 分别为300mg/kg和200mg/kg。总生物碱静脉注射的最大耐受量，小鼠为100mg/kg，大鼠为90mg/kg。

【现代应用】

1. 消化不良　木香挥发油可促进消化液分泌，对消化不良有一定的治疗效果。

2. 支气管哮喘　木香醇浸膏治疗支气管哮喘可控制症状，防止复发，并有祛痰、镇痛作用。

3. 痢疾　与黄连配伍使用，如香连丸，对急性菌痢有显著疗效。

香　附

本品为莎草科植物莎草 *Cyperus rotundus* L. 的干燥根茎。主要含有挥发油，油中主要成分为香附烯Ⅰ和Ⅱ(cyperene Ⅰ，Ⅱ)、香附醇(cyperol)、异香附醇(isocyperol)、柠檬稀(limonene)等，另外，还含有黄酮类、三萜类化合物及生物碱等。香附味辛、微苦、微甘，性平。归肝、脾、三焦经。

【药理作用】

1. 与功效主治相关的药理作用　香附具有行气解郁，调经止痛功效。用于肝郁气滞，胸、胁、脘腹胀痛，消化不良，胸脘痞闷，寒疝腹痛，乳房胀痛，月经不调，经闭痛经。《本草求真》云："香附，专属开郁散气……故通气甚捷，此则苦而不甚，故解郁居多。"《汤液本草》又云:"香附子,益血中之气药也。方中用治崩漏,是益气而止血也。又能化去凝血,是推陈也。"《本草纲目》谓香附主"妇人崩漏带下,月经不调,胎前产后百病"。

(1)抑制子宫及雌激素样作用　香附流浸膏对犬、猫、家兔、豚鼠离体子宫,不论有孕及未孕均有抑制作用,作用表现为:肌张力下降,收缩力减弱。另外,香附挥发油皮下注射或阴道给药可促进阴道上皮细胞完全角质化,其中香附烯Ⅰ作用最强,香附酮则无作用。

(2)对平滑肌的作用　香附挥发油可松弛兔肠平滑肌,丙酮提取物可对抗乙酰胆碱、K^+所致肠肌收缩。对组胺喷雾所致的豚鼠支气管平滑肌痉挛也有解痉作用。

(3)利胆　香附水煎液给麻醉大鼠十二指肠给药,可明显增加胆汁流量及胆汁中固体物含量。对 CCl_4 所致肝损伤大鼠的胆汁分泌也有明显的促进作用。

(4)镇痛、抗炎　香附醇提物皮下注射能明显提高小鼠的痛阈。香附醇提物大鼠腹腔注射,可明显抑制角叉菜胶和甲醛引起的足肿胀。

2. 其他药理作用

(1)解热　香附醇提物对注射酵母菌引起的大鼠发热有解热作用。香附挥发油腹腔给药可明显降低大鼠正常体温。

(2)抑制中枢　香附醇提物腹腔注射可减少小鼠自发活动,延长苯巴比妥钠的催眠时间,并对大鼠条件性回避反射具有抑制作用,对去水吗啡所致呕吐有拮抗作用。

(3)降压、强心　香附挥发油给麻醉猫静脉注射有明显的降压作用。水或醇提物皮下注射可使蛙心停止于收缩期。对离体蛙心,以及在体蛙心、兔心和猫心有强心作用和减慢心率作用。

【毒理与不良反应】　小鼠腹腔注射香附醇提物 LD_{50} 为 1.5g/kg。香附挥发油小鼠腹腔给药的 LD_{50} 为(0.297±0.019)mL/kg。

【现代应用】

1. 月经不调和痛经　单独使用或与柴胡、当归等活血理气药配伍使用。

2. 胃炎和胃肠绞痛　用制香附、高良姜共研末内服,对寒气郁结型胃寒疼痛有效。

3. 尿路结石　生香附水煎内服对尿路结石有一定的排石效果。

陈　皮

本品为芸香科植物橘 *Citrus reticulata* Blanco 及其栽培变种的干燥成熟果皮。主要含有挥发油、黄酮类、生物碱、肌醇等成分。挥发油中主要含柠檬烯(limonene)、γ-松油烯(γ-terpinene)、β-月桂烯等;黄酮类主要为橙皮苷(hesperidin)、新橙皮苷(neohesperidin)等。还有柑橘素、川陈皮素、二氢川陈皮素、5-去甲二氢川陈皮素,以及肌醇、维生素 B_1 等。甲基橙皮苷现可人工合成。此外,陈皮中尚含对羟福林(synephrine),含量约为 0.22%。陈皮味苦、辛,性温。归肺、脾经。

【药理作用】

1. 与功效主治相关的药理作用　陈皮具有理气健脾、燥湿化痰功效,用于湿阻气滞痰凝所致之肺失宣肃、脾失健运之证。《本草纲目》谓其“苦能泄能燥,辛能散,温能和。其治百病,总是取其理气燥湿之功……”

(1)调节胃肠平滑肌张力、影响胃肠运动　陈皮提取物能抑制动物离体胃肠平滑肌运动,预先用阿托品使胃肠平滑肌紧张性降低时,陈皮可使其进一步舒张。陈皮还可对抗毛果芸香碱、氯化钡引起的肠痉挛。故认为其抑制胃肠平滑肌的作用机制与阻断 M 受体和直接抑制平滑肌作用有关。

除抑制离体肠肌外,陈皮对肠平滑肌还可呈双向调节作用,如橙皮苷对离体肠肌先有短暂的兴奋作用,而后抑制。陈皮还能缩短绵羊小肠的移行性综合肌电的周期,促进小肠推进运动。

(2)助消化　陈皮挥发油对胃肠道有温和的刺激作用,能促进消化液分泌和排除肠内积气,改善消化功能。

(3)抗胃溃疡　甲基橙皮苷皮下注射可抑制实验性胃溃疡,并抑制病理性胃液分泌增多。

(4)利胆、保肝　皮下注射甲基橙皮苷,可使麻醉大鼠胆汁及胆汁内固体物排出量增加,呈现利胆作用。陈皮挥发油可溶解胆固醇结石,且作用显著。陈皮的甲醇提取物对α-萘异硫氰酸酯(ANIT)引起的大鼠肝损伤有保护作用,可降低肝损伤大鼠的血清 ALT 及 AST。

(5)祛痰、平喘　陈皮水提物对电刺激引起的离体豚鼠气管平滑肌收缩有明显抑制作用,其醇提物可完全对抗组胺所致的豚鼠离体支气管痉挛性收缩,川陈皮素可抑制蛋清所致的离体豚鼠支气管收缩。陈皮煎剂用于兔气管灌流,可轻度扩张气管,使灌流速度加快。陈皮挥发油中有效成分柠檬烯具有刺激性祛痰作用。

(6)对子宫平滑肌的影响　陈皮煎剂可抑制小鼠离体子宫平滑肌,甲基橙皮苷可完全抑制大鼠离体子宫活动,并对抗乙酰胆碱所致子宫平滑肌痉挛。静脉注射陈皮煎剂可引起麻醉家兔在体子宫呈强直性收缩,15 分钟后恢复正常。

2. 其他药理作用

(1)强心　陈皮对心脏具有兴奋作用。水提物静脉注射可显著增加实验动物心肌收缩力,增加每搏心排出量和心输出量,提高心脏指数、心搏指数、左室做功指数,并可短暂地增加心肌耗氧量、增加脉压差。

(2)对血压的影响　陈皮注射液、陈皮素类成分静脉注射给药,对麻醉大鼠、犬及猫均有升压作用,但肌肉注射或胃肠道给药无效。而甲基橙皮苷给犬、猫、家兔静脉滴注,则使血压缓慢下降,具有降压作用。认为其降压作用由直接扩张血管所致。

(3)抗氧化　陈皮水提液有明显清除氧自由基的作用,对离体大鼠肝脏脂质过氧化反应、小鼠心肌组织匀浆过氧化作用、大鼠肾组织匀浆过氧化物生成均具有较强的抑制作用,橙皮苷可清除羟自由基。显示陈皮有较强的抗氧化作用。

(4)抗炎　橙皮苷及甲基橙皮苷注射或口服给药均具有抗炎作用,能降低毛细血管通透性,防止微血管出血,橙皮苷对大鼠巴豆油性肉芽囊肿性炎症反应也有抑制作用。

陈皮尚有抗菌、抗病毒、止血、抗过敏等作用。此外,陈皮还有升高血糖、降脂及抗动脉粥样硬化、抗细胞损伤等作用。

【毒理与不良反应】　小鼠腹腔注射陈皮挥发油的 LD_{50} 为 1mL/kg。给犬胆囊灌注陈皮挥发油,每日一次,每次 5mL,可见当灌注速度过快或灌注量过大时会引起恶心、呕吐。长时间灌注后,引起食欲不振,以致明显消瘦。肝细胞有轻度浊肿成水样变等组织学病理改变。

少数患者服用陈皮可致过敏及便血。

【现代应用】

1. 消化不良　常用陈皮酊或橙皮糖浆作为祛风剂,治疗腹胀。

2. 胆结石　10%陈皮油复方胆酸钠对胆结石具有一定疗效,尤其对胆管残留结石有较好溶石效果。

3. 支气管炎　陈皮或陈皮醇、蛇胆陈皮散,可治疗支气管炎、上呼吸道感染,对小儿百日咳亦有效。

4. 急性乳腺炎　陈皮煎服或陈皮加甘草水煎服治疗急性乳腺炎,可消肿止痛。

青　皮

本品为芸香科植物橘 *Citrus reticulata* Blanco 及其栽培变种的干燥幼果或未成熟果实的果皮。主要含有挥发油、黄酮苷类有效成分。挥发油主要为柠檬烯(limonene)和枸橼醛(citral)等,黄酮苷主要有橙皮苷(hesperidin)、枸橼苷(poncirin)、柚皮苷(naringin)等,此外,尚含有少量对羟福林(synephrine)。青皮味苦、辛,性温。归肝、胆、胃经。

【药理作用】

1. 与功效主治相关的药理作用　青皮具有疏肝破气,消积化滞功效。用于食积气滞、脘腹胀痛、肝气郁结诸证。《本草图经》谓其"主气滞,下食,破积结及下膈气"。《本草纲目》谓其能"治胸膈气逆,胸痛,小腹疝痛,消乳肿,疏肝胆、泻肺气"。

(1)松弛胃肠平滑肌　青皮煎剂及青皮注射液可抑制家兔离体肠管平滑肌收缩,并对抗毛果芸香碱、氯化钡及组胺所致的离体肠平滑肌痉挛。青皮注射液静脉给药可缓解毒扁豆碱、乙酰胆碱所致的在体胃肠肌痉挛。

青皮的解痉作用与阻断 M 受体,兴奋 α 受体及直接抑制肠平滑肌有关。与其他理气药相比,青皮松弛胃肠平滑肌的作用最强。

(2)利胆　青皮注射液给正常大鼠静脉注射、十二指肠给药或腹腔给药,均可显著增加大鼠胆汁流量。青皮口服给药,对 CCl_4 肝损伤大鼠的胆汁分泌也具有促进作用,并能保护大鼠肝细胞功能。青皮注射液还可抑制豚鼠胆囊的自发收缩,对氨甲酰胆碱引起的胆囊紧张收缩有明显的松弛作用。

(3)祛痰、平喘　青皮挥发油中的有效成分柠檬烯具有祛痰作用,青皮醇提物及对羟福林可松弛豚鼠离体气管,并对抗组胺引起的支气管平滑肌收缩,具有平喘作用。

2. 其他药理作用

(1)升压　青皮注射液静脉注射对猫、家兔及大鼠均有显著的升压作用,维持时间较长,且能兴奋呼吸。其升压的主要有效成分为对羟福林,但其他途径给药均无明显升压效应。青皮的升压作用可被妥拉苏林或酚苄明取消,表明青皮升压机制主要通过兴奋 α 受体而产生。

(2)抗休克　静脉注射青皮注射液,对犬、猫、家兔及大鼠等多种动物的各种实验性休克均具有显著疗效,对豚鼠和家兔的急性过敏性休克及组织胺性休克,具有较好的预防和保护作用。

(3)兴奋心脏　静脉注射青皮注射液可增加蟾蜍在体心肌的兴奋性、收缩性、传导性和自律性。

【现代应用】

1. 慢性结肠炎　以青皮、陈皮、枳壳等组成的开郁导滞汤加减对慢性结肠炎有效。

2. 休克　青皮注射液治疗休克效果较好，且对休克病人的心率、呼吸、尿量等无明显影响。

3. 阵发性室上性心动过速　以青皮注射液治疗阵发性室上性心动过速，具有转律时间短、用药量小，疗效可靠、无明显副作用的效果。

第三节　常用方剂

柴胡疏肝散

《景岳全书·古方八阵·散阵》

【组成】 陈皮（醋炒）、柴胡、川芎、枳壳（麸炒）、香附、芍药、炙甘草。

【功效与主治】 具有疏肝理气、活血止痛功效，主治胁肋疼痛，寒热往来，主要用于肝郁气滞证。

【药理作用】

1. 抗焦虑、抗抑郁　柴胡疏肝散能明显缩短悬尾及强迫游泳实验中小鼠的不动时间，对抗群居实验所引起的矛盾冲突状态，减轻动物的焦虑程度，而对其自主活动无显著影响，显示该方均有较好的抗抑郁作用和一定的抗焦虑效果，且无中枢兴奋性作用。采用孤养结合慢性轻度不可预见性应激刺激制造抑郁症大鼠模型，以敞箱实验、糖水消耗量和体重等为指标，评价柴胡疏肝散的作用，结果显示给药后动物水平运动得分、垂直运动得分、糖水偏爱度与体重均明显升高，表明其具有抗抑郁作用。

柴胡疏肝散抗抑郁的作用机制可能包括：①兴奋多巴胺（DA）能神经，但抑制5-羟色胺（5-HT）能神经功能；②抑制脑内胆碱酯酶（AChE）蛋白表达，并降低单胺氧化酶 MAO 活性，影响中枢神经递质代谢；③调节下丘脑-垂体-肾上腺轴（HPA 轴）功能，降低 CRH、ACTH 水平；④降低 β-内啡肽（β-EP）水平，并减少下丘脑 β-EP 阳性细胞表达。

2. 对消化系统的影响

（1）保肝　柴胡疏肝散对 CCl_4 所致大鼠急性肝损伤有保护作用，可显著降低血清 ALT、AST 含量，同时升高 SOD 水平，并显著降低血清及肝组织中 MDA 的含量,而升高 GSH 水平。故认为其保肝机制与抑制脂质过氧化反应以及抗自由基损伤有关。

(2)抗肝纤维化　柴胡疏肝散对 CCl_4 诱导的大鼠肝纤维化有良好的防治作用,可明显改善肝功能,显著降低血清透明质酸(HA)及层粘连蛋白(LN)水平,使肝组织羟脯氨酸(HYP)含量明显少,肝组织纤维化程度明显改善。

(3)影响胃肠运动　柴胡疏肝散可使慢性应激状态下大鼠血清胃泌素(GAS)与血浆胃动素 MOT 水平明显回升,从而调节胃肠运动。

3. 调节免疫　体外培养 T 淋巴细胞试验显示,肝郁证模型大鼠 T 淋巴细胞免疫功能紊乱,表现为:T 淋巴细胞的增殖能力下降,其增殖指数明显降低;IL-4 细胞因子的含量及 mRNA 表达水平明显降低;IFN-γ 细胞因子的含量及 mRNA 表达水平明显升高;Th 细胞向 Th1 向偏移,Th1/Th2 细胞因子处于失衡状态。柴胡疏肝散可纠正上述 T 淋巴细胞免疫功能的紊乱状态,使 Th1、Th2 趋于平衡状态。

【现代应用】

1. 抑郁症　抑郁症是一种常见的情感性精神障碍,属中医“郁证”范畴,中医常以疏肝解郁、调和气血方药治疗,效果良好。

2. 胃肠疾病

(1)胃炎　包括慢性浅表性胃炎,慢性萎缩性胃炎,胆汁反流性胃炎等。

(2)肠易激综合征　本病根据临床表现归属于中医学腹痛、泄泻、便秘范畴。中医学认为其病机与肝郁气滞、情志失调、劳倦内伤等有关,故选用柴胡疏肝散治疗。

(3)功能性消化不良　柴胡疏肝散能够很好地改善功能性消化不良肝气郁结证患者临床证候,促进胃排空,改善胃电图,降低内脏敏感性,改善胃肠激素水平。

(4)其他　消化性溃疡、慢性非特异性肠炎等。

3. 肝胆疾病　对病毒性肝炎、脂肪肝、酒精性脂肪肝、慢性胆囊炎、胆结石等均有较好疗效。

4. 心血管疾病　以柴胡疏肝散加减方或柴胡疏肝散重用芍药治疗冠心病心绞痛,效果显著。

5. 头痛　因内伤七情致肝失疏泄,可形成气机不畅,肝气郁结,循经上逆巅顶,引起经络淤阻而致头痛。以柴胡疏肝散为基本方辩证加减治疗,效果良好。

6. 妇科疾病　乳腺增生、不孕症、高泌乳血症。

7. 男科疾病　男性乳房发育症、阳痿、睾丸炎。

8. 高脂血症　柴胡疏肝散加味具有行气止痛、活血化瘀的作用,治疗高脂血症疗效确切。

9. 其他　顽固性失眠、糖尿病等。

第十三章　消食药

第一节　概　述

凡以消食化积为主要功效的药物，称消食药。消食药具有消食导滞、促进消化的功效，此外还具有健脾益胃的作用。消食药多味甘性平，归脾、胃二经。适用于食滞中阻引起的脘腹胀满、不思饮食、嗳气吞酸、恶心呕吐、大便失常、舌质淡红、脉弦滑，以及脾胃虚弱所致消化不良、食欲减退等症。相当于现代医学的胃神经官能症、胃下垂、消化不良、胃功能紊乱等疾病。常用药物有山楂、麦芽、谷芽、神曲、莱菔子、鸡内金等。

消食药的主要药理作用有：

1. 助消化　消食药通过所含消化酶、维生素产生助消化作用，也能通过促进胃液的分泌，提高消化能力。山楂、神曲含有脂肪酶，有利于脂肪的消化。麦芽、谷芽中淀粉酶活性较高，能促进碳水化合物的消化。山楂含山楂酸、柠檬酸等多种有机酸，能提高胃蛋白酶活性，促进蛋白质的消化。神曲为酵母制剂，除含多种消化酶外，尚含多量酵母菌、B 族维生素等，可增进食欲，促进消化。山楂、麦芽、神曲等含丰富维生素，可提高食欲、促进消化。鸡内金能促进胃液和胃酸的分泌，胃液分泌量较正常提高 30%～37%，总酸增加 25%～75%。山楂也有明显的促进胃液和胃酸分泌的作用。

2. 调节胃肠运动　消食药对胃肠运动有不同的影响。鸡内金、莱菔子对胃肠运动有促进作用，鸡内金能增强胃运动，促进胃排空。莱菔子能加强兔回肠的节律性收缩。消食药增强胃肠运动有利于消除胃肠积气，改善胀满症状。山楂能对抗乙酰胆碱、钡离子引起的家兔离体十二指肠痉挛性收缩，又能促进大鼠松弛状态的胃平滑肌收缩活动，显示对胃肠活动的调节作用。

综上所述，与消食药消食化滞、促进消化功效相关的药理作用为助消化、调节胃肠运动等作用。

第二节　常用药物

山　楂

本品为蔷薇科植物山里红 *Crataegus pinnatifida* Bge. var. *major* N. E. Br. 或山楂 *Crataegus pinnatifida* Bge. 的干燥成熟果实。山楂的主要化学成分为黄酮类化合物及有机酸。黄酮类化合物主要有金丝桃苷(hyperoside)、槲皮素(quercetin)、牡荆素(vitexin)、芦丁(rutin)、黄酮聚合物等,有机酸主要有柠檬酸(citric acid)、酒石酸(tartaric acid)、山楂酸(crataegolic acid)、苹果酸、琥珀酸(butanedioic acid)、绿原酸(chlorogenic acid)、熊果酸(ursolic acid)等,另外尚含有核黄素、维生素 C、烟酸及多种金属离子、内酯、糖类及苷类等。山楂味酸、甘,性微温。归脾、胃、肝经。

【药动学】 大鼠体内药动学研究表明,单次静注山楂叶总黄酮 10~40mg/kg 后,其主要组分牡荆素葡萄糖苷和牡荆素鼠李糖苷在大鼠体内呈线性动力学过程,符合三室药动学模型。单次灌胃山楂叶总黄酮 0.643~2.570g/kg,牡荆素葡萄糖苷和牡荆素鼠李糖苷在大鼠体内药动学行为比较复杂,表现为线性和非线性并存,药-时曲线呈多峰现象,这可能与存在组分间的转化、肠肝循环和胃肠道的多部位吸收有关。

【药理作用】

1. 与功效主治相关的药理作用　山楂具有消食健胃,行气散瘀之功效。

(1)助消化　山楂含有多种有机酸,口服后能促进胃液的分泌,增加胃液酸度,提高胃蛋白酶活性,促进蛋白质的消化。山楂中所含脂肪酶能促进脂肪的消化。山楂对胃肠运动功能具有一定调节作用,能增强大鼠生理状态胃平滑肌的收缩,而对乙酰胆碱及钡离子引起的兔、鼠离体胃肠平滑肌收缩具有明显抑制作用。山楂亦可促进小鼠小肠推进。

炮制影响山楂助消化作用,炒山楂酸味减弱,可缓和对胃的刺激性;焦山楂不仅酸味减弱,并增加了苦味,长于消食止泻;山楂炭味微苦涩,偏于止泻、止血。

(2)调节脂质代谢　山楂及山楂黄酮提取物能明显降低实验性高脂血症的家兔和乳幼大鼠的血脂,降低血清总胆固醇(TC)、低密度脂蛋白-胆固醇(LDL-C)和载脂蛋白 B(ApoB)浓度,显著升高高密度脂蛋白-胆固醇(HDL-C)和载脂蛋白 A_1($ApoA_1$)浓度,对甘油三酯(TG)影响不大。山楂对脂质代谢的调节作用是通过抑制肝脏胆固醇的合成,升高大鼠肝脏低密度脂蛋白受体(LDLR)水平,从而促进血浆胆固醇摄入肝脏产生的。山楂、野山楂均有降低胆固醇作用，但野山楂效果佳。山楂核醇提物能够降低高胆固醇血症鹌鹑血清 TC 以及 LDL-C 和极低密度脂蛋白-胆固醇（VLDL-C），HDL-C 无明显升高。山楂还有抗实验性动脉硬化的作用，用山楂核醇提物喂服鹌鹑，证明其可使 TC/HDL-C 比值降低，这可能与降低肝脏胆固醇合成有关。

（3）对心血管系统的作用

①抗心肌缺血：山楂流浸膏对垂体后叶素、异丙肾上腺素所致急性心肌缺血均有保护作用。山楂聚合黄酮对实验性兔急性心肌缺血有保护作用，对结扎冠状动脉前降支引起的 S-T 段异常和病理性 Q 波出现数均有着明显的抑制。山楂聚合黄酮对实验性心肌梗死犬也有保护作用，可使 S-T 段降低，缩小心肌梗死范围。山楂浸膏及总黄酮苷给犬静脉注射，可使冠脉血流量增加达 37.5%。山楂黄酮、水解产物或浸膏能增加小鼠心肌对放射性铷（^{86}Rb）的摄取能力，增加小鼠心肌营养性血流量，其中以山楂水解产物作用最强。山楂在增加冠脉血流量的同时，还能降低心肌耗氧量，提高氧利用率。

②抗心律失常：山楂黄酮和皂苷能对抗乌头碱引起的家兔心律失常，且作用较强。山楂抗心律失常作用类似Ⅲ型抗心律失常药物，即能延长动作电位时程和有效不应期，山楂提取物能够延长离体灌流心脏的不应期，并延长豚鼠乳突肌动作电位时程。

③强心：山楂提取物对离体和在体蟾蜍心脏有强心作用，作用维持时间较长。山楂中黄酮类化合物 3′，4′，5，7-四羟基黄酮-7-葡萄糖苷和芦丁，具有正性肌力作用。推测山楂黄酮类化合物的正性肌力作用与抑制磷酸二酯酶有关。

④降压：山楂乙醇浸出物静脉给药，能使麻醉兔血压缓慢下降，作用持续 3 小时。山楂总黄酮静脉注射能使猫血压下降，维持 5～10 分钟。其总提取物对小鼠、兔、猫亦有较为明显的中枢性降压作用。山楂降压作用与其扩张外周血管作用有关。

（4）抗血小板聚集　山楂水提液在浓度 0.9%～1.8%时对血小板聚集有抑制作用，且呈剂量依赖性。

（5）保护内皮细胞　山楂黄酮苷 125、250 以及 500mg/kg 可显著降低培养的牛内皮细胞细胞内液以及细胞外液中羟脯氨酸含量。

（6）抗氧化　山楂及山楂黄酮能显著降低血清和肝脏中丙二醛（MDA）含量，增强红细胞和肝脏超氧化物歧化酶（SOD）的活性，同时增强全血谷胱甘肽过氧化酶（GSH-Px）活性。山楂对脑、皮肤老化以及机体衰老有一定的延缓作用。

2. 其他药理作用

（1）对免疫功能的作用　山楂的水煎醇沉制成的注射液皮下注射给药连续 9 天，可使家兔血清溶菌酶活性、血清血凝抗体滴度、心血 T 淋巴细胞 E 玫瑰花环形成率及 T 淋巴细胞转化率均显著增强，提示有免疫增强作用。

（2）抗菌　山楂对志贺痢疾杆菌、福氏痢疾杆菌、宋内痢疾杆菌等有较强的抗菌作用；对金黄色葡萄球菌、乙型链球菌、大肠杆菌、变形杆菌、炭疽杆菌、白喉杆菌、伤寒杆菌、铜绿假单胞菌等也有抗菌作用；一般对革兰阳性细菌作用强于革兰阴性细菌。

（3）抗癌　在胃液的 pH 条件下，山楂提取液能够消除合成亚硝胺的前体物质，即能阻断合成亚硝胺。山楂提取液对大鼠和小鼠体内合成甲基苄基亚硝胶诱癌有显著的阻断作用。而山楂的丙酮提取液经对致癌剂黄曲霉素 B1 诱导 TA98 移码型、TA100 碱基置换突变株回复突变抑制作用实验表明：山楂对黄曲霉素 B1 的致突变作用有显著抑制效果。说明山楂可能对预防肝癌有意义。

（4）对中枢神经系统的影响　山楂可显著延长小鼠戊巴比妥钠睡眠持续时间。

（5）对子宫的作用　山楂有收缩子宫、促进子宫复原、止痛作用。

综上所述，与山楂消食健胃，行气散瘀功效相关的药理作用为助消化、调节胃肠道运动功能、抑制血小板聚集、保护内皮细胞、抗心肌缺血、抗心律失常、强心、降压、调节脂质代谢紊乱等作用。主要有效成分是黄酮类化合物及有机酸。

【毒理与不良反应】　山楂的聚合黄烷类成分小鼠腹腔和皮下注射的 LD_{50} 分别为 130mg/kg、300mg/kg；10% 的山楂浸膏给雄性大鼠及小鼠口服，出现镇静作用，30 分钟后死于呼吸衰竭，小鼠的 LD_{50} 为 18. 5mL/kg，大鼠的 LD_{50} 为 33. 8mL/kg；10% 的山楂总皂苷亦不会引起兔的溶血作用。100% 山楂注射液（水提醇沉品），对小鼠静脉注射的 LD_{50} 为 1. 042mL/kg。

【现代应用】　用于肉食积滞，胃脘胀满，泻痢腹痛，瘀血经闭，产后瘀血，心腹刺痛，疝气疼痛，高脂血症。

1. 消化不良　用于食滞中阻及脾胃虚弱引起的各种病症，尤其适用于肉食积滞。单用山楂，或大山楂丸、保和丸等。

2. 冠心病、心绞痛　山楂、山楂制剂及所含成分黄酮类化合物制剂，用于治疗冠心病、心绞痛，能减轻心绞痛的临床症状。

3. 高脂血症、动脉粥样硬化　山楂煎剂、粗粉、制剂及山楂制成的食品均可用于治疗高脂血症。

神　曲

神曲，*Massa Fermentata*，为面粉和其他药物混合后经发酵而成的加工品。其制法是：取较大量面粉或麸皮，与杏仁泥、赤小豆粉，以及鲜青蒿、鲜苍耳、鲜辣蓼自然汁，混合拌匀，使干湿适宜，放入筐内，复以麻叶或楮叶，保温发酵一周，长出黄菌丝时取出，切成小块，晒干即成。生用或炒用。神曲为酵母制剂，含酵母菌、淀粉酶、维生素 B 复合体、麦角甾醇（ergosterol）、蛋白质及脂肪、挥发油等。主治饮食停滞、消化不良、脘腹胀满、食欲不振、呕吐泻痢。味辛、甘，性温。归脾、胃经。

【药理作用】

1. 与功效主治相关的药理作用　具消食和胃，回乳功效。

（1）助消化　神曲含有消化酶，可加强对食物的消化吸收；含维生素 B_1，可增加胃肠蠕动，增强其推进功能，促进消化液分泌，起到助消化，除胀满的功效。

（2）抑菌　神曲中苍耳草、赤小豆、青蒿均有抑菌作用，神曲含乳酸杆菌可抑制肠道内的腐败过程。神曲不同提取部位对肠道致病菌、常见致病菌（痢疾杆菌、福氏痢疾杆菌、金黄色葡萄球菌、白葡萄球菌、柠檬葡萄球菌、大肠杆菌、乙型溶血性链球菌、乙型副伤寒杆菌）的抗菌活性有差异。神曲不同提取部位的体外抗菌作用大小顺序为：乙酸乙酯部位>正丁醇部位>95%乙醇提取物>水提取部位，石油醚提取部位无抑菌作用。

（3）肠保护　神曲可使脾虚小鼠肠道菌群失调恢复正常，并使其肠壁肌层厚度增加，杯状细胞数量增多，促使肠黏膜微绒毛排列紊乱和线粒体肿胀的恢复，可促进损伤肠组织的恢复。

【现代应用】

1. 消化不良、嗳腐吞酸、脘腹胀满　取本品消食化积的作用，可与山楂、麦芽等合用，如保和丸。治脾虚食滞不化、厌食，可与木香、白术等合用，如肥儿丸。

2. 感冒夹食滞　可与解表药合用。治气管炎恢复期可与二陈汤合用。痢疾、湿滞脾虚而致者与陈皮、苍术等合用。

3. 回乳　炒神曲 30g 煎服回乳有较好疗效。

麦　芽

本品为禾本科植物大麦 *Hordeum vulgare* L. 的成熟果实经发芽干燥的炮制加工品。主要含 α-及 β-淀粉酶（amylase），催化酶（catalyticase），过氧化异构酶（peroxidisomerase）等。另含大麦芽碱（hordenine），大麦芽胍碱（hordatine） A、B，腺嘌呤

(adenine),胆碱(choline),蛋白质,氨基酸,维生素 D、E,细胞色素(cytochrome)C。尚含麦芽毒毒,即白栝楼碱(candicine)。味甘,性平。归脾、胃经。主治食积不消、腹满泄泻、恶心呕吐、食欲不振、乳汁郁积、乳房胀痛。

【药理作用】

1. 与功效主治相关的药理作用　麦芽具有消食化积及回乳的功效。

(1)助消化　本品含 α 和 β 淀粉酶。而淀粉是糖淀粉与胶淀粉的混合物。组成糖淀粉的葡萄糖分子以 α-1,4 苷键相连,且呈直链排列。胶淀粉是由若干个短直链缩合葡萄糖交叉排列。支链淀粉分子中除 α-1,4 苷键外还有 α-1,6 苷键。α 与 β 淀粉酶可水解 α-1,4 苷键,对 α-1,6 苷键无作用。β 淀粉酶能将糖淀粉完全水解成麦芽糖,α 淀粉酶则使之分解成短直键缩合葡萄糖(即糊精),后者可再为 β 淀粉酶水解成麦芽糖。因此淀粉在 α 和 β 淀粉酶的作用下可分解成麦芽糖与糊精。麦芽煎剂对胃酸与胃蛋白酶的分泌有轻度促进作用。

(2)降血糖　麦芽浸剂口服可降低家兔血糖。麦芽渣水提醇沉精制品制成的 5%注射液给兔注射 200mg,可使血糖降低 40%,大多在 7 小时后才恢复。

(3)抑制催乳素释放　生麦芽煎剂 100~200g/d 口服,可使健康人睡眠或灭吐灵试验时催乳素释放高峰受到抑制,这可能与妇女服用生麦芽汤回乳作用有关,对单纯乳溢症患者,可使乳溢消失或缓解,但灭吐灵试验反应高峰不受抑制,对有垂体催乳素瘤器质性病变的闭经-乳溢综合征无效。

2. 其他药理作用

(1)对子宫的影响　本品所含的大麦碱其药理作用类似麻黄碱。1.0mg/kg 剂量可增强豚鼠子宫的紧张和运动,且随剂量的增加而增加。

(2)对支气管的影响　本品所含的大麦碱对新斯的明引起的猫支气管痉挛,可使之扩张,有效剂量为 0.5~1.0mg/kg,但对正常猫的作用很小。

(3)抗真菌　本品所含的大麦碱 A 和 B 有抗真菌活性。

【毒理与不良反应】　本品毒性小,但用作动物饲料大量摄入时,可能引起中毒,因其中含微量麦芽毒。

【现代应用】

1. 食积不化　有助消化的作用,可与山楂、鸡内金等合用。治食积而泻,可与焦山楂、焦神曲合用,如三仙散。治脾虚泄泻,可与白术、干姜等合用。

2. 食滞化热、乳癖乳痈　与山楂、柴胡、蒲公英等合用。

3. 肝炎、2 型糖尿病、溢乳症　炒麦芽 60g 煎服回乳有较好疗效。授乳期不宜用。

莱 菔 子

本品为十字花科植物萝卜 *Raphanus sativus* L. 的干燥成熟种子。莱菔子含微量挥发油和45%脂肪油(为干性油,碘价 100.8),挥发油中含甲硫醇,α、β-乙烯醛和 β、γ-乙烯醇等。脂肪油内含多量芥酸、亚油酸、亚麻酸以及芥子酸甘油酯等。另含植物抗生素莱菔子素(sulforaphane,SF)、降压物质芥子碱硫氰酸盐以及一种以半胱氨酸为主的酞和两种油性成分辛烯醛、邻苯二甲酸丁二酯。此外还含有硬脂酸(stearic acid)、γ-谷甾醇(γ-sitosterol)及 β-谷甾醇、正三十烷、氨基酸、蛋白质、糖、酚类、生物碱、黄酮苷、植物甾醇、维生素类(VC、VB_1、VB_2、YE)及辅酶 Q。莱菔子抗氧化活性化合物为 L-色氨酸。莱菔子味辛、甘,性平。归肺、脾、胃经。

【药理作用】

1. 与功效主治相关的药理作用　莱菔子具有消食除胀,降气化痰,回乳之功效。

(1)对消化系统的作用　莱菔子有收缩家兔离体胃、十二指肠平滑肌的作用,加入 M 受体阻断药阿托品后,此作用消失,提示莱菔子促进家兔十二指肠平滑肌收缩作用可能与兴奋 M 受体有关。莱菔子的不同制品(生、老、炒)均能提高离体兔肠的张力,生品的作用随浓度的降低而减弱,炒、老制品则无此现象,各种制品对离体兔肠的紧张性无明显影响。莱菔子各炮制品均能对抗肾上腺素对肠管的抑制作用,但生品的作用弱于炒、老制品。莱菔子脂肪油部位具有明显的促进小鼠胃排空和肠推进的作用,并能提高大鼠血浆胃动素(MTL,是肠嗜铬细胞分泌的一种多肽激素,能促进胃肠运动并刺激胃蛋白酶的分泌)含量,阿托品能拮抗其促进胃排空的作用,而多巴胺作用不明显。这可能是莱菔子行气消食的机制所在。

(2)抗结肠癌　莱菔子含植物抗生素 SF 等多种化学物质。10~100μmol/L SF 对体外培养人结肠腺癌细胞 Caco-2 细胞的生长增殖具有抑制作用,并呈剂量和时间依赖效应,其可能机制是通过诱导细胞凋亡、抑制细胞增殖两条途径来实现的。小剂量的 SF 能诱导结肠癌 Caco-2 细胞株葡萄糖醛酸转移酶 1A(UGT1A)及其同工型 UGT1A1、1A8、1A10 mRNA 表达,UGT1A 蛋白表达增加,对杂环胺的葡萄糖醛酸结合能力增强。此外,SF 有可能通过核转录因子 Nrf2 激活 UGT1A 基因的转录表达。

(3)镇咳、祛痰、平喘　炒莱菔子水提醇沉液对小鼠吸入氨水引起的咳嗽有明显镇咳作用,使咳嗽次数明显减少;在小鼠的酚红排泌实验中,莱菔子的醇沉液有祛痰作用;莱菔子还有平喘作用,可对抗磷酸组织胺引起的豚鼠离体气管的收缩。

(4)抗病原微生物　SF 1mg/mL 浓度在体外对多种细菌有明显的抑制作用,

对葡萄球菌、痢疾杆菌、伤寒杆菌和大肠杆菌的 MIC 分别为 40、125、125 及 200mg/mL。

(5)解毒　SF 于体外与细菌外毒素混合后有明显的解毒作用,稀释为 1∶200 时能中和 5 个致死量的破伤风毒素,1∶500 可中和 4 个致死量的白喉毒素,稀释至 1∶1600 时尚能降低白喉毒素的皮肤坏死作用。

(6)对雌性生殖内分泌激素的影响　炒莱菔子可降低皮下注射吐灭灵造成的高泌乳素血症模型雌性小鼠血清泌乳素水平,升高雌二醇含量,从而改善生殖激素的异常。

2. 其他作用

(1)对甲状腺素的影响　大鼠长期饲喂莱菔子提取物,能干扰其甲状腺素的合成。

(2)降压　莱菔子注射剂静脉注射,能使麻醉犬主动脉收缩压、舒张压、平均动脉压下降;肺动收缩压、舒张压、平均动脉压均下降;血管外周血管阻力、肺动脉阻力均下降。莱菔子注射液的降压作用起效迅速。维持时间短,血压回升快。降压活性成分主要是芥子碱硫酸氢盐。莱菔子水溶性生物碱治疗自发性高血压大鼠,结果表明莱菔子水溶性生物碱具有明显降低自发性高血压大鼠血压的作用,其降压作用可能与激活了 NO-NOS 系统相关,并可能通过抗氧化起到保护靶器官的作用。

(3)降血脂　莱菔子水溶性生物碱可降低 ApoE 基因敲除小鼠血脂水平,且其降脂作用随着用药剂量的增加而增强,其可能机制是莱菔子水溶性生物碱提高了 HDL-C 的含量。

(4)防心肌重构　莱菔子水溶性生物碱对自发性高血压大鼠不仅具有明显的降压作用,同时还能降低心脏左室重量指数,抑制大鼠心肌细胞肥大,并使心脏小动脉管腔变大,管壁变薄,壁厚/腔径及管壁面积/腔径比值均明显减小,说明莱菔子能够逆转左室肥厚及心血管重构,具有良好的保护靶器官作用。

【毒理与不良反应】　莱菔子素对小鼠和离体蛙心有轻微毒性。水提物对小鼠腹腔注射的 LD_{50} 为 127.4(123.8~137.1)g/kg,动物多于给药 1 小时内惊厥而死亡。大鼠每日灌胃 100、200 及 400g/kg,持续 3 周,对血象、肝肾功能及主要脏器等均未见明显影响。

【现代应用】　用于饮食停滞,脘腹胀痛,大便秘结,积滞泻痢,痰壅喘咳。

1. 便秘、腹胀　莱菔子生、炒品均可用于治疗便秘,多用于实秘,亦可用于虚秘。生品应用剂量较小,炒品剂量较大。炒莱菔子应用于各种术后腹胀,疗效显著。能促进肠功能早期恢复，对预防腹腔内粘连的发生有显著作用。

2. 高血压　对伴有高血压的消化系统、呼吸系统病人，莱菔子为必用之药。因本药除有降压作用外，还可消积化食，除痞满，止咳化痰。一般用于高血压实证，但只要配伍得当，较大剂量亦可用于虚证患者。莱菔子单方片剂治疗Ⅱ期原发性高血压有一定疗效。

3. 高脂血症　莱菔子单味药炒后研末内服，用于治疗老年性高脂血症。因其甘平无毒，久服不伤脏腑，且有能升能降，利气祛痰之长，可调整复兴脏腑功能，改善机体代谢，促使脂类物质排泄，从而加快血清中胆固醇和甘油三酯的清除。

第三节　常用方剂

保和丸

《丹溪心法》

【组成】　山楂、神曲、半夏、茯苓、陈皮、连翘、莱菔子。

【功效与主治】　具有消食化滞、行气和胃、清热散结之功效；临床上主要用于治疗食积停滞、脘腹痞满、呕吐泻泄等症，也可用于慢性胃炎、消化不良，以及婴幼儿因食积、乳积所致的腹泻、溢奶等症。

【药理作用】　消食化滞，行气和胃，清热散结。

1. 助消化　提高胃蛋白酶活性，增加胰液分泌量，提高胰蛋白酶的浓度和分泌量。

2. 调节胃肠功能　抑制小鼠胃排空和家兔十二指肠自发性活动，拮抗乙酰胆碱、氯化钡、组织胺所致家兔和豚鼠离体回肠痉挛性收缩，也可部分解除肾上腺素对肠管的抑制，故本方有较好的解痉止痛及止泻的作用。

3. 保肝、利胆　方中连翘、陈皮、茯苓具有保肝作用；半夏、陈皮可促进胆汁分泌，增强胆道的输送功能而有利胆作用。

4. 镇吐　方中半夏、连翘具有较强的镇吐作用；茯苓有一定的镇静作用，有助于呕吐的缓解。

5. 抗溃疡　能减少胃酸分泌量和总酸排出量，故本方具有较好的抗溃疡，促进损伤黏膜修复的作用。

6. 抑菌　山楂、连翘、莱菔子、茯苓对多种革兰阳性及阴性菌有抑制作用；半夏有抗真菌的作用；连翘有抑制病毒的活性。

7. 其他作用　①山楂、陈皮具有强心，扩张冠状动脉，抗心肌缺血的作用。②山楂还具有抗血小板聚集，降血脂，清除自由基，抑制过氧化脂质和脂褐素生成的作用。③陈皮具有祛痰及扩张支气管的作用。

【现代应用】

1. 胃石症　用保和丸加减治疗胃石症 33 例，治疗 20~30 周，治愈（未发现胃石）29 例，有效（胃石数量减少，或体积缩 1cm×1cm 以上者）3 例，无效 1 例。

2. 泄泻　保和丸口服治疗患儿泄泻 87 例，治愈率 87%。

3. 功能性消化不良。

4. 感冒　保和丸治疗感冒患儿 100 例，以发热恶寒为主症。治疗 6 日后统计疗效：显效 67 例，占 67%；有效 31 例，占 31%；无效 2 例，占 2%；总有效率 98%。

5. 慢性胆囊炎　保和丸加减治疗慢性胆囊炎患儿 70 例，显效 42 例，有效 24 例，无效 4 例。

第十四章　止血药

第一节　概　述

凡能促进血液凝固而用于止血的药物，称为止血药。它主要通过增强体内凝血因素或抑制抗凝血因素，收缩血管而促进血液凝固，达到止血目的。中药止血药具有收敛、凝固、清营、凉血等作用，用以治疗咯血、衄血、咳血、便血、尿血及崩漏等慢性出血性症状，也可用于创伤性出血。

血液在功能上存在凝血和抗凝血两个对立而统一的矛盾过程，二者相辅相成以保持动态平衡，在生理情况下，使血液既能在血管内川流不息地流动，也能在血管受损时局部发生凝固止血。在病理情况下，上述平衡出现失调，会发生出血不止，也可形成血栓，栓塞血管。

止血是一个复杂而重要的生理功能，包括血管收缩、血小板聚集和血液凝固三个重要过程。如局部出现外伤流血，则此部位血管收缩，血小板在血管破裂处聚集、破裂并释放出血管收缩物质及“凝血因子”，同时组织液及血浆中的一些凝血因子（因子Ⅴ、Ⅶ、Ⅷ、Ⅸ、Ⅹ、Ⅺ、Ⅻ等）也受到激活而参与血凝过程，形成血块而止血。另一方面，纤维蛋白形成后，血浆中的纤维蛋白溶解酶原经因子（组织激酶、尿激酶）激活转变为纤维蛋白溶解酶，可降解纤维蛋白，溶解血块发挥抗凝作用。

引起出血的原因很多，出血也是某些疾病的一个症状，故在应用止血药时应根据各种出血的原因，辨证用药，适当配伍。如血热妄行，应与清热凉血药同用；阳虚不能温经，应与温阳益气药合用；阴虚阳亢，宜与养阴潜阳药合用；气虚不能摄血，当与补气药合用；瘀滞出血，宜祛瘀止血，以祛瘀止血药配伍活血药与行气药。常用止血药有白及、血余、仙鹤草、三七、侧柏叶、艾叶、地榆、槐花、大蓟、小蓟、白茅根、紫珠草、茜草等；复方有胶艾汤、十灰散、四生丸、止血生肌散、云南白药、三七伤药片等。上述止血方药，已有部分经过现代科学研究所证明。其止血的药理作用如下：

1. 使局部血管收缩而止血：如三七、紫珠草、小蓟。

2. 促进凝血过程，缩短凝血时间：有增加血小板数以促凝的，如仙鹤草、紫珠草；有增强血小板第Ⅲ因子活性，缩短凝血酶生成时间的，如白及；有增加血液中凝血酶的，如三七、蒲黄；有纠正肝素引起的凝血障碍的，如茜草，有抗肝素的效能。

3. 改善血管壁功能，增强毛细血管对损伤的抵抗力，降低血管通透性：如槐花、白茅花。

4. 抑制纤维蛋白溶解酶（纤溶酶）的活性：如白及、大蓟、小蓟、地榆、艾叶、仙鹤草。

止血药中的三七、茜草、蒲黄等既有促进血凝的一面，也有促使血块溶解的作用，这说明其兼具止血与活血化瘀功能，有利于止血

第二节　常用药物

一、化瘀止血药

三　七

本品为五加科人参属植物三七 *Panax notoginseng*（Burk.）F. H. Chen 的干燥根及根茎。主要成分为三七皂苷，包括单体皂苷 Rb_1、Rb_2、Rc、Rd、Re、Rf、Rg_1、Rg_2、Rh 等 20 多种，其中以人参皂苷 Rb_1 和 Rg_1 为主。三七皂苷水解所得皂苷元为人参二醇和人参三醇，以后者含量为高。与人参皂苷所不同的是缺少齐墩果酸。三七还含有黄酮、β-谷甾醇、生物碱等成分。三七味甘、微苦，性温。归肝、胃经。功能散瘀止血，消肿定痛。

【药动学】　采用 Wistar 大鼠在体肠吸收模型研究三七皂苷 R_1 和人参皂苷 Rg_1 在胃肠道的吸收情况，结果显示，Rb_1 和 Rg_1 可由全肠道吸收，吸收速率最高是在十二指肠，最低在胃。人参皂苷 Rg_1 在正常大鼠体内呈二室模型，分布相 $t_{1/2}$ 为 8 分钟，消除相 $t_{1/2}$ 为 1 小时，平均驻留时间 3.3 小时。脑缺血状态下大鼠给药 2 小时后其血浆浓度持续高于正常生理状态，房室模型中分布相明显长于正常状态鼠。以 PNS 溶液灌胃、十二指肠及门静脉给药后测得在 SD 雄性大鼠的绝对生物利用度分别为 0.71%、2.75%和 65.77%，Rg_1 分别为 3.29%、6.60%和 50.56%；三七总皂苷（PNS）中其他成分对 Rb_1 或 Rg_1 的吸收特性影响不明显，但胃液的酸性环境、大肠菌丛产生的酶及肝脏的首过作用均对其口服吸收有影响，肠道黏膜低透过性直接影响其口服吸收，实验证实三七人参皂苷 Rg_1 原形在胃肠吸收较差，生物

利用度低，但代谢后吸收却增加，体内分布广泛。以caco-2细胞模型进行体外模型试验，研究静脉给予大鼠三七皂苷后人参皂苷Rg_1和Rb_1的浓度，结果显示，肠壁吸收差是造成Rg_1和Rb_1生物利用度低的主要原因，Rg_1具有较高的胆汁排泄和较低的血浆蛋白结合率，Rb_1的胆汁排泄较低，而血浆蛋白结合率较高，Rb_1的肠黏膜透过性和体内消除速度都低于Rg_1。另有研究显示，三七皂苷在大鼠体内的药代动力学$^3H-Rg_1$iv后的药-时曲线呈现二室模型。给药后8小时的血药浓度比6分钟的血药浓度下降95%以上。ig后的大鼠血药浓度表明，3H-Rg1经消化道吸收非常缓慢且血药浓度低，ig后12小时达高峰，峰值浓度仅为4.2ng/mL。$^3H-Rg_1$iv后广泛分布于大鼠各组织器官中，给药0.5小时后，肝、肾药物浓度最高，其他依次为肾上腺、子宫、肺、卵巢、心、胃、肠、脾、肌肉、眼和脑。给药1、4小时后大多数组织药物浓度相继下降。药物iv后经胆汁排泄快、量高，其量与从粪便中排泄量接近；从粪与尿内的排泄量比为4.4∶1。

【药理作用】

1. 与功效主治相关的药理作用

(1)对血液系统的影响

①止血：三七"活营止血、通脉行瘀"，有"止血之神药"之说。三七可抗血小板聚集，抗血栓形成。有效成分是三七皂苷，主要是人参三醇苷Rg_1。三七抗血栓形成作用环节包括了抗血小板聚集、抗凝血酶和促进纤维蛋白溶解过程。三七能提高血小板内cAMP的含量，减少血栓素A_2的合成，从而抑制Ca^{2+}、5-HT等促血小板聚集的活性物质释放，发挥抗血小板聚集作用。PNS能显著抑制胶原、ADP诱导的大鼠体外或家兔体内血小板聚集；三七静脉给药能抑制大鼠实验性血栓形成；Rg_1显著抑制凝血酶诱发的弥散型血管内凝血(DIC)模型大鼠的血小板减少和纤维蛋白降解产物(FDP)的增加，减少凝血因子消耗；生三七粉可显著降低高黏血症和高脂血症病人的血浆纤维蛋白原的含量。

三七促凝机制主要是增加凝血酶，促进血管收缩。对出血时间的影响与肾上腺素大致相同，但较藻酸钠和凝血酶强。止血有效成分为三七氨酸，三七氨酸遇热易被破坏，故止血宜用生品。

②抗血栓形成：人称三七"善化血瘀，又善止血妄行"，"凡产后、经期、跌打、痈肿，一切瘀血皆破"。可见三七具有促凝和抗凝双向调节作用，这与中医认为三七既能止血又能活血化瘀相符合。现代研究证明，三七提取液能促进家兔与人的眼前房、球结膜和玻璃体内瘀血的吸收。三七抗凝有效成分为三七皂苷Rg_1，三七皂苷Rg_1可提高血小板内cAMP含量，减少TXA_2生成，抑制Ca^{2+}、5-HT等的释放，对

胶原、ADP、AA 诱导的血小板聚集有显著的抑制作用。三七还能激活尿激酶,促进纤维蛋白的溶解。三七抗血栓形成作用环节包括抑制血小板聚集、抗凝血酶以及促进纤维蛋白溶解。

③溶血与抗溶血:以原人参三醇为苷元的三七皂苷有溶血作用;而以人参二醇为苷元的三七皂苷则可对抗其他皂苷引起的溶血反应。

④促进造血:三七能“祛瘀生新”,现代研究证实三七具有补血作用。能明显促进$^{60}Co-\gamma$ 射线照射小鼠多能造血干细胞的增殖,增加脾脏重量。对环磷酰胺引起的小鼠白细胞减少也有促进恢复作用。三七注射液能显著促进急性失血性贫血大鼠的红细胞、网织红细胞、血红蛋白的恢复。

(2)对心血管系统的作用

①抗心肌缺血:三七活血行瘀,尤长于止痛。研究表明,三七有扩张冠脉,增加冠脉血流量的作用,以 PNS 和总黄酮活性最强。三七注射液可使麻醉犬心率减慢,血压降低,冠脉流量增加。三七黄酮、PNS 可对抗垂体后叶素诱发的家兔急性心肌缺血心电图的 T 波改变。PNS 还可降低心肌收缩力,减慢心率,降低心肌耗氧量,扩张外周血管,减轻心脏负荷,恢复心肌供氧与耗氧之间的平衡。三七皂苷可提高心肌细胞耐缺氧能力,并对抗再灌注引起的损害。

②扩血管:PNS 可使动物血管扩张,降低动脉血压以及外周阻力,尤以降低舒张压作用显著。PNS 对不同部位的血管表现出一定的选择性,对小动脉以及静脉的扩张作用最为显著。三七皂苷 Rb_1 的作用大于 Rg_1,单体皂苷之间有协同作用。三七扩血管作用机制主要为特异性阻断血管平滑肌上受体依赖性钙通道,减少 Ca^{2+} 内流。

③抗脑缺血:PNS 静脉注射可明显扩张麻醉小鼠软脑膜微血管,加快血流速度,增加局部血流量。能显著缓解家兔不完全性脑缺血所致的脑电波低平,显著降低大脑皮层组织水、Na^+、Ca^{2+} 含量及脑静脉血中肌酸磷酸激酶(CPK)和乳酸脱氢酶(LDH)的活性,减轻大脑皮层组织结构损伤。三七抗脑缺血作用,除与扩张脑血管、增加局部血流量有关外,尚与延缓缺血组织 ATP 的分解、改善能量代谢,以及抑制脂质过氧化、提高脑组织中 SOD 活性、清除氧自由基等作用有关。

④抗心律失常:PNS 对哇巴因、毒毛花苷 K 所致的犬心律失常,对乌头碱诱发的大鼠心律失常,对氯仿诱发的小鼠室颤均可提高窦性心律恢复率,缩短恢复窦性心律所需的时间,延长窦性心律持续时间,且可降低其发生率。三七二醇苷(PDS)、三七三醇苷(PTS)对乌头碱、$BaCl_2$ 诱发的大鼠心律失常,对结扎大鼠冠脉诱发的心律失常,均有明显的对抗作用。PNS、PTS、PDS 抗心律失常作用机理包括

降低自律性,减慢传导;延长动作电位时程(APD)和有效不应期(ERP),消除折返激动;阻滞慢钙通道,使慢内向电流(Isi)峰值显著降低。

(3)抗炎　PNS对组胺、醋酸、二甲苯、5-羟色胺、缓激肽等引起的毛细血管通透性升高具有明显的抑制作用。对蛋清、甲醛、右旋糖酐、5-羟色胺、角叉菜胶引起的大鼠足跖肿胀,巴豆油和二甲苯所致的小鼠耳肿胀均有显著的抑制作用。对大鼠棉球肉芽肿的形成也有明显的抑制作用。抗炎的主要有效成分为皂苷,以人参二醇皂苷为主。抗炎作用与垂体-肾上腺系统有一定的关系。但对摘除肾上腺的大鼠仍有明显的抗炎作用,说明PNS的抗炎作用不完全依赖于垂体-肾上腺系统。

(4)镇痛　《本草纲目》谓三七"在南人军中用为金创要药,云有奇功"。PNS明显减少小鼠腹腔注射醋酸后的扭体次数,提高热板法致痛反应阈值。镇痛有效成分为人参二醇皂苷。

(5)抗菌　PNS对某些真菌有较强抑制作用,对金葡菌、大肠杆菌也有一定抑制作用。

(6)保肝　PNS对CCl_4肝损伤小鼠可显著降低血清谷丙转氨酶(ALT)。甲醇提取物能显著降低CCl_4、D-半乳糖胺致肝损伤大鼠血清中谷丙转氨酶、谷草转氨酶(AST)及乳酸脱氢酶(LDH)活性,使肝细胞变性坏死减轻。三七也具有抗肝纤维化作用,使二甲基亚硝胺中毒大鼠肝细胞变性坏死减少,肝细胞间胶原纤维减少。对CCl_4中毒肝纤维化大鼠三七粉能减轻肝脏脂肪变性、炎症细胞浸润、肝细胞变性坏死,减少成纤维细胞和胶原的增生。三七具有一定的利胆和促进肝脏蛋白质合成作用。

(7)抗肿瘤　人参皂苷Rh_1离体肝癌细胞有抑制作用。人参皂苷Rh_2可抑制小鼠黑色素瘤(B16)的生长,作用呈浓度依赖关系。三七皂苷在与刀豆蛋白(Con-A)或植物血凝素(PHA)同时存在时,其诱导的小鼠脾细胞具有较强的抗瘤活性,可能是PNS增强被激活的免疫细胞的杀伤能力。

2. 其他药理作用

(1)对代谢的影响　三七总皂苷对血糖呈双向调节作用,可提高空腹血糖,使葡萄糖性高血糖有降低的趋向。三七粉能阻止家兔肠道吸收脂肪,降低家兔血清胆固醇和甘油三酯含量,减轻血管壁脂肪沉着。

(2)镇静　三七人参皂苷Rb_1具有明显的中枢抑制作用。能显著减少小鼠的自发活动;延长硫喷妥钠的睡眠时间,与戊巴比妥钠有协同作用;能对抗咖啡因、苯丙胺所引起的中枢兴奋作用。

(3)对免疫功能的影响　主要成分是PNS和三七多糖。三七注射液可使经$^{60}Co-\gamma$射线照射小鼠脾脏结构恢复正常，脾中央动脉周围淋巴细胞增多，脾小结明显，并出现生发中心，免疫母细胞的细胞器密度明显增高。PNS口服或注射均可对抗因$^{60}Co-\gamma$射线照射引起的小鼠白细胞减少。三七总皂苷连续皮下注射，可显著增加小鼠溶血空斑数，提高小鼠腹腔巨噬细胞的吞噬率和吞噬指数。能对抗干扰素诱导剂乙氨易酮对迟发型超敏反应的抑制作用。三七多糖对中华眼镜蛇毒抗补体因子(CNF)处理后引起的豚鼠补体低下有促进恢复作用。

【毒理与不良反应】 急性毒性试验，因制剂来源和给药途径的不同，LD_{50}的差异较大。①小鼠静脉注射三七绒根提取物的LD_{50}为(836±17)mg/kg，腹腔注射三七绒根总皂苷的LD_{50}为(1262±119)mg/kg。小鼠口服参三七散(配成25%混悬液)以及三七注射液的LD_{50}分别为6250mg/kg和25mL/kg。②三七总皂苷(PNS)小鼠静脉注射LD_{50}为447mg/kg，95%置信限为423～471mg/kg，熟三七总皂苷LD_{50}为(105.33±58.6)mg/kg。三七人参三醇苷(PTS)小鼠静脉注射LD_{50}为(3806±143)mg/kg，中毒小鼠出现自发活动减少，抑制渐加重，继则呼吸急促，最后由于缺氧而抽搐死亡。三七人参皂苷Rb_1腹腔注射给药得到LD_{50}为(1054±98.67)mg/kg。小鼠腹腔注射三七皂苷Rb_1和Rg的LD_{50}分别为683mg/kg和866mg/kg。③莱亨子鸡腹腔注射L-型三七素(dencichine) 20mg后20～30分钟之间出现典型的、严重的运动失调等。其症状为不能站立、脑缩进、颈部僵硬及腿伸张肌麻痹。若采用口服或皮下注射，上述神经毒症状在2～6小时内出现。当给药剂量增至30～60mg或每天给予较低剂量而连续给药，其中某些子鸡死亡或产生慢性中毒。D-构型三七素的子鸡药理实验表明，即使在高剂量下，神经毒作用也极低LD_{50}三七素的小鼠为1043mg/kg。

口服临床治疗量三七粉每次1～1.5g，一般无明显副作用。少数病人出现胃肠道不适及出血倾向，如痰中带血，齿龈出血，月经增多等。如剂量较大，一次口服生三七粉10g以上，可引起房室传导阻滞。个别患者可引起过敏性药疹。

【现代应用】 《本草纲目》记载三七能"止血，散血，定痛。金刃箭伤跌扑杖疮，血出不止者，嚼烂涂，或为末掺之，其血即止。亦主吐血、衄血、下血、血痢、崩中、经水不止、产后恶血不下、血晕血痛、赤目、痈肿、虎咬蛇伤诸病"。

1. 各种出血性疾病　上消化道出血、咯血、眼出血、颅内出血，单用或配伍其他止血药。如《濒湖集简方》的三七散，张锡纯的化血丹(三七、花蕊石、血余)。近年曾用于血吸虫病晚期呕血、便血和肺结核咯血。对眼外伤或眼手术后前房出血，应用三七液点眼或结膜下注入有效。

2. 瘀血阻滞及跌打损伤　如三七伤药片或云南白药。

3. 冠心病、心绞痛　单味三七粉或配伍黄精、山楂等成复方；或配以何首乌、丹参制成注射液治疗冠心病。三七冠心宁对冠心病合并高血压病时，可见血压平稳下降。

4. 慢性肝病　可降低酶的活性，缓解肝区疼痛，并增加血清蛋白含量。红参、三七与激素合并应用，可减少重症肝炎的死亡率。

5. 偏头痛　采用双盲法观察三七叶皂苷对偏头痛的疗效较好。

蒲　黄

本品为香蒲科植物水烛香蒲 *Typha angustifolia* L.、东方香蒲 *Typha orientalis* Presl 或同属植物的干燥花粉。主要成分为黄酮类，如槲皮素（quercetin）、山柰酚（kaempferol）、异鼠李素（isorhamnetin）、柚皮素（naringenin）等。还含有甾醇类，如β-谷甾醇（β-sitosterol）、β-谷甾醇葡萄糖苷（β-sitosterol glucoside）等，另外还含有多种多糖和氨基酸。蒲黄味甘，性平。归肝、心包经。

【药动学】　槲皮素、山柰酚和异鼠李素的药动学过程均符合二室开放模型。槲皮素、山柰酚和异鼠李素的 T_{max} 分别为 32. 5、35. 0 和 35. 0 分钟；$t_{1/2\alpha}$ 分别为 41. 67、16. 16 和 29. 73 分钟；V_1/F 分别为 14. 18、9. 48 和 84. 01L/kg。

【药理作用】　蒲黄具有止血、化瘀、通脉之功效。主治吐血，衄血，咯血，崩漏，外伤出血，经闭痛经，脘腹刺痛，跌仆肿痛，血淋涩痛。《本草纲目》云："蒲黄凉血活血，止心腹诸痛。生则能行，熟则能止。"《本经》云："蒲黄主心腹、膀胱寒热，利小便，止血，消瘀血。"

1. 与功效主治相关的药理作用

（1）止血　蒲黄有促进血液凝固而止血的作用。家兔口服蒲黄水煎剂、醇浸剂能明显缩短凝血时间，作用显著而持久。家兔皮下注射蒲黄提取物能增加血小板数，缩短凝血酶原时间，促进血液凝固。体外试验，蒲黄煎剂对人血有促进凝固作用。其止血有效成分可能是黄酮类化合物。

（2）抗血小板聚集　蒲黄煎剂及其总黄酮、有机酸、多糖对 ADP、花生四烯酸和胶原诱导的家兔体内、外血小板聚集均有明显的抑制作用，而以总黄酮作用最强。其抗血小板聚集作用可能与抑制磷酸二酯酶活性，升高血小板内 cAMP，减少 TXA_2 的合成，使细胞内 Ca^{2+} 浓度降低，减少 5-HT 释放有关。蒲黄异鼠李苷Ⅱ在体内、外均能抑制由 ADP 诱导的大鼠血小板聚集，并能明显延长复钙时间。实验性颈静脉血栓形成家兔，口服蒲黄水浸液，24 小时血栓溶解率显著增加。蒲黄水提液有促进纤维蛋白溶解作用，且不依赖纤溶酶系统存在，说明它能直接分解纤维蛋白。黄酮类能刺激猫主动脉内皮细胞产生前列环素和促进纤溶酶原激活物(t-PA)活性,从而抑制血小板聚集,抗血栓形成。

(3)对心血管系统的作用

①抗缺氧:大剂量蒲黄具有抗低压缺氧作用,提高动物对减压缺氧的耐受力。蒲黄醇提物可延长夹闭气管小鼠和结扎颈总动脉小鼠的心电消失时间;可使小鼠异丙肾上腺素增加耗氧致缺氧、尾静脉注射空气的存活时间延长;但对 $NaNO_3$ 所致小鼠组织缺氧死亡时间无延长作用。表明蒲黄提高心肌及脑对缺氧的耐受性或降低心、脑等组织的耗氧量,对心脑缺氧有保护作用,其原理可能为阻止心肌中 ATP 及 ADP 含量降低,使大脑皮层细胞膜上 Na^+-K^+-ATP 酶及 Mg^{2+}-ATP 酶活力增强,加速 ATP 分解,并使中枢抑制加强,提高缺氧耐力,还可使缺氧心、肝超氧化物歧化酶恢复或接近正常水平,提高脑组织及动脉血氧分压,降低氧耗量及乳酸含量。

②抑制心脏:蒲黄提取物对离体蛙心、兔心有可逆性的抑制作用,高浓度时使心脏停搏于舒张状态;并有降低家兔血压的作用。蒲黄对心脏的抑制作用,可能与蒲黄中所含的槲皮素(亦是胆碱酯酶抑制剂)有关。长苞香蒲花粉中的异鼠李苷有提高心肌 cAMP 水平的活性。

③扩张血管、降血压:蒲黄具有扩张血管、改善微循环作用,麻醉犬股动脉注射蒲黄醇提物,可使外周血管阻力下降,股动脉血注量增加。蒲黄煎剂、醇提取物等静脉注射,均可使麻醉兔、猫、犬血压下降,心率减慢。

④抗心肌缺血:蒲黄提取液对离体兔心有明显增加冠脉流量的作用。蒲黄水煎剂使金黄地鼠夹囊微循环小动脉血流速度加快、毛细血管开放数增加;对小鼠心肌微循环也有改善作用。蒲黄对家兔心肌损害有防护作用,家兔左室支动脉结扎形成急性心肌梗死模型,术后经用蒲黄治疗,可使家兔心肌梗死范围缩小,病变减轻,还可使该模型家兔体内循环血小板比率升高,说明蒲黄抗血小板聚集作用可能是其抗心肌缺血作用的机制之一。从长苞香蒲花粉中提取分离的水仙苷能明显保护垂体后叶素诱导的大鼠心肌缺血,增加小鼠心肌 ^{86}Rb 摄取率,推测与水仙苷的钙拮抗作用有关。

⑤降血脂、抗动脉粥样硬化:蒲黄能防止喂饲高脂动物的血清胆固醇水平增高,并能增加喂饲高脂家兔的粪便胆固醇。该作用除抑制肠道吸收胆固醇、增加粪便胆固醇外,可能还与影响体内胆固醇代谢有关。将蒲黄油、蒲黄残渣及蒲黄花粉分别喂饲食饵性高胆固醇血症家兔,结果蒲黄花粉的降血脂作用最为明显。给饲以高脂饲料的家兔每日每只加服蒲黄 16g,12 周后停饲高脂,继续服用蒲黄 4 周,

给药组不仅血清胆固醇迅速下降,9周即达正常浓度,而且主动脉壁胆固醇含量减少,病变减轻。心肌内小动脉扩张,血流增加,代谢旺盛,心肌营养改善,斑块形成较少。电镜检查,可见多数兔主动脉内皮完整光滑,内膜下层正常,仅偶见极少量的细胞浸润和脂质沉积。

蒲黄降血脂及抗动脉粥样硬化,是对不同环节的综合作用所致。蒲黄除可使急、慢性高脂血症家兔血清TC降低外,还可使HDL-C升高、前列环素(PCI_2)显著下降,TXA_2/PGI_2升高,使两者比值维持正常。体外实验发现,蒲黄兔血清能明显促进大鼠主动脉内皮细胞合成PGI_2,而对脂质过氧化物的产生则无明显影响。蒲黄的降血脂作用还与其激活巨噬细胞功能有关。临床双盲法观察发现,蒲黄有良好的降低总胆固醇、升高HDL-C、降低血小板黏附和聚集性的作用(比300mg/d阿司匹林效果好);同时对血管内皮细胞有保护作用,并能抑制粥样硬化斑块形成。蒲黄中的不饱和脂肪酸及槲皮素均对降血脂和防治粥样硬化有效。含黄酮类的蒲黄组分FⅣ(含烃、碳水化合物的固醇类物质)有强烈的刺激猪动脉内皮细胞产生PGI_2和tPA(纤溶酶原激活物)活性的作用,同时抑制ADP诱导血小板聚集。蒲黄中的活性成分三十一烷醇-6有降TG的作用;β-谷甾醇及其棕榈酸酯是降胆固醇的有效成分;β-谷甾醇棕榈酸酯还可抑制平滑肌细胞增殖。此外,β-谷甾醇葡萄糖苷、异鼠李素-3-O-α-L-鼠李糖(1→2)-β-葡萄糖苷及槲皮素-3-O-α-鼠李糖基-β-葡萄糖苷可分别作用于动脉粥样硬化密切相关的多种环节。说明蒲黄降血脂、抗动脉粥样硬化作用为各种有效成分综合作用的结果。

(4)抗炎　蒲黄水煎醇沉液腹腔注射给药,对大鼠蛋清性足肿及小鼠腹腔毛细血管通透性增高均具有抑制作用。大鼠桡骨骨折断端注射蒲黄注射液,可加速血肿吸收、机化、骨痂形成,促进愈合。

(5)对子宫及肠道平滑肌的作用　50%蒲黄注射液对豚鼠离体子宫和家兔在体子宫均有兴奋作用。小剂量使规则子宫收缩稍有增强,大剂量时子宫兴奋作用明显增强,呈不规则和痉挛性收缩。腹腔注射2~3g/kg,对豚鼠、小白鼠中期引产有明显效果。其机制可能与直接增加子宫收缩和止血作用有关。蒲黄提取物可增强离体兔肠的蠕动,该作用可被阿托品阻断。蒲黄所含异鼠李素对小鼠离体肠管有解痉作用。蒲黄水溶性部分可预防动物肠粘连的形成。

2. 其他药理作用

(1)对子宫及妊娠的影响　蒲黄多种制剂对兔、大鼠、小鼠、犬的离体和在体子宫均有兴奋作用,可使子宫收缩力增强,张力提高,大剂量可致痉挛性收缩。蒲黄对未孕子宫比已孕子宫作用明显。蒲黄注射液腹腔注射,蒲黄煎剂灌胃给药对小鼠中期妊娠均有较显著的致流产、致死胎作用，且随剂量增加作用增强，部分胚胎坏死吸收。

(2)防治肾损伤　静脉注射蒲黄注射液，对家兔肾急性缺血再灌注引起的损伤有明显的保护作用，可降低血清尿素氮(BUN)、肌酐(Gr)、脂质过氧化物(LPO)含量，升高超氧化物歧化酶(SOD)活性。蒲黄对草鱼胆汁所致的大鼠肾脏损伤具有治疗作用，能降低血肌酐和尿N-乙酰-β-D-氨基葡萄糖苷酶(NAG酶)，使肌酐清除率增加，减少近曲小管上皮细胞坏死及囊腔内有红细胞的肾小球数目。

(3)对免疫功能的影响　长苞香蒲花粉的水煎醇沉液大鼠腹腔注射，对细胞免疫和体液免疫均有抑制作用，使胸腺、脾脏萎缩，提高胸腺、脾脏cAMP的含量；适当剂量对巨噬细胞吞噬功能也呈抑制作用，而大剂量则有明显增强巨噬细胞吞噬功能的作用。

【毒理与不良反应】　蒲黄毒性较低，小鼠腹腔注射LD_{50}为35.57g/kg。蒲黄可引起豚鼠过敏，试管试验有溶血作用。还可使小白鼠红细胞及白细胞总数减少。

本品虽无明显副作用，但可收缩子宫，故孕妇不宜服用。服用生蒲黄常致胃部不适，食欲减退。

【现代应用】

1. 高脂血症　以蒲黄浸膏制成降脂片，观察治疗200例高脂血症病人，TC平均下降69%，降低24%，TG平均下降144%，降低41%，与治疗前相比，降脂作用非常显著。以蒲黄降脂有效部位A_3制成胶丸，观察治疗30例高脂血症病人，TC平均下降49.1%，降低18.3%，TG下降151.9%，降低40.9%。

2. 冠心病　以生蒲黄(心舒4号)口服2个月治疗冠心病轻度心绞痛病人66例，症状消失或缓解率达88%，心电图改善率达84%，血压下降率达58%，总胆固醇降低率达60%，甘油三酯降低率达94%。

3. 特发性溃疡性结肠炎　以蒲B(蒲黄水溶部分)浸膏制成25%蒲B糖浆口服，每次15mL，每日2次；同时用5%蒲B浸膏制成灌肠液作保留灌肠，每日1次，每次100~150mL，30日为一疗程，治疗病程3~5年特发性溃疡性结肠炎36例，总有效率达94.4%。

二、收敛止血药

白　及

本品为兰科植物白及 *Bletilla striata* (Thunb.) Reichb. f. 的干燥块茎。主要化学成分为白及胶(含联苄类化合物),菲类衍生物(二氢菲类化合物、联菲类化合物、双菲醚类化合物、二氢菲并吡喃类化合物、具螺内酯的菲类衍生物、菲类糖苷化合物等),苄类化合物等。此外,尚含有大黄素甲醚、对羟基苯甲酸、对羟基苯甲醛等。白及味苦、甘、涩,性微寒。归肺、肝、胃经。

【药动学】 采用建立了血样的定量分析方法,并研究建立了兔血浆样品处理方法。兔耳缘静脉给予白及多糖(bletillan)注射液,HILIC-ELSD 法测定 BT40、BT70 和 BT100 的药时曲线。分析表明白及多糖注射液在兔体内的药代动力学符合三室模型,$t_{1/2\beta}$ 依次为 5.41 小时(BT40)、8.28 小时(BT70)、13.20 小时(BT100);统计矩模型分析平均驻留时间 $MRT_{0\sim T}$[n]依次为 4.17 小时(BT40)、8.51 小时(BT70)、14.99 小时(BT100),$MRT_{0\sim\infty}$ 依次为 5.92 小时(BT40)、10.07 小时(BT70)、20.37 小时(BT100)。

【药理作用】 具有补肺、止血、散风除湿、通窍止痛、消肿排脓、生肌、敛疮的功效。

1. 与功效主治相关的药理作用

(1)止血　白及有明显的止血作用,起效快、疗效可靠。实验研究证明,白及根磨成细粉或白及煎煮后所得液掺入淀粉烘干研末,于犬肝行止血试验,7 只中有 6 只皆于 6 分钟内达到满意止血效果;白及的止血成分为其所含的胶状成分,其原理可能为物理性的。用白及水提液的"纱布"或水提取液经低温干燥或喷雾干燥成粉覆盖于犬肝、脾及兔肝或大腿肌肉行止血试验,出血可立即停止;从组织切片看,白及对组织的局部反应性小,第 5 天左右即可被吸收,全部动物均未用抗菌药,并未发生化脓。白及注入蛙下肢静脉后,可见末梢血管内红细胞凝集形成人工血栓,从而有修补血管缺损的作用,而又不致阻塞较大血管的血液的流通。家兔用试管法及毛细管法均证明静脉注射 2%白及胶液 1.5mg/kg,可显著缩短凝血时间及凝血酶原时间并加速红细胞沉降率。白及胶止血优点还在于止血且易于吸收,不影响创面及伤口愈合,不产生刺激而避免形成内脏粘连。白及的止血作用可能还与所含的微量元素铜、锌、锰、铁含量有关。

(2)胃、十二指肠黏膜的保护作用　实验研究证明,对麻醉犬胃小弯及十二指肠前壁各作人工穿孔一个，直径皆为 1cm 左右，灌入白及粉 9g，几秒钟后两孔皆为白及所堵，40 秒钟后十二指肠穿孔即为大网膜遮盖，使动物逐渐苏醒，轻度活动时，再由胃管内注入稀粥 500mL，观察两孔皆无漏出，再由肠系膜血管注入 10%氯化钠 20mL，胃蠕动显然增多、增强，也无内容物漏出。术后 8 小时再次剖腹，腹腔内未见胃内容物，腹腔渗出液极少，培养阴性。白及对盐酸引起的大鼠胃黏膜损伤也有一定保护作用。

（3）抗菌　白及在试管内能抑制多种革兰阳性菌，对人型结核杆菌亦有显著抑制作用。白及胶浆对白色葡萄球菌和甲型链球菌也显示明显抑制作用。水制剂（1∶4）能轻度抑制奥杜盎小芽孢癣菌。甲醇提取物亦能显著抑制金黄色葡萄球菌，从中分离到五种化合物对白色念珠 14231 菌 ATTC248 和顺发癣菌 QM240 均有抑制作用，体外最小抑制菌浓度皆小于 100mg/mL。抗菌活性与其结构关系研究结果表明，含有甲氧基的化合物活性减弱，而含经基、节基的化合物的抗菌活性增强。

（4）预防肠胃粘连　实验观察白及有预防腹腔粘连的作用。家兔于腹部手术后给药组在每只家兔腹腔注入白及溶液 40mL，术后 10~15 天内在麻醉下剖腹观察粘边的处数、性质。白及腔肠组与右旋糖酐及空白对照组相比，粘连的总数、平均粘连处数目和平均粘连面积均有明显减少。

（5）促进角质细胞游走的形成　研究证明表皮的损伤愈合一般经过角质形成细胞的激活、游走、增生及基底膜的修复等过程，其中角质形成细胞游走，在创伤覆面与创伤愈合中起着关键的作用。药理实验比较观察了含不同浓度白及的培养基对小鼠皮片角质形成细胞游走的影响及培养时间与游走长度的关系，结果发现白及质量浓度为 20 及 2μg/mL 时，角质形成细胞游走比对照组显著增快和增长，证明白及有明显的促进角质形成细胞游走作用，这种游走作用可能对治疗皮肤创伤早期愈合有重要影响。

2. 其他药理作用

（1）代血浆　通过动物实验研究证明白及代血浆无过敏原，不会引起过敏，对小鼠、家兔及犬的急性、亚急性毒性试验证明其安全无毒，无热源反应，体内可停留 8 小时以上。

（2）抗癌　白及块茎含多量黏液质多糖成分，实验表明黏液质是一种抗癌成分。白及以及 7%白及葡萄糖注射液对二甲基氨基氮苯（DAB）诱发的大白鼠肝癌有明显的预防及治疗作用。白及黏液质部分对大鼠瓦克癌（W256）、小鼠子宫颈癌（U14）、小鼠艾氏腹水癌、肝癌、肉瘤 180 有抑制作用。2%的白及注射液对大鼠二甲基氨基偶氮苯（DAB）诱导的肝癌，有明显的抑制作用；电镜观察表明，白及对肝细胞有较好的抗损伤作用,DAB诱发的肝癌细胞核大、核膜弯曲凹陷,而白及组肝细胞结构正常。

【毒理与不良反应】　白及胶对小白鼠急性毒性试验及阴道刺激试验证明,白及胶作为药用辅料是安全、无毒、可靠的。

白及甘露糖有可靠的局部止血作用,并能在局部很快吸收,是一种良好的可吸收性局部止血药。通过对小鼠的急性毒性、局部毒性药理实验表明,白及甘露糖对所接触的局部组织(如肝、脑、皮下组织等)无明显刺激性,不诱发感染性炎症,不影响创面愈合,与明胶海绵相比,白及甘露糖在用药局部吸收快,组织刺激性小,说明白及甘露糖静脉注射毒性大于腹腔注射,口服毒性较小,无明显局部毒性反应。

【现代应用】　主要用于治疗感冒头痛、眉棱骨痛、鼻塞、鼻渊、牙痛、白带、肺伤咳血、衄血、金疮出血、痈疽肿毒、溃疡疼痛、汤火灼伤、手足皲裂等。

1. 肺结核及咯血　单用白及或加用白及对各型肺结核并咯血均有显著疗效。

2. 上消化道出血及胃、十二指肠溃疡　单味白及,更多的是白及配伍一种或一种以上的中药(如白及大黄粉;白及乳剂与白羹配合等)治疗上消化道出血,胃、十二指肠溃疡或合并出血有明显的疗效。

3. 治疗胃、十二指肠溃疡急性穿孔　在严格规定的指征下,白及疗法可能使某些患者免去手术,获得穿孔治愈的效果。

4. 内脏出血　杭州止血粉(白及、白茅根、大黄、地锦)治疗109例内脏出血总有效率为94.5%,疗效显著。白及配三七、琥珀,血竭,血余炭各等份(加味七珀散),治疗外伤血尿3天后止血。白及液加云南白药治疗胃切除术后吻合出血15例,14例1~3天内止血,疗效满意。

5. 外伤出血及扭挫伤　以白及粉或“白及纱布”覆盖外伤创面,亦可与地榆炭或五倍子末合用,外敷患处止血、止痛、消肿效果好。白及胶稀溶液5%可用于创面止血,而白及胶“纱布”压迫即可止血。白及粉5g,每日2次,治疗扭伤消肿,止痛明显,用酒调敷最短2周,最长1个月即痊愈。

6. 鼻衄　用白及粉撒布在凡士林纱条或纱球表面后进行填塞,每次4~5g,发现无再次出血,鼻腔黏膜无水肿糜烂,鼻分泌物等。

7. 炎症性疾病　以白及或其复方制剂,外用或内服治疗腹股沟淋巴结炎、慢性肥厚性胃炎、急性食道炎、慢性非特异性结肠炎、先天性耳瘘管感染及其他局部炎症均有较好疗效。

8. 百日咳　“百日咳”注射液治疗116例,痊愈82例(70.7%),好转27例(23.3%),无效7例(6%);天百汤水煎剂治疗48例,显效19例(39.9%),尚好21

例(43.7%),无效8例(16.7%)。

9.烧伤、烫伤　临床报道,白及得方制剂外用,有消炎、止痛、生肌的作用,直接搽布于烧伤创面有阻止渗液、干燥液面及促进组织修复作用。

10.其他　白及粉调敷患处,或其复方制剂外用,对肛裂、肛瘘术后、手足癣及冻疮等均有良好疗效。

第三节　常用方剂

云南白药

《外治方》

【组成】　三七、麝香、草乌、重楼、麝香等。

【功效与主治】　化瘀止血、活血止痛、解毒消肿。

【药理作用】　止血愈伤、活血化瘀、消肿止痛、排脓去毒。

1.与功效主治相关的药理作用

(1)止血　云南白药能促进血小板释放而起凝血作用,且能在无血浆协同因子作用情况下,促使血小板的释放,缩短凝血时间。在诱导条件下,云南白药可以促进血小板聚集及血小板膜上CD61及CD62P的表达,但不会增加静息血小板表面CD41及CD62P的表达,不会形成促血栓倾向。

(2)抗菌　云南白药对金黄色葡萄球菌、大肠杆菌、铜绿假单胞菌等有抑制作用。

(3)抗炎　云南白药不但能增加血流量,促使皮质激素分泌,改善创面局部循环和炎症的吸收,而且能抑制炎症过程中的介质释放(组织胺和PGs的释放),使毛细血管渗透性增强,对细胞游走、结缔组织增生等环节有抑制作用;另外,云南白药可显著增强吞噬细胞吞噬功能,可增强机体免疫功能的作用。

(4)对子宫的影响　云南白药能使子宫活动加强,其作用可能类似于麦角碱,即小剂量时使子宫呈现节律性收缩。

(5)促进成骨细胞的功能　云南白药多种成分可通过促进骨髓基质细胞(MSCs)产生BMP以及TGF-β等因子,从而诱导MSCs向成骨细胞转化,抑制MSCs向其他细胞,如脂肪细胞或骨骼肌细胞分化,促进ALP活性,同时促进骨基质合成,促进骨折愈合。云南白药对富血小板血浆(PRP)促兔骨髓基质干细胞增殖(rBM SCs)和分化有促进作用。云南白药可促使护骨素(OPG)基因巧敲除模型小鼠血清 ALP 活性显著升高，骨矿化沉积率显著上升，提示其可促进成骨细胞的功能，具有一定的改善骨质疏松的作用。

2. 其他药理作用

对心肌的影响　云南白药有增加心肌营养性血流量，改善心肌循环，增加心肌供氧，对心肌有保护作用。

【毒理与不良反应】　云南白药内服成人用量为 0.25~0.3g，每日 4 次，过量服用易发生中毒。临床表现：①潜伏期 2 小时左右。②中毒表现：恶心，呕吐。若吞服量过大且吞服保险子后，开始为胸口不适、堵塞感，上腹闷痛，继则呕吐鲜血，排黑便。并出现心悸，血压下降或升高，心动过缓，心律失常，严重者出现面色苍白，口唇发绀，冷汗淋漓，四肢厥冷，心跳微弱，血压剧降，呼吸浅弱等休克表现。

【现代应用】　云南白药用于妇科一切血症，如痛经、闭经、经血过多、血崩、产后瘀血等症。也用于咽喉肿痛、胃及十二指肠出血、创伤出血、跌打损伤及红肿毒疮等。近年来，临床研究发现，云南白药对一些常见病、多发病能取得较好疗效。

1. 新生儿脐炎　用双氧水洗去患处的分泌物，然后将 1g 云南白药填入脐中，用消毒纱布覆盖包扎，每日换药两次。

2. 婴幼儿秋季腹泻　取云南白药粉 1g，用 70%的酒精调成糊状，敷于脐窝，并用白胶布固定，每天换药两次。

3. 褥疮　将云南白药粉溶于 75%酒精中调成稀糊状，用棉签蘸取糊状药液，涂抹患处，每天 3~4 次。或用紫草油涂搽褥疮创面，再外敷云南白药，用无菌纱布覆盖，隔日换药 1 次。

4. 口腔溃疡　取少许云南白药涂在黏膜溃疡面上，或用湿棉签蘸云南白药后搽敷溃疡面，每日 3~6 次。一般患者在用药当日即可见效。

5. 带状疱疹　取云南白药适量，用菜油或食醋调成糊状，直接敷于患处，以能全部覆盖皮损为度，每日 2 次，一周左右皮损结痂愈合。云南白药有止痛止血及改善微循环之功效，能促使疱疹吸收，使疼痛缓解。一周左右皮损结痂愈合。

6. 血栓性外痔　云南白药用酒或 5%酒精调成糊状，涂于患处，每日 3~5 次，一周左右可愈。尤其适用于初发外痔。

7. 烧、烫伤　将云南白药以菜油或茶水调成稀糊涂于患处，每日 3 次，有止痛、促进伤口愈合和减少疤痕形成的功效。

8. 流行性腮腺炎　取云南白药粉适量，用白酒或菜油、茶水调成稀糊状，敷于患处，每日 3 次，可止痛，促进伤口愈合并防止疤痕形成。

9. 减少腹部手术出血　手术前后服用云南白药胶囊，既可减少手术中出血，明显减少输血量，又可减少手术后伤口渗血，从而促进伤口愈合。

10. 输液后静脉炎　取云南白药适量，用酒调成糊状，均匀地摊在无菌纱布上，敷于患处用胶布固定，24 小时更换 1 次，干后滴酒，以保持湿润，直至疼痛消失，患处变软为止，一般 10 日可愈。

11. 创面溃疡经久不愈　先将溃疡创面用双氧水及生理盐水清洗干净，对不易除去的创面“假膜”及老化坏死组织，用消毒无齿镊子夹取或用刮匙轻轻刮掉，然后取云南白药粉撒在创面，用无菌纱布包扎，2 日换药 1 次。

12. 冻疮　将少许云南白药均匀撒在冻疮溃烂面上，若溃烂面较大，可多撒些药粉，防结痂粘连纱布，同时用消毒纱布包扎；未溃者可用酒调药粉为糊状，外敷冻疮处，同时注意局部保暖。云南白药对早期红斑型冻疮效果最佳，对水疱型和坏死型亦有明显效果。其机理与云南白药的活血化瘀、消肿止痛和扩张局部毛细血管有关。

13. 脓疱疮　脓疱疮又称“黄水疮”，是一种常见皮肤病，病原体大多为金黄色葡萄球菌。云南白药含多种活性成分，对多种病原体有抑制作用，同时，可明显增强吞噬细胞的吞噬作用，提高机体的免疫功能。治法是先用生理盐水清洗患处，擦干后将云南白药粉直接涂擦患处，对病情较重者早晚各用 1 次。

14. 肋软骨炎　每次取云南白药 0. 5～1g，用白酒或酒精调敷成糊状，涂在患处，并用氧化锌胶布或伤湿止痛膏固定，每 2～3 天换药 1 次。

第十五章　活血化瘀药

第一节　概　述

活血化瘀药是指以疏通血脉、祛除瘀血为主要功效的药物，临床用于治疗血瘀证。本类中药药性较温和，多属平性或微寒、微温之品，味多辛、苦，主归肝、心经，入血分。按其功效特点分为活血止痛、活血调经、活血疗伤、破血消癥四类。活血止痛类药物有川芎、延胡索、郁金、姜黄、乳香、没药等；活血调经类药物有丹参、红花、桃仁、益母草、牛膝等；活血疗伤类药物有马钱子、血竭等；破血消癥类药物有莪术、水蛭、斑蝥等。

导致血瘀证的原因涉及多方面，主要与气虚、气滞、寒邪、内外伤等因素有关，其临床表现以疼痛、肿块、出血、瘀斑等为主要特征。血瘀证以心脑血管疾病为主，包括炎症、组织异常增生、免疫功能和代谢异常等多种疾病。现代研究证明，血瘀证与血液循环，血液高黏滞状态，血小板活化和黏附聚集，血栓形成，血管硬化，内腔狭窄、粗糙，毛细血管脆性增加，通透性增加，心脏泵作用降低，组织和细胞代谢异常，免疫功能障碍等多种病理生理改变有关，其中与血液循环障碍关系最为密切，主要表现如下：

1. 血液流变学异常　血液流变学是研究血液成分在血管内流动和变形的规律。血瘀证患者的血液一般均有浓、黏、凝、聚的倾向或表现。浓，指血液的浓度增高，表现为血浆渗出，血液浓缩，红细胞比容增加，红细胞聚集性增加，血球压积增加，血浆蛋白、血脂含量升高。黏，指血液黏稠，表现为血浆黏度增大，全血和血浆比黏度增加。凝，指血液凝固性增加，表现为血液中聚集型血小板数目增多，阻塞微血管，加速凝血过程，红细胞沉降加快。聚，指红细胞聚集力增加，表现为血流速度变慢，切变率降低，红细胞电泳时间延长。红细胞表面负电荷减少，使红细胞彼此靠拢而发生聚集。血液流变学异常，往往是由于血管内皮细胞损伤和受损细胞释放生物活性物质（如组胺、5-HT、缓激肽等物质）时血管通透性增高，血浆大量渗出，造成血液浓缩，红细胞聚集，黏性升高，血流减慢而导致，也可因为血中脂质含量过高、血细胞异常增多而产生。血瘀证患者的血液运行不畅,容易导致血栓形成,阻塞血管。

2. 微循环障碍　微循环一般是指微动脉与微静脉之间的微血管血液循环,分布于全身各个脏器与组织中。血瘀患者一般均有微循环障碍的表现,常见为微血流缓慢和瘀滞,血液浓度过高,微血管内凝血形成血栓,微血管变形(管襻扭曲、畸形、顶端扩张等),微血管痉挛、缩窄或闭塞。另外,也可由于纤维蛋白降解物产生过多,增强组胺、激肽类物质作用,微血管扩张,通透性增加,血浆大量渗出,局部血液浓缩,黏性升高,致使红细胞聚集,形成毛细血管内凝血,导致微循环障碍。

3. 血流动力学异常　血瘀证患者大多出现血流动力学变化,表现为心肌劳损或心衰,心肌收缩力下降,心脏射血功能降低,心输出量减少,或者某些器官血管痉挛、狭窄或闭塞,血管阻力增加,血压升高,器官血流量减少,全身或局部器官供血供氧不足,或者外周血管扩张,血液不能回心,血压降低,引起休克。尤其是以心脏冠脉状动脉、脑动脉的痉挛、狭窄或栓塞多见。

活血化瘀是中医学的一个重要理论和治疗原则。《内经》中"疏其血气,令其调达"为活血化疲治则的基础。以下为该类药物的主要药理作用。

1. 改善血液流变　学活血化瘀药及其复方一般均能改善血瘀病人血液的浓、黏、凝、聚状态。其中以丹参、赤芍、川芎、益母草、蒲黄等作用更为明显。各种不同原因的血瘀证,经活血化瘀药物治疗后,血液流变学的各项指标好转。动物皮下注射盐酸肾上腺素,并于冰水中浸泡 5 分钟,造成"气滞血瘀"证动物模型,经活血化瘀药物治疗后,血液流变学的各项指标均有不同程度改善。

2. 抗血栓形成　血瘀证患者血液呈浓、黏状态,血流缓慢,血小板易于在血管内膜损伤处黏附,形成血栓,因此,血疲证常见于心肌梗死、脑血栓形成、血栓闭塞性脉管炎、视网膜血管阻塞等血栓闭塞性疾病,使用活血化瘀药治疗往往有效。大鼠体外颈总动脉-颈外静脉血流旁路法实验结果表明,许多活血化瘀药都有抗血栓形成作用。

活血化瘀药抗血栓形成作用机制可能通过以下环节:①改善血液流变学特性,改善血瘀证高凝状态,减少血小板黏附和聚集。②降低血小板的表面活性,减少抑制血小板黏附、聚集和释放反应等,如赤芍、鸡血藤、当归、川芎、红花、益母草、水蛭、三棱、莪术及以活血化瘀药为主组成的复方都能非常显著地抑制由 ADP 诱导的血小板聚集作用,有的还能使已聚集的血小板发生解聚。活血化瘀药抑制血小板聚集的机制,目前尚不完全清楚。但近年来的研究证明,血小板内的 cAMP 是调节血小板聚集功能的一个重要物质,血小板内 cAMP 含量增高能抑制花生四烯酸

合成血栓烷 A_2(TXA_2),后者是个强烈的血小板聚集促进物。多种活血化瘀药能提高血小板内 cAMP 的含量,或直接抑制环加氧酶而使 TXA_2 的合成减少,从而抑制血小板聚集。如冠心 2 号方、川芎嗪、赤芍等。③增加纤溶酶活性,某些活血化瘀药,如益母草、赤芍、丹参、桃仁、红花等,可通过增加纤溶酶活性,促进已形成的纤维蛋白溶解而发挥其抗血栓形成作用。④升高血管壁内前列环素(PGI_2),阻止血小板在血管壁聚集和血栓形成。

3. 改善微循环　许多活血化瘀药都具有改善微循环的作用,如川芎、丹参、姜黄、红花、益母草以及以活血化瘀药为主组成的复方类药物如冠心 2 号方、川红注射液、通脉灵等。活血化瘀药改善微循环作用表现在以下几个方面:①改善微血流。使流动缓慢的血流加速,可能是由于改善血液的浓、黏、凝、聚倾向而间接产生的作用。②改善微血管形态。缓解微血管痉挛,减轻微循环内红细胞的瘀滞和汇集,微血管襻顶瘀血减少或消失,微血管轮廓清晰,形态趋向正常。③降低毛细血管通透性,减少微血管周围渗血。④降血脂,改善动脉壁损伤。

4. 改善血流动力学　多种活血化瘀药物都能扩张冠状动脉、增加冠脉血流量,还能扩张外周血管、降低外周阻力、增加器官组织血流量,因此具有改善心功能和血流动力学的作用。对不同部位的血管,不同的活血化瘀药选择性作用强度不同。如延胡索、丹参、川芎等对冠状动脉的扩张作用明显,而益母草、水蛭、莪术、穿山甲等对股动脉的扩张较明显。20 种活血化瘀中药的研究结果显示赤芍、川芎、益母草、丹皮、当归、红花、五灵脂等具有降低冠脉阻力,增加冠脉血流量的作用;赤芍、当归可增加心输出量,红花、五灵脂、丹参、益母草、川芎、丹皮、没药等可显著降低左室收缩功能。

5. 其他作用　除了改善血液循环系统的作用外,活血化瘀药还显示出多种药理作用,如:具有活血调经功能的活血化瘀药常具有加强子宫收缩的作用,如益母草、红花、蒲黄等用于经闭、经行不畅、产后恶露不净等。具有活血止痛功效的中药,如延胡索、乳香、没药等却具有较强的镇痛作用。有些活血化瘀药可通过抑制胶原合成,促进其分解,并使增生变性的结缔组织转化吸收等作用,抑制组织异常增生;或者降血脂、降血压、抗菌、抗病毒、抗炎、抑制肿瘤等。

第二节　常用药物

川　芎

本品为伞形科植物川芎 *Ligusticum chuanxiong* Hort. 的干燥根茎。川芎根茎含生物碱、挥发油、酚性成分、有机酸、内酯类及其他成分。生物碱类有川芎嗪(chuanxiongzine)、黑麦碱(perlolyrine)等;挥发油主要成分是藁本内酯(ligustilide)、蛇床内酯(cnidilide)、3-丁叉苯酞(3-butylidene phthalide)、香桧烯(sabinene);酚性成分有阿魏酸(ferulic acid)、大黄酚(chrysophanol)、原儿茶酸(protocatechuic acid)等;内酯类成分有丁烯基酞内酯、丁基酞内酯等;其他成分还有川芎哚(perlolyrine)、尿嘧啶(uracil)等。其中川芎嗪、阿魏酸是川芎所含重要的有效成分。川芎味辛,性温。归肝、胆、心包经。

【药动学】　给犬灌胃川芎嗪后,大部分在胃肠道迅速吸收,分布较广,消除迅速,肝脏含量最高,肾、脑次之,可通过血脑屏障。研究表明,川芎嗪主要在肝脏代谢,与微粒体细胞色素 P_{450} 酶系统中的 $P_{450}\beta$ 同工酶有关,代谢产物也具有抗血小板聚集作用,代谢后经肾脏排泄。人一次肌注川芎嗪 140mg 后,0.25~0.5 小时达吸收高峰,药物分布及消除迅速。正常及血瘀大鼠灌胃川芎嗪溶液后药-时曲线分别为二室模型和一室模型。正常人口服磷酸川芎嗪的药代动力学为二室开放模型。

大鼠静脉和口服阿魏酸后,在肝、肾和血液中分布量最多,可通过胎盘屏障,分布于羊水、胎盘和胎体中,血浆蛋白结合率较低,游离药物的比例较高,提示本品易于透过生物膜,迅速分布于体内各处。大鼠 ^{3}H-阿魏酸静脉注射,肌内注射及口服后药-时曲线呈二室开放模型。

【药理作用】

1. 与功效主治相关的药理作用　川芎具有活血行气、祛风止痛之功效。用于经闭痛经,癥瘕腹痛,胸胁刺痛,跌扑肿痛,头痛,风湿痹痛等。《本草汇言》云:"芎䓖,上行头目,下调经水,中开郁结,血中气药,尝为当归所使,非第活血有功,而活气亦神验也。"

(1)扩张血管、降血压　川芎可扩张冠状动脉、脑动脉、肺动脉、股动脉、肠系膜动脉。川芎嗪和阿魏酸均能明显扩张冠脉血管,增加冠脉流量及心肌营养血流量。川芎嗪对多种离体血管有舒张作用,具有部位的差异性,其中扩张股动脉的作用较强。川芎生物碱、酚性部分和川芎嗪能抑制氯化钾和去甲肾上腺素对家兔离体胸主动脉条的收缩作用。川芎嗪的扩血管效应不被β受体阻断剂和增加Ca^{2+}影响，并且在无Ca^{2+}液中，川芎嗪呈浓度依赖性的抑制去氧肾上腺素的缩血管作用，表明川芎嗪不具有典型的Ca^{2+}拮抗剂的特点，可能对受体介导的钙释放有一定的选择性抑制。川芎嗪易透过血脑屏障，可使麻醉犬脑血流量显著增加，血管阻力降低，改善脑组织血液循环；能明显降低麻醉犬的肺动脉高压，肺血管阻力；可显著降低离体大鼠肺动脉环对去甲肾上腺素的反应，舒张肺动脉并呈剂量依赖关系。

川芎嗪、川芎总生物碱及川芎各种浸出液对犬、猫、兔等麻醉动物，不论肌肉注射或静脉注射均有显著而持久的降压作用。水浸液给高血压犬或大鼠灌胃，也有明显的降压作用。川芎嗪对金黄地鼠去甲肾上腺素造成的微循环障碍不论在口径、流速、流量及毛细血管数目等方面都有明显改善。不同给药途径、不同剂量的川芎嗪，对各种动物均可产生不同的降压作用，其降压作用与异搏定相似，但较弱。川芎挥发油部分无降压作用。

（2）对心肌收缩力的影响　川芎嗪对不同种属动物及不同状态心脏的作用不同。川芎嗪静脉注射对麻醉犬有强心作用，同时加快心率。预先给予心得安或利血平，可完全消除川芎嗪对心脏的作用，推测川芎嗪对心脏的兴奋作用，可能是通过交感神经间接兴奋心脏β受体所致。大剂量川芎嗪静脉注射，能显著抑制麻醉猫心肌收缩力和心脏功能。川芎嗪对离体豚鼠灌流心脏，剂量依赖性地抑制心肌收缩力和增加冠脉流量。川芎嗪对心肌有剂量依赖性负性肌力作用，可被钙剂可逆拮抗，但不能被异丙肾上腺素逆转。体外实验证实，川芎大剂量可明显抑制培养乳鼠心肌Ca^{2+}内流。提示该药可能是钙拮抗作用导致心肌抑制。川芎嗪抑制心肌收缩的作用被钾通道阻滞剂四丁胺（1mol/L）明显对抗。

（3）抗心肌缺血　川芎嗪能减少结扎冠脉所致犬心肌梗死的面积，减轻心肌病变程度；对抗垂体后叶素引起的家兔和小鼠心肌缺血的心电图改变。川芎嗪对家兔及大鼠心肌缺血再灌注损伤有预防作用，能对抗缺血再灌注引起的心泵血功能减退，可使左心室内压峰值（LVSP）及最大正负变化速率（$LV\pm dp>dt_{max}$）增大，再灌注室性心律失常（VA）发生率、死亡率降低。川芎嗪抗心肌缺血作用主要与其扩张冠状动脉、增加冠脉流量有关，也与对心肌细胞线粒体的保护作用有关。

（4）抗脑缺血　川芎嗪可迅速透过血脑屏障，扩张脑血管，改善微循环，增加麻醉犬的脑血流量。川芎嗪能提高缺血脑线粒体膜的流动性，对脑细胞膜Ca^{2+}、Mg^{2+}-ATP酶活性有保护作用，能降低细胞内Ca^{2+}的超载，对脑缺血性损伤有治疗作用。川芎的主要活性成分阿魏酸钠可减轻犬心脏停跳复苏后脑缺血再灌注损伤,能降低 MDA 含量,增高 GSH-Px 及 SOD 活性,显示抗氧化作用。川芎嗪能减轻双侧结扎颈动脉造成脑缺血所致的大、小鼠脑组织损伤和脂质过氧化物的增加。

(5)抑制血小板聚集、抗血栓形成　体外实验显示,川芎能抗血栓形成,使血栓长度缩短、血栓干湿重量减轻。川芎抗血栓形成主要与其抗血小板聚集作用有关。川芎嗪能降低冠心病病人扩大型血小板数量,减少血小板聚集数量。川芎嗪能抑制 ADP 诱导的血小板聚集,对已聚集的血小板有解聚作用。川芎嗪影响血小板功能及血栓形成可能是通过调节 TXA_2/PGI_2 之间的平衡。川芎嗪抑制 TXA_2 的合成,主要抑制 TXA_2 合成酶,作用呈量效关系,而对环氧化酶活性和 PGI_2 活性无影响,但能增强 PGI_2 样物质对家兔血小板聚集的抑制作用。川芎嗪抗血小板聚集还可能通过阻滞 Ca^{2+} 向细胞内流,以及升高血小板内 cAMP 含量而起作用。

川芎所含的阿魏酸也有明显的抗血小板聚集作用,静脉注射后能抑制 ADP 和胶原诱发的血小板聚集。阿魏酸还能抑制血小板 TXA_2 的释放,对其活性有直接的拮抗作用。阿魏酸不影响动脉壁 PGI_2 的生成,且对 PGI_2 活性有增强作用。

(6)镇静、镇痛作用　川芎挥发油对动物大脑的活动有抑制作用,而对延脑的血管运动中枢、呼吸中枢及脊髓反射有兴奋作用,剂量加大则转为抑制。川芎水煎剂 25~50g/kg 灌胃,能抑制大鼠的自发活动,对小鼠的作用更明显,还能延长戊巴比妥钠引起的小鼠睡眠时间,并能拮抗咖啡因的兴奋。川芎水提液(10g/kg)灌胃,对醋酸所致的小鼠扭体反应有明显的抑制作用。小鼠灌胃川芎嗪有明显镇痛作用。

(7)对子宫平滑肌的作用　川芎浸膏小剂量能增强妊娠家兔离体子宫收缩,张力增加,收缩力增强;大剂量反而使子宫麻痹,收缩停止。川芎成分丁烯基酞内酯和丁基酞内酯有很强的抑制子宫的收缩作用。阿魏酸与中性成分川芎内酯也有解痉作用。

(8)抗血管新生　川芎嗪可明显抑制 lewis 肺癌细胞在小鼠体内的生长和转移,降低肿瘤微血管密度,抑制肿瘤血管生长;可显著抑制胶原性大鼠关节炎症的发展和关节结构的破坏,降低滑膜血管内皮细胞代谢活性及其分泌功能,抑制滑膜组织血管生成,对子宫内膜异位症的异位组织血管生长也有抑制作用。川芎嗪抑制血管新生的机制可能与其抗血管内皮生长因子(VEGF)的生成、表达及受体结合密切相关。

2. 其他药理作用

(1)对呼吸系统的影响　川芎嗪对白三烯 C_4 及 D_4、组织胺、$PGF_{1\alpha}$ 等所致豚鼠离体气管条的收缩作用均有一定的抑制作用,对哮喘的发作有防治作用。还能降低肺纤维化大鼠血清及肺组织匀浆中Ⅲ型胶原 Col-Ⅲ及层粘连蛋白 LN 水平，是其抗肺纤维化的作用机制之一。

(2)对肾脏的保护作用　川芎嗪对5/6肾切除致慢性肾衰竭、糖尿病肾病、马兜铃酸性肾损伤、免疫性肾损伤均具有保护作用，降低血肌酐、尿素氮、尿蛋白、减轻肾脏病理形态，并对抗自由基引起的脂质过氧化损伤。川芎嗪能选择性抑制 TXA_2 合成酶活性，使肾组织合成 TXA_2 减少，有效地抑制血小板激活与聚集，不同程度地抑制肾小球系膜细胞增殖及炎细胞浸润，减轻肾小球肿胀，从而减轻肾小球病理损害和保护肾功能。川芎嗪还具有钙离子拮抗作用，减轻肾组织"钙超载"所致的组织细胞损伤，能明显抑制肾近曲小管上皮细胞和肾远曲小管细胞对钙离子的摄取，对钙离子外排无影响。

(3)抗肿瘤及放射性损伤　川芎可以降低肿瘤细胞的表面活性，使其不易黏附成团而易于在血流中单个杀灭。其溶血栓作用可改变癌症病人血流循环的"高凝状态"，使癌细胞在血流中不易黏着停留、着床，也易于被杀灭。川芎还能改善微循环，增加放射损伤部位血氧供应，抑制胶原合成，减轻放射性病理变化，有利于化疗药物到达病灶，杀灭癌细胞。川芎嗪大鼠含药血清对人肝癌细胞 $HepG_2$ 增殖有显著的抑制作用。川芎煎剂和阿魏酸可提高动物急性放射病的存活率，减轻血小板下降并加速其恢复，促进小鼠造血功能。

(4)对免疫系统的影响　川芎嗪能增强小鼠单核巨噬细胞的吞噬功能，提高大鼠淋巴细胞转化率和酸性α-醋酸萘酯酶(ANAE)阳性细胞的百分率，也能促进小鼠绵羊红细胞(SRBC)抗体的形成。

(5)抗菌　体外实验表明：川芎对大肠、痢疾、变形、铜绿假单胞、伤寒、副伤寒杆菌及霍乱弧菌等多种革兰阴性细菌有明显抑制作用，对某些致病性皮肤真菌也有抑制作用。

综上所述，川芎活血行气、祛风止痛之功效是通过扩张血管，改善微循环，抗心肌缺血，抗脑缺血，抗血栓形成，镇静镇痛等药理作用实现的。川芎的有效成分川芎嗪、阿魏酸是其药理作用的重要物质基础。

【毒理与不良反应】　川芎水提物给小鼠腹腔和肌内注射 LD_{50} 分别为65.86g/kg 和66.42g/kg，川芎嗪小鼠静脉注射的 LD_{50} 为239mg/kg。川芎提取物1.5g/kg 和3g/kg 给大鼠灌服21天，用药1周发现大鼠竖毛，鼻孔周围有血液样的附着物，有流涎现象。3g/kg 剂量组动物尿中乙酰葡萄糖氨基酶活性下降，血液中 Hb 和血细胞比容显著降低而血小板容积显著增加，最大溶血点和溶血终点显著降低。血清中磷脂、总胆固醇、α-淀粉酶、Ca^{2+}增加，总胆红素、乳酸脱氢酶、K^+、Cl^-减少。肝碱性磷酸酶、谷草转氨酶、乳酸脱氢酶减少。肝重量显著增加,但组织病理学检查未见异常。

阿魏酸钠小鼠静脉注射 LD_{50} 为1258mg/kg,腹腔注射 LD_{50} 为1520mg/kg,口服 LD_{50} 为3155mg/kg;亚急性毒性试验观察48只犬,26只血象、肝功能和心电图均无不良影响,病理组织学检查未见异常。

川芎主要的不良反应表现为过敏反应,表现为皮肤瘙痒、红色小丘疹、胸闷气急等,严重者可出现过敏性休克。大剂量川芎引起剧烈头痛。

【现代应用】

1. 头痛　川芎祛风止痛之功颇佳,又能上行头目,为治疗头痛之要药。常与其他药物配伍用于外感风寒头痛,血虚头痛,风热头痛,风湿头痛,肝气瘀滞所致瘀血头痛。

2. 心脑血管疾病　川芎及其有效成分均能缓解心绞痛,改善心电图,减少硝酸甘油的用量。川芎胶囊(心脑脉络通)用于治疗短暂性脑缺血发作。老年闭塞性动脉硬化症患者,给予川芎嗪治疗,血小板CD62P的表达降低。

3. 呼吸系统疾病　在治疗肺心病的常规基础上加用川芎嗪,可使患者的动脉血pH、氧分压、二氧化碳分压及静脉血全血黏度、血细胞压积、纤维蛋白原等指标都明显改善,总有效率明显高于对照组。急性发作哮喘患者,在常规吸入激素治疗的基础上,加用川芎嗪注射液2.5~5mg/(kg·d),加入5%葡萄糖或葡萄糖盐溶液中分2次静滴,连用10天后日、夜间症状评分较治疗前明显下降,优于对照组。阿魏酸钠治疗慢性肺心病也可明显改善患者的心肺功能。

4. 泌尿系统疾病　用川芎嗪治疗小儿急性肾炎能明显缓解症状和改善血浆蛋白、甘油三酯、血肌酐、尿素氮等。川芎嗪能有效缓解肾病综合征患者血液高凝状态和微血栓的形成,阿魏酸钠能显著改善肾病综合征患者的蛋白尿、血浆白蛋白、血脂、肾功能等,二者在治疗肾病综合征中有较好疗效。也可用于治疗慢性肾功能衰竭,肾小管功能损害,并对庆大霉素肾毒性有保护作用。

延　胡　索

本品为罂粟科植物延胡索 *Corydalis yanhusuo* W. T. Wang 的干燥块茎。主要含有生物碱,已分离近20余种,其中延胡索乙素(消旋四氢巴马汀,*dl*-四氢掌叶防己碱,*dl*-tetrahydropalmatine)、甲素(紫堇碱,*d*-corydaline)、丑素(corydalis L)和去氢延胡索甲素的生物活性较强。左旋延胡索乙素又名罗通定。延胡索味辛、苦,性温。归肝,脾经。

【药动学】　延胡索乙素在胃肠道吸收迅速而完全;体内分布以脂肪中含量最高,肺、肝、肾次之。易透过血脑屏障,皮下注射几分钟内脑组织中即达较高浓度,但脑内消除快,维持时间短。主要以原型从尿中排泄,大鼠皮下注射后,12 小时内排泄量约占给药量 80%以上。

【药理作用】

1. 与功效主治相关的药理作用　延胡索有活血,行气,止痛的功效。主要用于气血瘀滞引起的痛症。《本草纲目》曰:“行血中气滞,气中血滞,故专治一身上下诸痛,用之中的,妙不可言。”《雷公炮炙论》曰:“心痛欲死,速觅元胡。”

(1)镇痛　延胡索的醇制浸膏,醋制浸膏及散剂均有明显镇痛作用。延胡索总碱的镇痛效价是吗啡的 40%,延胡索乙素镇痛作用最强,丑素次之,甲素较弱。各种制剂的镇痛作用高峰均在半小时内出现,维持约 2 小时。延胡索乙素为镇痛主要有效成分,其镇痛作用较吗啡弱但优于复方阿司匹林,对钝痛的作用优于锐痛。与吗啡等麻醉性镇痛药相比副作用少而安全,没有成瘾性。如给猴每天剂量从 60mg/kg 开始,逐渐增加至 200mg/kg,连续给药 3 个多月,停药后没有出现戒断症状。镇痛时对呼吸没有明显抑制,也无便秘等副作用。对大鼠镇痛可产生耐药性,但形成较吗啡慢 1 倍,与吗啡有交叉耐药现象。但临床报道未见明显耐药性。

左旋四氢巴马汀(左旋延胡索乙素)是一个多巴胺受体阻断剂,其镇痛作用机制可能与阻断脑内多巴胺 D_2 受体,使纹状体亮氨酸脑啡肽含量增加有关。

(2)镇静、催眠　延胡索、左旋四氢巴马汀对多种实验动物有镇静催眠作用,同时伴有脑电变化。乙素能明显降低小鼠自发活动,但不能消除其翻正反射,无麻醉作用。能对抗咖啡因或苯丙胺的中枢兴奋作用,对抗戊四氮引起的惊厥,抑制刺激皮肤引起的惊醒反应。其作用原理为对大脑皮层及皮层以下的电活动都能抑制,以皮层运动区较为敏感。

静脉注射左旋四氢巴马汀可使正常家兔的皮层电活动由低幅快波转为高幅慢波。左旋四氢巴马汀引起的睡眠浅而易醒,具有一定的镇吐和降低体温作用,能对抗苯丙胺的中枢兴奋作用和毒性作用。大剂量时出现帕金森症样的表现。这些作用显示它与吩噻嗪类抗精神分裂药作用有相同之处,镇静催眠作用机制主要与阻滞脑内 DA 受体的功能有关。延胡索对睡眠时相有较明显的影响,使快波睡眠(SP)和深度慢波睡眠(SWS-Ⅱ)减少,而轻度慢波睡眠(SWS-Ⅰ)明显增加,表明产生的催眠作用是近似于生理睡眠,而不是真正的生理性睡眠。

(3)抑制胃酸分泌,抗溃疡　去氢延胡索甲素能减少大鼠胃液、胃酸分泌量,降低胃蛋白酶的活性,并对抗幽门结扎或阿司匹林等多种原因所致大鼠实验性胃溃疡。延胡索乙素亦被证明能抑制大鼠胃酸分泌。初步认为其抑制胃酸分泌的作用与机体儿茶酚胺有关,可能通过下丘脑-垂体-肾上腺素系统实现。

(4)增加冠状动脉血流量,减轻心肌缺血损伤　延胡索全碱能增加离体兔心和麻醉犬冠脉流量。延胡索醇提物明显减轻大剂量异丙肾上腺素所致的心肌坏死;可明显提高动物对常压或减压缺氧的耐受力。去氢延胡索甲素有扩张冠脉,增加冠脉血流量及心肌营养性血流量,增强心肌耐缺氧能力,减少心肌缺血性损伤的作用。延胡索碱注射液减小大鼠实验性心肌梗死的范围,同时明显改善红细胞流变性。

(5)抗心律失常　延胡索总碱、*dl*-四氢巴马汀及其他制剂显示抗心律失常作用。四氢巴马丁可明显抑制正常豚鼠心室肌细胞延迟整流钾电流(IK)和内向整流钾电流(IKI),并呈剂量依赖性,延长动作电位时程(APD)和有效不应期(ERP),提示其抗心律失常作用可能与它对心肌细胞钾通道作用有关。

(6)抗脑缺血再灌注损伤　*dl*-延胡索乙素对大鼠脑缺血再灌注损伤有改善作用,能减少脑组织脂质过氧化物生成,防止 SOD(超氧化物歧化酶)、LDH(乳酸脱氢酶)活力降低,减轻脑组织病理损害及神经功能障碍。抑制脑组织钙聚集,抑制再灌注早期 NO、内皮素-1 及乳酸的过量产生,提高脑组织 ATP 含量。

2. 其他药理作用

(1)平滑肌松弛　左旋四氢巴马汀对 $BaCl_2$、KCl、5-HT、Ach 所致的离体豚鼠气管螺旋条收缩有明显抑制作用;*dl*-四氢巴马汀能明显对抗催产素和 KCl 所引起大鼠离体子宫收缩,使 $CaCl_2$ 量效曲线右移,并抑制最大效应,显示钙拮抗作用。

(2)对内分泌系统影响　给大鼠皮下注射延胡索乙素后,肾上腺维生素 C 含量下降,而给去垂体大鼠注射延胡索乙素并不能引起维生素 C 含量下降,表明延胡索乙素兴奋垂体-肾上腺系统的作用在于引起垂体促肾上腺皮质激素的分泌,而不是直接兴奋肾上腺皮质。*dl*-四氢巴马汀还可使甲状腺重量增加及抑制小白鼠动情周期。

(3)益智,延缓衰老　延胡索总生物碱能提高 D-半乳糖诱导的衰老小鼠的学习记忆能力,升高脑组织中 SOD、CAT、ChAT 的含量,降低 AchE 的含量,显示延缓衰老的作用。

综上所述,与延胡索活血、行气、止痛功效相关的药理作用主要是镇痛,镇静催眠,抗心肌缺血,抑制胃酸分泌,抗溃疡,抗心律失常,抗脑缺血再灌注损伤等药理作用。另外尚有松弛平滑肌,影响内分泌系统,延缓衰老,抗肿瘤,抑菌等作用。

【毒理与不良反应】　小鼠灌服延胡索浸膏 LD_{50} 为 100g/kg。乙素、丙素、丑素

给小鼠静脉注射的 LD_{50} 分别为146g/kg、151~158g/kg、100g/kg。延胡索含总生物碱0.61%的粗浸膏小鼠口服的 LD_{50} 为2.50~3.23g/kg。

延胡索乙素常用量对心率、肾功能、血压均无明显影响，偶见眩晕、乏力、恶心，但大剂量可出现呼吸抑制，并见帕金森综合征等副作用。

【现代应用】

1.各种疼痛　延胡索乙素注射剂对内脏疾病所致疼痛、神经痛及痛经均有较好缓解作用；头痛、脑震荡头痛亦有较好效；亦用于分娩痛、产后宫缩痛和术后止痛。

2.失眠　延胡索乙素用于失眠患者，减少多梦现象且次日无头昏、乏力、精神不振等后遗反应。

3.胃溃疡　口服延胡索混合生物碱制剂治疗胃溃疡、十二指肠溃疡和慢性胃炎416例，有效率达76.1%。

4.冠心病　延胡索醇浸膏片治疗575例冠心病，改善心绞痛症状总有效率83.2%；心电图改善总有效率52.9%；急性心肌梗死的病死率从对照的32.3%降至14.4%。

姜　黄

本品为姜科植物姜黄 *Curcuma longa* L. 的干燥根茎。主要成分为类姜黄素(curcuminoids)，包括姜黄素(curcumin)、去甲氧基姜黄素(demethoxycurcumin)、去二甲氧基姜黄素(bidemethoxycurcumin)三个成分。另外含挥发油，其中主要有姜黄酮(turmerone)、姜烯(zingiberene)、龙脑(bomeol)等，还含有糖类、脂肪油、倍半萜、淀粉等。姜黄味辛、苦，性温。归脾、肝经。

【药动学】　大鼠口服姜黄素400mg后在0.25小时至24小时之间，从肝、肾组织中仅测到20μg，在肝门和心脏血液中未检测到姜黄素。提示姜黄素不易被吸收入血。给药24小时后留在盲肠、结肠等部位的量占给药量的38%，未随粪便排出体外的药物如何处置仍然不明。姜黄素静脉注射或加至离体肝脏灌流液中时，迅速运至胆汁，大部分被代谢，胆道中的-主要代谢物为四氢姜黄素的葡萄糖醛酸苷和六氢姜黄素。大鼠口服 ^{3}H-姜黄素0.6mg/kg，89%的量在72小时内自粪便排出，6%由尿排出。

【药理作用】

1.与功效主治相关的药理作用　姜黄有活血行气、通经止痛的功效，主治血瘀气滞的心、腹、胸、胁痛，经闭产后腹痛，跌打损伤，风湿痹痛。《日华子本草》载“治癥瘕血块,痈肿,通月经,治扑损瘀血,消肿毒,止暴风痛,冷气,下食”。

(1)降血脂及抗动脉粥样硬化　对于实验性高脂血症大鼠,在开始饲以高脂饮食的同时灌胃姜黄素100mg/kg每日1次,共6周,能明显降低高脂血症大鼠血浆胆固醇,甘油三酯和β-脂蛋白,还能降低主动脉胆固醇及甘油三酯含量,提示姜黄素有抗动脉粥样硬化作用。姜黄素能提高载脂蛋白A水平,降低血及肝中过氧化脂质,增加SOD活性,并可降低血清低密度脂蛋白胆固醇(LDL-C)含量和增加高密度脂蛋白胆固醇(HLD-C)含量。姜黄素能纠正高脂血症家兔内皮活性物质的紊乱,改善内皮舒张功能,其对内皮的保护作用机制可能与抑制细胞间黏附分子-1(ICAM-1)、血管黏附分子-1(VCAM-1)和P选择素的表达有关。姜黄素的降血脂和保护内皮的功能提示能防止动脉粥样硬化的产生。

(2)抑制血小板聚集、抗血栓形成　姜黄素体内外实验均显示有良好抑制ADP及胶原诱导的血小板聚集作用,且发现姜黄素灌胃可增加血管PGI_2合成量。腹腔给药后可使整体血栓形成明显受到抑制,血栓湿重较对照组降低60.31%。

(3)抗心肌缺血性损伤　姜黄素可使异丙肾上腺素诱导大鼠心电图缺血性改变减轻,抑制血清磷酸肌酸激酶(CPK)、乳酸脱氢酶(LDH)、谷草转氨酶(AST)活性的升高,抑制游离脂肪酸(FFA)含量升高,降低缺血心肌组织中丙二醛(MDA)含量。能降低冠脉阻力,增加冠脉流量,减少心肌耗氧量,减轻心肌缺血程度和缺血范围,缩小心肌梗死面积,对心肌缺血性损伤有一定保护作用,其作用机制可能与清除自由基功能有关。

(4)保肝利胆　在大鼠原代培养的肝细胞上,姜黄素、去甲基姜黄素及去二甲基姜黄素都有对抗四氯化碳和半乳糖胺所致细胞毒作用,显示对肝细胞有保护作用,且这种作用有一定的量效关系。姜黄素保肝的作用机制主要与清除肝脏自由基,抑制肝脏炎症反应和肝星状细胞活化以及诱导肝星状细胞凋亡等有关。姜黄素、姜黄挥发油、姜黄酮以及姜烯、龙脑和倍半萜醇都有利胆作用,增加胆汁的分泌和生成,促进胆囊收缩。其中以姜黄素为最强。

(5)兴奋子宫　姜黄煎剂或浸出液对多种动物离体和在体子宫均有兴奋作用,促进收缩。对雌性大鼠有抗生育作用,明显终止小鼠和兔的早、中、晚期妊娠,终止妊娠率可达90%~100%。

2. 其他药理作用

(1)抗肿瘤　预防或治疗给姜黄素2周,可明显抑制小鼠由于苯并芘所诱发的多发性前胃磷癌及7,12-二甲基苯蒽(DMBA)诱发的皮肤癌。体外试验姜黄素对人胃癌MGC803、人胃腺癌SGC-7901、人肝癌Be17402、小鼠黑色素瘤B16、人白血病 K562 及耐阿霉素株 K652/ADM 等多种肿瘤细胞系均有明显杀伤作用,诱导肿瘤细胞凋亡。姜黄素 20μmol/L 处理人结肠癌 LOVO 细胞 24 小时,肿瘤细胞凋亡率达 32.6%,DNA 凝胶电泳产生特征性 DNA 梯形带,吖啶橙荧光染色和透射电镜观察证实肿瘤细胞形态呈凋亡特征性改变,诱导细胞凋亡是姜黄素抗癌作用机制之一,已被许多实验所证实。

(2)抗炎　姜黄的各种提取物对角叉菜胶诱导的大鼠足跖急性肿胀均有对抗作用,石油醚提取物在多种慢性炎症模型上抗炎活性与 5mg/kg 氢化可的松作用相当。

(3)抗真菌,抗病毒　姜黄挥发油对多种真菌有一定抑制作用;姜黄水煎剂对 HBV 的 DNA 复制有一定抑制作用。

(4)抗突变　姜黄素可减少辣椒碱引起的沙门菌 TA98 的突变;对环境致突变剂如槟榔、雪茄烟冷凝物、烟草、苯并芘及二甲苯蒽等的致突变作用也有抑制。

(5)抗氧化　姜黄素可使小鼠及老年大鼠血浆和脑组织 MDA 含量下降,SOD 活性升高。

综上所述,与姜黄活血行气、通经止痛功效相关的药理作用为降血脂;抑制血小板聚集,抗血栓形成;抗心肌缺血性损伤;保肝利胆;兴奋子宫等作用。抗肿瘤、抗炎、抗真菌、抗突变、抗氧化等药理作用为其现代药理研究进展。

【毒理与不良反应】　给小鼠灌服 6g/kg 的姜黄素胶囊,未能测出 LD_{50}。分别给大鼠、豚鼠和犬灌服姜黄 500mg/kg,大鼠连续 52 周,豚鼠和犬连续 13 周,均未见明显副作用。姜黄油树脂(内含姜黄素 17.5%,挥发油 33.66%)拌入饲料中喂猪,每日 60mg/kg、296mg/kg 及 551mg/kg(相当于姜黄素 105mg/kg、518mg/kg、250mg/kg),连续 102~109 天,结果发现高剂量组猪的肝和甲状腺明显增重,统计结果有明显差异。小鼠单次灌服姜黄纯提取物 500mg/kg 的致染色体畸变数为 6.22%。

【现代应用】

1. 高脂血症　姜黄片(生药 0.3g/片)治疗 90 例高脂血症患者,每日 3 次,每次 6 片,使全部患者的总胆固醇下降,12 例患者的 β-脂蛋白降低。停药后半年复查 20 例,18 例未见回升。

2. 带状疱疹和单纯疱疹　以姜黄挥发油、30%姜黄酊治疗带状疱疹能缩短结痂时间和治愈时间。

3. 风湿性关节炎　每日口服姜黄素 1200mg,使病人腿早晨僵硬症状改善,延长步行时间,减轻关节肿胀。

参考文献

[1] 国家药典委员会. 中华人民共和国药典一部[M]. 北京:中国医药科技出版社,2010.

[2] 沈映君. 中药药理学[M]. 2 版. 北京:人民卫生出版社,2011.

[3] 侯家玉. 中药药理学[M]. 2 版. 北京:中国中医药出版社,2007.

[4] 侯家玉. 中药药理学[M]. 北京:中国中医药出版社,2002.

[5] 张永祥. 中药药理学新论[M]. 北京:人民卫生出版社,2004.

[6] 徐晓玉. 中药药理与应用[M]. 2 版. 北京:人民卫生出版社,2010.

[7] 陈长勋. 中药药理学[M]. 上海:上海科学技术出版社,2006.

[8] 王本祥. 中药现代药理研究与临床应用[M]. 2 版. 天津:天津科学技术出版社,2004.

[9] 周秋丽. 现代中药基础研究与临床[M]. 天津:天津科学技术出版社,2012.

[10] 李晓玉. 免疫药理学新论[M]. 北京:人民卫生出版社,2004.

[11] 骆和生. 免疫中药学[M]. 北京:北京医科大学中国协和医科大学联合出版社,1999.

[12] 向继洲. 药理学[M]. 北京:人民卫生出版社,2002..

[13] 高学敏. 中药学[M]. 北京:中国中医药出版社,2007.

[14] 顾学箕. 中国医学百科全书[M]. 上海:上海科学技术出版社,1992.

[15] 竺心影. 药理学[M]. 2 版. 北京:人民卫生出版社,1990.

[16] 欧阳钦. 临床诊断学[M]. 北京:人民卫生出版,2005.

[17] 姚泰. 生理学[M]. 北京:人民卫生出版社,2005.

[18] 陈主初. 病理生理学[M]. 北京:人民卫生出版社,2005.

[19] 张建国. 十八味中药组方对雄性大鼠不育模型生殖激素及生殖器官药理作用研究[J]. 中华中医药杂志,2007,22(8):528.